Women's Health in Autoimmune Diseases

自身免疫性疾病与女性健康

原著 Shefali Khanna Sharma　　　主审 徐沪济　　　主译 吴 歆

中国科学技术出版社
·北 京·

图书在版编目（CIP）数据

自身免疫性疾病与女性健康 / (印) 谢法利·卡纳·沙玛原著；吴歆主译 . — 北京：中国科学技术
出版社 , 2023.1

书名原文：Women's Health in Autoimmune Diseases

ISBN 978-7-5046-9677-9

Ⅰ . ①自… Ⅱ . ①谢… ②吴… Ⅲ . ①自身免疫性疾病—诊疗②女性—保健 Ⅳ . ① R593.2 ② R173

中国版本图书馆 CIP 数据核字 (2022) 第 112382 号

著作权合同登记号：01-2022-3669

策划编辑	靳　婷　焦健姿
责任编辑	靳　婷
文字编辑	弥子雯
装帧设计	佳木水轩
责任印制	徐　飞

出　　版	中国科学技术出版社
发　　行	中国科学技术出版社有限公司发行部
地　　址	北京市海淀区中关村南大街 16 号
邮　　编	100081
发行电话	010-62173865
传　　真	010-62179148
网　　址	http://www.cspbooks.com.cn

开　　本	889mm×1194mm　1/16
字　　数	351 千字
印　　张	14.5
版　　次	2023 年 1 月第 1 版
印　　次	2023 年 1 月第 1 次印刷
印　　刷	运河（唐山）印务有限公司
书　　号	ISBN 978-7-5046-9677-9/R·2928
定　　价	169.00 元

译校者名单

主　审　徐沪济

主　译　吴　歆

译校者　（以姓氏笔画为序）

王晓冰　海军军医大学长征医院

卢红娟　海军军医大学长征医院

叶玲英　海军军医大学长征医院

刘　欣　海军军医大学长征医院

刘耀阳　海军军医大学长征医院

李　婷　海军军医大学长征医院

吴　歆　海军军医大学长征医院

何嫣然　芝加哥大学生物科学部

陈　凌　海军军医大学长征医院

林　丽　海军军医大学长征医院

金茜玫　海军军医大学长征医院

周　凌　海军军医大学长征医院

赵　娟　海军军医大学长征医院

徐沪济　海军军医大学长征医院

殷　健　海军军医大学长征医院

内容提要

　　本书引进自 Springer 出版社，是一部重点向妇科及其他科室临床医生传达女性自身免疫性疾病知识的实用指南。全书共 26 章，系统回顾了各种自身免疫性疾病的治疗文献、疾病严重程度分级、对生育的影响，以及如何让患有该类疾病的患者做好妊娠准备等内容。本书解决了目前文献中没有为该类疾病提供有效指导的问题，为临床医生提供了可实施的治疗方法及可能的替代方案。同时，本书还探讨了与女性自身免疫性疾病有关的重要问题，如狼疮性肾炎、血管炎、干燥综合征、抗磷脂综合征和系统性硬化症，以及这些疾病对未出生婴儿的潜在影响。本书可为从事相关专业的临床医生、风湿病学专家和妇科医生提供有价值的参考。

主审及主译简介

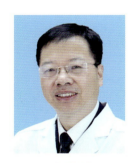

徐沪济

教授，海军军医大学长征医院内科学教研室主任和风湿免疫科主任，清华大学医学院教授，清华－北大生命科学中心临床研究员。先后担任中华医学会风湿病学分会副主任委员，中国医师学会风湿免疫科分会副会长，解放军免疫学专业委员会副主任委员，上海市医学会风湿病专科分会主任委员，"国之名医·卓越建树"奖获得者，国家科技部"973 计划"首席科学家，军队"科技金星"奖获得者，风湿病顶尖国际期刊 *Annals of the Rheumatic Diseases* 编委，*Frontiers in Immunology* 和 *Frontiers in Medicine* 副主编，《中国内科年鉴》主编。享受国务院政府特殊津贴，曾获个人二等功 1 次。在自身免疫和感染免疫疾病的研究中，取得了一系列系统性原创性研究成果。以第一完成人身份获上海市科技进步一等奖和上海市医学科技一等奖各 1 项。相关研究成果已发表于 *Nature*、*Nature Genetics*、*Nature Communication*、*Lancet Rheumatology*、*The Journal of Experimental Medicine* 和 *The Proceedings of National Academy of Sciences USA* 等主流 SCI 期刊，累积发表论文 247 篇（累积 IF 超过 1300 分），其中于风湿病顶尖期刊 *Annals of the Rheumatic Diseases*（IF 27.97）发表论文 11 篇，于 *Arthritis & Rheumatology*（IF 15.48）发表论文 5 篇，ESI 高引论文 4 篇，F1000 推荐论文 3 篇。

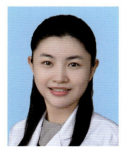

吴 歆

医学博士，海军军医大学长征医院风湿免疫科副教授、副主任医师，硕士研究生导师。中华医学会风湿病学分会青年委员会副主任委员，中国医师协会风湿免疫科医师分会青年委员会副主任委员，上海医学会风湿病学分会委员兼秘书。长期从事风湿免疫疾病的临床实践及发病机制研究，尤其擅长强直性脊柱炎、类风湿关节炎、系统性红斑狼疮等风湿免疫疾病的诊治及免疫遗传学研究。曾赴澳大利亚昆士兰大学访问学习。2013 年获上海市医学科技奖一等奖，2017 年获上海市卫生计生行业青年五四奖章，2019年获上海市科技进步奖一等奖。以第一负责人身份承担基金项目 8 项，包括国家自然科学基金项目 3 项、973 计划子课题项目 1 项等。参编专著 13 部，发表学术论文 61 篇，其中在本专业权威期刊发表 SCI 收录论文 34 篇。

原著者简介

    Shefali K. Sharma 是印度昌迪加尔医学教育、研究生院风湿免疫病学系和内科学系外聘教授。她致力于罕见风湿病（如系统性硬化症和结缔组织病）相关间质性肺病的研究，对自身免疫性疾病中的女性健康部分有着特殊的兴趣，是风湿病妇女协会印度分会的倡导者。

    她曾先后获得澳大利亚风湿病协会 – 亚太风湿病协会联盟（ARA-APLAR）国际奖学金、日本风湿病学院（JCR）国际奖学金及印度医学研究理事会颁发的青年科学家国际奖学金。

    她是美国风湿病学院和印度医师学院的会士，也是国家医学科学院的成员；她是一位热心的研究者，在国际和国家期刊上发表了 80 多篇研究论文。

中文版序

世纪交替的 20 年间，中国风湿免疫学的研究与时俱进、飞速发展，成为医学研究发展中不可或缺的一部分。

风湿免疫学研究涵盖了此类疾病所涉及的各个领域，包括流行病学、免疫学机制、遗传学、伴发疾病、分类诊断及治疗策略、愈后及心理状态等，其中流行病学研究已充分显现出风湿免疫疾病的主要受累人群是女性，特别是系统性红斑狼疮、类风湿关节炎及干燥综合征等系统性风湿免疫疾病更为明显。虽然迄今尚未揭示性别差异的确切机制，但现有研究发现，疾病的发生可能与性激素、遗传及肠道宏基因等多种因素关系密切。而女性生理特征和社会角色决定了其在疾病分类诊断、治疗及管理决策中的特殊性，如妊娠期性激素改变可影响体内免疫平衡，进而触发某些自身免疫性疾病的活动或复发；病情活动的妊娠期患者，其治疗策略的选择受到诸多因素限制；控制疾病与维持妊娠的艰难选择等。

此外，风湿免疫疾病常导致多器官受累，针对备孕期、妊娠期及哺乳期患者的用药，需要依托风湿免疫科、妇科、产科、生殖科及其他多学科团队的沟通合作。由于风湿免疫疾病对女性身心健康的特殊影响，如何切实有效地缓解或消除患者的病痛疾苦，是摆在广大医者面前重大且紧迫的课题。

他山之石，可以攻玉。*Women's Health in Autoimmune Diseases* 一书是为数不多的关注并论述风湿免疫疾病对女性健康、妊娠和妊娠结局等诸多方面影响及诊断治疗的专著。该书针对女性风湿疾病患者群，多维度、全方位深入探讨了其面临的治疗及管理策略，总结归纳了全新的研究成果与成功的治疗经验，可为风湿免疫研究人员、临床医生、有志投身风湿免疫学科的年轻学子提供参考与借鉴，是一部系统性的全新资料与教材。

近年来，海军军医大学（原第二军医大学）长征医院风湿免疫科在徐沪济教授的带领下声誉鹊起，已成为国内外具有重要影响力的风湿免疫疾病临床和研究中心之一，科内的女医生们巾帼不让须眉，她们从女性自身的角度为女性患者着想，满怀医者的仁爱之心，用女医生特有的细腻坚韧精神，发挥人民军队团队拼搏的优良传统，牺牲了宝贵的休息时间，倾情翻译了本书。徐沪济教授以风湿免疫学科领军人的真知灼见和国际视野，对本书进行了严格精准的审核把关，为这部译著的完美呈现增色添彩。

　　本书的翻译出版，填补了国内在此领域的空白，为提高广大女性患者健康、推动风湿免疫学科的诊治水平，贡献了一份力量。作为首届中国女医师协风湿免疫专业委员会的主任委员，为本书的出版点赞！是为序。

北京大学人民医院

原 书 序

自身免疫炎性风湿病（autoimmune inflammatory rheumatic diseases，AIRD）包括类风湿关节炎、系统性红斑狼疮、脊柱关节病、银屑病关节炎、硬皮病、干燥综合征和抗磷脂综合征等疾病。这类疾病甚至可在 2 岁儿童中确诊，病程更是跨越整个青春期到成熟期，甚至到绝经后期。自身免疫性疾病患者中女性远高于男性，女性和男性的患病比例达 9 : 1。发病率高峰通常在生育期，因此疾病可能会对生育能力和妊娠结局产生不同影响。该类疾病对妊娠的影响包括可能导致早产、低体重婴儿，以及围产期女性各类疾病发病率和死亡率的增加。

目前，AIRD 的一些常规疗法可能会影响生育能力或在妊娠期间被禁用。不过，新疗法的出现改善了疾病管理，增加了安全性和成功妊娠的可能。对患有自身免疫性疾病的女性患者管理和治疗需要团队协作，包括初级保健、风湿科、妇产科、母婴医学和儿科等多个专业医师，携手共同制订和提供医疗保健方案。从月经初潮到绝经期，了解女性患者人生经历中的独特需求，可以提高健康水平，对整个社会产生深远影响。

Women's Health in Autoimmune Diseases 深入浅出地讲解了女性风湿病（包括妊娠期）的生命历程，阐明了其病理生理学机制，提供了医疗管理建议。这是一部里程碑式的专著，能够帮助我们理解自身免疫炎性风湿病女性患者的独特性，并为照顾这一重要人群的卫生保健人员提供指南。

Grace C. Wright

Association of Women in Rheumatology

New York，NY，USA

译者前言

据现有的流行病学统计数据，风湿免疫疾病似乎更"偏爱"女性患者，如类风湿关节炎的女性患病率是男性的 2～3 倍，系统性红斑狼疮的女性患病率是男性的 9 倍，而且这些疾病多发生于风华正茂的育龄期女性，疾病给她们带来了难以想象的身心创伤。

风湿免疫疾病通常危害全身多个系统，这对育龄期女性的打击几乎是致命的。现代社会中，女性已撑起半边天，活跃在家庭、工作、社会各个方面，也承担着养育下一代的重任。而风湿病女性患者往往因疾病及疾病用药治疗带来身心损伤，被动放弃了生育的权利，无法享受天伦之乐，这不仅成为生命中的遗憾，也影响了非常多风湿病女性患者家庭的完整及稳定，甚至影响社会安定。风湿病女性患者在承受难以想象的疾病打击的同时，仍要面对更为严峻的生活考验，这令风湿免疫专业的从业者倍感心痛，也希望能够通过自己的努力，去扭转她们的现状，这也是我们翻译本书的初衷。

通过对 *Women's Health in Autoimmune Diseases* 一书的翻译，我们希望为风湿免疫专业领域的广大同仁提供更专业、更有针对性的知识指导，以便更好地在临床实践中为女性风湿病患者治疗、康复、顺利备孕及生育保驾护航，在女性的特殊时期进行科学规范的用药指导和健康宣教，以期所有风湿病女性患者都能获得良好的疾病预后，不再缺席人生的各个重要环节。

本书译者大多是来自海军军医大学（原第二军医大学）长征医院风湿免疫科的女医生，她们以极大的热情和认真严谨的态度投入到本书的翻译工作中，也进一步凸显了女性工作者的优秀及工作态度。感谢大家在工作及翻译过程中的一贯努力，并最终将这部优秀的著作呈现给广大读者，希望本书能够帮助更多的女性风湿病患者，为她们带来"人生的春天"！

海军军医大学长征医院

原书前言

    风湿病的著作并不少见，但还没有一部专门关注自身免疫性疾病对女性健康及其对妊娠和妊娠结局影响的专著，本书旨在填补这一重要空白。

    尽管流产、早产和新生儿死亡率仍令人担忧，但成功的妊娠结局是当前可以实现的目标之一。获得良好的妊娠结局需要密切的孕前咨询、风险分层、疾病内科和产科并发症的早期识别。在医生面临的诸多问题中，妊娠的时机最为重要。活动性疾病的存在与高风险的不良妊娠结局直接相关。因此，最好在疾病稳定时计划妊娠。

    此外，免疫抑制药需在计划妊娠前数月停用。细致的孕期护理和多学科团队的有效协作是良好妊娠结局的基石。我们希望本书不仅对内科医生（特别是风湿科医生和产科医生）有益，更希望对其他相关卫生保健专业人员有所帮助。如果没有各位著者们的宝贵贡献，这部著作是不可能顺利完成的。衷心希望本书能成为大家书架上有益的补充。愿各位读者开卷有益！

Shefali Khanna Sharma

Chandigarh，India

目　录

第1章　遗传因素在自身免疫性疾病中的作用
Does Genetics Play a Role in Auto-immune Diseases?

Himanshi Chaudhary　Amit Rawat　Surjit Singh　**著**

王晓冰　译

摘　要

迄今为止，人类已经发现的自身免疫性疾病超过 80 种，这些疾病影响了全世界 5%～10% 的人口。许多自身免疫性疾病表现为家族聚集性。与异卵双胞胎和其他兄弟姐妹相比，同卵双胞胎中疾病关联性更强，这提示遗传因素在自身免疫性疾病中的作用。随着遗传诊断技术的不断进步，针对自身免疫性疾病的各种遗传学研究陆续开展，深入研究、讨论并确定了多种自身免疫性疾病的遗传因素。本章概述了自身免疫性疾病的遗传学特征和决定其遗传变异最终表型的主要因素。

关键词

遗传学；自身免疫性疾病；自身免疫

一、概述

自身免疫性疾病（autoimmune disease，AD）是一组异质性疾病，其特征为自身免疫耐受被打破，产生自身抗体并损伤各种器官系统。这些自身抗体分为两种类型：①针对某个特定器官的抗体，如导致 1 型糖尿病针对自身胰岛细胞的抗体；②针对表达在多种器官上的自身抗原抗体，可以导致多个器官受累（如系统性红斑狼疮）。截至目前已经报道的 80 多种自身免疫性疾病，影响了世界 5%～10% 的人口，这些疾病具有重要的公共卫生意义[1]。许多自身免疫性疾病的具体病因可能还不清楚，遗传和环境易感因素共同决定了个体自身免疫性疾病的发生。长期以来，遗传因素一直被认为与自身免疫性疾病的发病机制有关，是导致机体自身免疫耐受机制失调的重要原因。许多自身免疫性疾病表现出明显家族聚集性。同卵双胞胎与异卵双胞胎或家族内其他兄弟姐妹相比，更可能显示对某种自身免疫性疾病的一致关联性。随着遗传诊断技术的不断进步、各种遗传学研究的开展，深入探讨并确定了许多自身免疫性疾病的遗传易感因素[2]。目前，已有超过 130 个全基因组关联分析（genome-wide association study，GWAS）项目找到了与自身免疫性疾病相关的等位基因[3-5]。这些基因参与重要的细胞通路的转录调控（如细胞片段或免疫复合物的降解、固有免疫和获得性免疫的调节、细胞因子和趋化因子的产生）。本章概述了自身免疫性疾病的遗传学特征和决定其遗传变异最终表型的主要因素。

二、自身免疫性疾病遗传基础的流行病学分析

据估计，全球自身免疫性疾病患病率为 5%～10%[6]。美国自身免疫相关疾病协会（American Autoimmune Related Disease Association，AARDA）已经鉴定出超过 100 种自身免疫性疾病，使自身免疫性疾病成为美国第三大常见病[7]。美国所有自身免疫性疾病患病人数估计为 5000 万，女性患自身免疫性疾病可能性是男性的 2～10 倍[7]。在美国，女性约占所有自身免疫性疾病确诊患者的 58%[8]。全球范围内自身免疫性疾病的发生率上升了 19%[9]。人们已经发现，自身免疫性疾病可在家族中聚集出现[10]，并证实了两种或两种以上的自身免疫性疾病在同一个体中同时发生的概率高于偶然概率[11]。众所周知，类风湿关节炎（rheumatoid arthritis，RA）、系统性多发硬化症（systemic sclerosis，SSc）、自身免疫性甲状腺疾病（autoimmune thyroid disease，AITD）和系统性红斑狼疮（systemic lupus erythematosus，SLE）存在着家族聚集性[12]。自身免疫性甲状腺疾病是一级亲属中最常见的疾病。尽管不同家庭成员患同一种自身免疫性疾病的可能性较低，但乳糜泻（celiac disease，CD）、多发性硬化（multiplesclerosis，MS）、原发性胆汁性肝硬化（primary biliary cirrhosis，PBC）和抗磷脂综合征（antiphospholipid syndrome，APS）的家族共患现象仍时有报道。也有报道称，多种自身免疫性疾病（即多自身免疫）存在家族成员共聚集，即不同的自身免疫性疾病在同一家族不同成员中出现。1 型糖尿病（type 1 diabetes mellitus，T1D）、系统性硬化症和系统性红斑狼疮具有相同的易感基因。因此，它们可以影响同一家族的不同成员。干燥综合征（Sjögren syndrome，SS）可与其他自身免疫性疾病同时发生，如类风湿关节炎、系统性硬化症、自身免疫性甲状腺疾病和系统性红斑狼疮，表明这些疾病具有共同的遗传途径。自身免疫性疾病不遵循经典的孟德尔遗传模式，这些遗传因素受环境影响而形成多因素模型。在该模型中，有遗传倾向的个体接触到某些环境触发因素，最终会导致自身免疫性疾病的发生。

疾病的遗传学分析方法

人类基因组由 46 条染色体组成，其中 22 对常染色体和 1 对性染色体。它包含蛋白质编码 DNA 和非编码 DNA。据估计，单倍体基因组中有 33 亿对碱基对[13]，有 19 000～20 000 个人类蛋白质编码基因，但它们仅构成整个基因组的小部分（约 1.5%）[14]。遗传变异被定义为群体内可遗传的等位基因序列的差异。个体间的遗传变异仅占基因组的 0.1%～0.4%，有以下 2 种主要表现。

（1）微卫星变异（microsatellite）：这是一串高度重复的 DNA 序列，具有比其他 DNA 更高的突变率，主要应用是确定个体和种群的相关性[15]，它们存在于非编码区。

（2）单核苷酸多态性（single nucleotide polymorphism，SNP）：它是基因组中特定位置核苷酸的点突变，其发生频率比 DNA 的其他部分高得多，是遗传变异的现代单位。当这些点突变不改变基因组中的氨基酸序列时，被称为无义突变。有义 SNP 则会通过改变氨基酸序列导致基因的蛋白质产物发生改变，这些是人类基因组中最丰富的遗传变异形式[16]。

人们主要通过 3 种基本方法确定与自身免疫性疾病具有因果关系的致病性遗传变异。

- 候选基因关联研究。
- 基于家系的连锁分析。
- 全基因组关联分析。

首先，候选基因关联研究是最常使用的遗传学研究手段（图 1-1）。这些研究相对便宜，能快速实施，并识别已知与疾病表型相关的基因多态性。所选择的基因已经明确与疾病有生理上的关联。在分层病例对照研究中，观察这些基因的发生情况，可以验证其相关性。这种方法对诊断有很高的统计效力，但有一定的局限性，只能识别已知与疾病有关的基因。其次是人口分层问题。群体中等位基因频率的系统差异可能是由于祖先不同，而关联可能是由于群体结构的相似性，而不是因为基因多态性[17]。

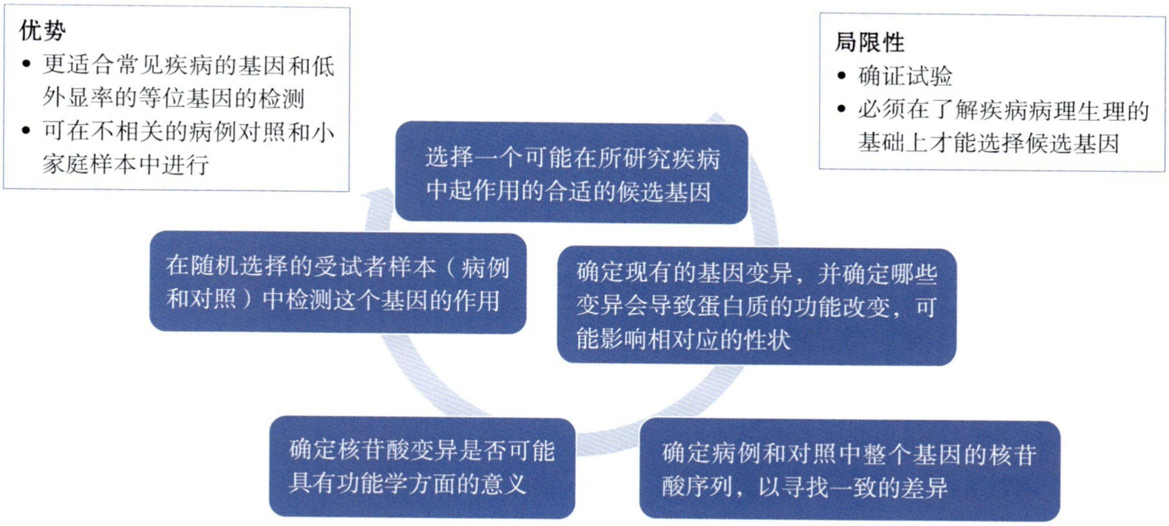

优势
- 更适合常见疾病的基因和低外显率的等位基因的检测
- 可在不相关的病例对照和小家庭样本中进行

局限性
- 确证试验
- 必须在了解疾病病理生理的基础上才能选择候选基因

选择一个可能在所研究疾病中起作用的合适的候选基因

在随机选择的受试者样本（病例和对照）中检测这个基因的作用

确定现有的基因变异，并确定哪些变异会导致蛋白质的功能改变，可能影响相对应的性状

确定核苷酸变异是否可能具有功能学方面的意义

确定病例和对照中整个基因的核苷酸序列，以寻找一致的差异

▲ 图 1-1　候选基因关联研究

连锁分析是一种在染色体片段上绘制致病遗传变异的遗传学研究方法，该片段可能包含影响性状的基因（图 1-2）。连锁研究已经成功地鉴定了很多符合孟德尔遗传特性的疾病，如亨廷顿病（Huntington's disease，HD）和囊性纤维化（cystic fibrosis，CF）[18]。连锁分析结合定位克隆已经确定了大量自身免疫性疾病的致病突变。Tomer 等发现一些人类主要组织相容性复合体（major histocompatibility complex，MHC）位点变异与自身免疫性甲状腺疾病存在连锁关系[19]。已知 STAT4（信号转导和转录激活因子 4）与类风湿关节炎和系统性红斑狼疮，FOXP3 与免疫

失调、多系统内分泌失调疾病、自身免疫性肠病、X 连锁多内分泌腺病肠病伴免疫失调综合征（IPEX），以及 *NOD2*（核苷酸结合和寡聚化结构域 2）与克罗恩病（Crohn's disease，CD）的关联[20-22]。然而，有自身免疫性疾病家族聚集的家族并不常见，因此连锁分析研究在确定家族内的遗传风险方面并不是很有成效。

全基因组关联分析（GWAS）是科学家识别与人类疾病相关常见遗传变异的一种相对较新方法，它使遗传学诊断发生了革命性变化（图 1-3）。它识别基因组中的某个单核苷酸多态性 SNP，在患病个体中出现的频率高于健康人，可以同时评估成千上万的 SNP，是一种相对经济高效的基因检测方式[23]。GWAS 是基于连锁不平衡（LD）的原理，它决定了在特定人群中与疾病相关不同位点上等位基因的非随机关联。连锁不平衡是指群体中不同致病等位基因的独立、非随机关联[24]。

三、自身免疫性疾病的机制

研究已经证实，自身免疫性疾病与不同类型的细胞功能障碍有关，这些细胞功能障碍破坏了免疫系统的平稳运行。长期以来研究发现，人类白细胞抗原（HLA）基因与自身免疫性疾病相关，如脊柱关节病中的 *HLA-B27*、白塞病中的 *HLA-B51*、乳糜泻中的 *HLADQ2/DQ8* 和类风湿关节炎中的 *HLA-DRB1*。也有非 *HLA* 基因与自身免疫性疾病相关的报道，包括细胞毒性 T 淋巴细胞相关抗原 4（*CTLA-4*）基因、蛋白酪氨酸磷酸非受体 22 型（PTPN22）和其他自身免疫易感位点。

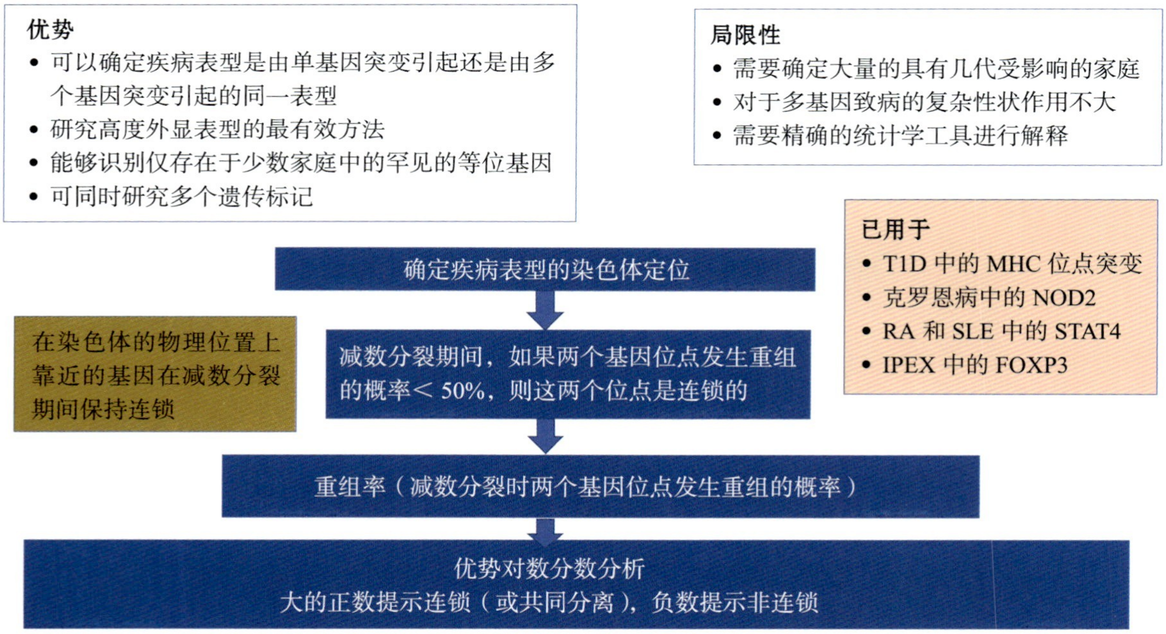

优势
- 可以确定疾病表型是由单基因突变引起还是由多个基因突变引起的同一表型
- 研究高度外显表型的最有效方法
- 能够识别仅存在于少数家庭中的罕见的等位基因
- 可同时研究多个遗传标记

局限性
- 需要确定大量的具有几代受影响的家庭
- 对于多基因致病的复杂性状作用不大
- 需要精确的统计学工具进行解释

已用于
- T1D 中的 MHC 位点突变
- 克罗恩病中的 NOD2
- RA 和 SLE 中的 STAT4
- IPEX 中的 FOXP3

确定疾病表型的染色体定位

在染色体的物理位置上靠近的基因在减数分裂期间保持连锁

减数分裂期间，如果两个基因位点发生重组的概率＜ 50%，则这两个位点是连锁的

重组率（减数分裂时两个基因位点发生重组的概率）

优势对数分数分析
大的正数提示连锁（或共同分离），负数提示非连锁

▲ 图 1-2　全基因组关联研究

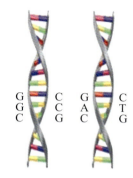

全基因组水平的 SNP 筛选，寻找与特定临床表型相关的遗传变异

患者中是否出现异常增多或者减少的基因型

两组人群的 SNP 差异有助于鉴定出与某种特征或疾病发生有关的基因

单核苷酸多态性（SNP）

因人而异，可能与某些疾病相关

如果某些 SNP 在患者中比在对照组中更常见，这些 SNP 就被称为与疾病"相关"

▲ 图 1-3 全基因组关联研究

1. 人类白细胞抗原在自身免疫性疾病中的作用

研究最多的与自身免疫性疾病相关的遗传因素是位于 MHC 的基因，特别是来自人类白细胞抗原（HLA）Ⅰ类和Ⅱ类的基因位点。在 20 世纪 70 年代早期，HLA 和自身免疫性疾病的遗传关联就有报道[25]（表 1–1）。

HLA 复合体在 6 号染色体上，跨度约为 4Mb。它包含约 250 个基因，其中 40% 在免疫系统中发挥作用[26]。大量的自身免疫性疾病与不同的 HLA 基因变异有关，尤其是Ⅱ类基因。HLA A1-B8 区是一个包含多个 MHC Ⅰ类等位基因的单倍型。由于来自共同祖先，在整个种群中可以看到共同的单倍型。单倍型中存在许多基因的等位基因，在不同人群中进行了与自身免疫性疾病相关的研究。在欧洲，A1-B8 被发现是 HLA A1-B8-DR3-DQ2 单倍型的一部分。在非洲和印度，A1-B8 与 A*01 和 B*08 的其他基因和变异有关。A1-B8 单倍型与许多自身免疫性疾病相关，如乳糜泻、自身免疫性肝炎、库欣综合征、重症肌无力和原发性胆汁性肝硬化。已知 HLA 基因受环境因素的表观遗传调控影响。HLA 影响自身免疫性疾病发生的确切病理机制尚不清楚。在某些疾病中，如类风湿关节炎和 1 型糖尿病，白种人对这些疾病的易感性也存在种族差异[27]。

（1）乳糜泻：乳糜泻有很强的遗传基础。同卵双胞胎的一致性率为 90%，而一级亲属为 10%，被描述的最强遗传关联是 HLA。HLA-DQ2（由 HLA-DQA1*05:01-DQB1*02:01 编码）或 HLA-DQ8（由 DQA1*03:01-DQB1*03:02 编码）已被证明在乳糜泻流行的人群中有 30%～35% 表达[28]。麸质是乳糜泻的致病抗原，在肠道中被加工后，会结合到乳糜泻风险基因 DQ 异质二聚体（由 DQ2.2、DQ2.5 和 DQ8 单倍型编码）的口袋中，刺激肠上皮细胞中麦胶蛋白特异性 CD4[+] T 细胞的产生，从而触发免疫反应并产生肠道炎症。这表明 HLA 基因与乳糜泻存在很强的独立关联，这种关联也被 MHC 精细定位证实[29]，它们的缺失被认为是近 100% 的乳糜泻阴性预测值[30]。

表 1-1 自身免疫性疾病相关的 *HLA* 基因

疾 病	易感 HLA 等位基因	保护性 HLA 等位基因	临床关联
乳糜泻	*HLA-DQ2*、*HLA-DQ8*		缺失的阴性预测值接近 100%
1 型糖尿病（T1D）	*DR3*、*DR4*、*DQB1*、*B*39*、*B*18*、*A*24*	*DR14*、*DR15*、*A*01*、*A*11*、*A*31*	共同遗传的等位基因增加了易感性
类风湿关节炎（RA）	*DRB1*0101* *DRB1*0102* *DRB1*0401* *DRB1*0404* *DRB1*0405* *DRB1*0408* *DRB1*1001* *DRB1*1402*	*DRB1*0103* *DRB1*07* *DRB1*1201* *DRB1*1301* *DRB1*1501*	关联的种族差异，一些等位基因使类风湿关节炎患者早期发病、更严重的骨侵蚀和出现抗瓜氨酸蛋白抗体（ACPA）的可能性增加
多发性硬化（MS）	*HLA-DRB1*、*HLA-DQB1*、*DR15*、*C*05*、*C*15*	*DR14*	一些等位基因与患者更早发病、更差的扩展残疾状态量表评分（EDSS）和更严重的致残疾病相关
系统性红斑狼疮（SLE）	*HLA-DR3*、*DR8*、*DR15*		与病情的严重程度和肾脏并发症相关
强直性脊柱炎（AS）	*HLA-B*2701*、**2702*、**2704*、**2705*		HLA-B27 与男性、家族史、葡萄膜炎、周围关节受累和髋关节受累呈正相关
干燥综合征（SS）	*DQA1*05:01*、*DQB1*02:01*、*DRB1*03:01*、*DQA2*		与原发性 SS 遗传相关的最强信号
皮肌炎（DM）	*HLA-DP1*17*、*DQA1*0104*、*HLA-DRB1*07*		与肺和食管并发症严重程度相关
重症肌无力	*HLA-DRB1*03*、*HLA-DRB1*01*		*HLA-DRB1*03* 与早发性 MG 相关，*HLA-DRB1*01* 与晚发性疾病相关，*HLA-DRB1*10* 等位基因与胸腺瘤相关的 MG 相关
Addison 病	*DRB1*03:01* 和 *DRB1*04:04*		*DRB1* 位点的最强相关性
Graves 病	*DR3*、*DRB1*08*、*C*07*、*B*08*	*C*16*、*C*03*、*B*44*、*DR7*、*HLA-DRB1*07:01*	疾病易感性的种族差异
抗磷脂综合征（APS）	*HLA-DR4*、*DR7*、*DQB1*0302* 和 *DRw53*		疾病易感性的种族差异
结节病	*DRB1* 和 *DQB1*		疾病易感性的种族差异

(2) 1 型糖尿病：HLA 与 1 型糖尿病的关系最为复杂。在 DR 和 DQ 基因位点中发现与 1 型糖尿病相关的等位基因数量很多。一些共同遗传的等位基因增加了 1 型糖尿病易感性，而另一些则改变了发生这种疾病的相对风险。在欧洲后代中，HLA-DQB1*03:02、DR3-DQA1*05-DQB1*02 和 DR4-DQA1*03-DQB1*03:02 单倍型的风险最高 [31, 32]，这些位点的杂合性赋予了 1 型糖尿病最大的遗传风险 [33]。

(3) 类风湿关节炎：HLA 和类风湿关节炎的关联已被广泛分析。类风湿关节炎和 DRB1*04:01、DRB1*04:04、DRB1*01:01 及 DRB1*10:01 的强关联性已被大量研究报道和证实 [34, 35]，这种关联的种族差异也有报道，包括白种人的 HLA-DRB1*04:01、HLA-DRB1*04:04 和 HLA-DRB1*04:08 [35-37]，西班牙人和日本人的 HLADRB1*04:05，以色列人的 HLA-DRB1*01:01 和 HLA-DRB1*01:02，一些美洲原住民中的 HLA-DRB1*14:02（如皮马和因纽特人），希腊人中的 HLA-DRB1*10:01，在拉丁美洲的 HLA-DRB1*01:01、HLA-DRB1*04:01、HLA-DRB1*04:04 和 HLA-DRB1*04:05 [38]，一些等位基因使类风湿关节炎患者发病年龄更早 [39]、更严重的骨侵蚀和出现抗瓜氨酸蛋白抗体（ACPA）的可能性增加 [40]。

(4) 多发性硬化：多发性硬化是一种自身免疫性神经系统疾病，其特征是存在自身反应性 T 细胞，这些 T 细胞与神经系统的许多蛋白质发生反应。HLA-DRB1*15:01 和 HLA-DQB1*06:02 等位基因主要与白种人和拉丁美洲人患 MS 的风险相关 [41]。*HLA-DRB1*15* 与多发性硬化患者更早发病、更差的扩展残疾状态量表（EDSS）评分和更严重的残疾程度相关。HLA-DRB1*13:03、HLA-DRB1*08:01、HLA-DRB1*03:01、HLA-DRB1*15:03、HLA-DRB1*04:05 等位基因在多发性硬化中产生有害作用，而 HLA-DRB1*14:01、HLA-DRB1*07:11、HLA-DRB1*02:01、HLA-DRB1*01:08 则起保护作用 [42]。

(5) 系统性红斑狼疮：在欧洲和亚洲人群中，通过全基因组关联分析发现了多个 HLA 等位基因。HLA-DR4、DR11、DR14 等位基因已被证明对系统性红斑狼疮具有保护作用，而 HLA-DR3、DR9、DR15 与较高的疾病易感性相关。HLA-DR4 和 DR11 等位基因已被证明对狼疮性肾炎具有保护作用，DR3 和 DR15 与系统性红斑狼疮中更高的肾脏并发症风险相关 [43]。

(6) 其他自身免疫性疾病：在 96% 的强直性脊柱炎患者中存在 HLA-B27 [44]。HLA-B 等位基因（HLA-B*51:01、B*47:01 和 B*13:02）也被认为是强直性脊柱炎的风险等位基因 [45]。

最近的一项 Meta 分析确定了 HLA II 类和干燥综合征的关联 [46]，它对 23 项来自不同人群、1000 多例干燥综合征病例的研究进行了分析，发现了 HLA DQA1*05:01、DQB1*02:01 和 DRB1*03:01 等位基因与疾病的风险关联 [41]。在皮肌炎中，通过 GWAS 发现位于 MHC II 类区域的易感位点，其中 HLA-DP1*17 最显著 [47]。据报道，炎症性肠病、银屑病、强直性脊柱炎和 Graves 甲状腺自身免疫性疾病与 I 类基因位点具有很强的独立关联 [48, 49]。欧洲人中单倍型 DR3-DQA1*05-DQB1*02 和 DR4-DQA1*03-DQB1*03:02、日本人中 DR9-DQA1*03-DQB1*03:03 和 DR4-DQA1*03-DQB1*04:01，易患其他自身免疫性疾病（如自身免疫性多腺体综合征 II 型 [50]、乳糜泻 [51] 和 ANCA 相关性血管炎 [52]）。

了解这些基因关联，有助于确定 AD 风险的个体疾病易感性，这是向遗传易感性个体疾病新疗法和预防迈出的重要一步。

2. 非 HLA 基因

T 淋巴细胞和 B 淋巴细胞的自体耐受性被打破是自身免疫的标志，已经发现一些基因对获得性免疫系统有影响。这些易感基因可能会影响免疫细胞的产生、激活和调节，易导致自身免疫性疾病的发生（表 1-2）。

表 1-2　与 AD 相关的非 HLA 基因

系统性红斑狼疮	FCGR2A、IFIH1. STAT4、ATG16L1、TMEM39A、TNIP1、PRDM1、ATG5、TNFAIP3、IRF5、TNPO3、TRAF1-C5、KIAA1542、IRF7、SLC15A4、ITGAM、ITGAX、IRF8、IKZF3、TYK2、HIC2、UBE2L3、TLR7、TLR8、IRAK1、TREX1、TNFAIP3、SIAE
类风湿关节炎	TNFRSF14、MMEL1、REL、ANKRD55、IL6ST、TNFAIP3、TRAF1–C5、HIC2、UBE2L3
乳糜泻	TNFRSF14、MMEL1、REL、IRF4、TNFAIP3、HIC2、UBE2L3、TLR7、TLR8
1 型糖尿病	IFIH1、STAT4、KIAA0350、TYK2、C1QTNF6
银屑病	STAT4、TNIP1、TNFAIP3
炎症性肠病	FCGR2A、STAT4、ATG16L1、IRGM、IRF5、TNPO3、TNFSF15、NOD2、TNFRSF6B
结节病	ACE、CCR-2、CXCR-5、CR-1

（1）影响 T 细胞激活和信号转导的基因：原始 T 细胞分化为功能性亚群的任何异常都可能触发自身免疫性疾病。继发于基因多态性的异常信号会影响 T 细胞分化，因此易患自身免疫性疾病。

- PTPN22（非受体型蛋白酪氨酸磷酸酶 22）编码一种蛋白酪氨酸磷酸酶，可将 T 细胞分化中的关键下游信号分子去磷酸化。目前已有 PTPN22 与 1 型糖尿病、类风湿关节炎、自身免疫性甲状腺疾病、系统性红斑狼疮和青少年风湿性关节炎关联的报道 [53]。

- PTPN2（非受体型蛋白酪氨酸磷酸酶 2），是一种胞内酪氨酸磷酸酶，也与乳糜泻和 1 型糖尿病相关 [54]。

- CTLA-4 是影响抗原驱动 T 细胞活化的关键负调控分子。据报道，CTLA-4 多态性与 1 型糖尿病、炎症性肠病、类风湿关节炎、乳糜泻、多发性硬化和系统性红斑狼疮相关 [55]。

- *SH2B3*（SH2B 适配器蛋白 3）基因参与 T 细胞受体信号传导的负调控，它与 1 型糖尿病、乳糜泻和系统性红斑狼疮相关。

- TAGAP（T 细胞激活 GTP 酶激活蛋白）与乳糜泻、1 型糖尿病和类风湿关节炎相关。

- CD226 是免疫球蛋白超家族的 I 型跨膜受体，表达于淋巴细胞表面，参与 T 细胞活化和分化。其错义变异与 1 型糖尿病、多发性硬化、自身免疫性甲状腺疾病、类风湿关节炎、抗中性粒细胞抗体（ANCA）相关性血管炎和系统性红斑狼疮相关。

- TNFSF4［肿瘤坏死因子（配体）超家族成员 4］通过它的受体（TNFRSF4）与 APC 表面结合。在单基因遗传性 SLE 病例中，已发现 TNFSF4 启动子的遗传变异。TNFSF4 和

TNFRSF9 参与 T 细胞活化，并与乳糜泻有关。

(2) 影响 B 细胞活化的易感基因。

- BANK1（具有锚蛋白重复序列 1 的 B 细胞支架蛋白基因）参与 B 细胞受体信号传导，并影响 B 细胞受体诱导的钙动员，而钙动员是 B 细胞激活所需的。*BANK1* 中的等位基因变异与系统性红斑狼疮相关。

- BLK（B 淋巴样酪氨酸激酶）编码一种在 B 细胞信号转导中起作用的酪氨酸激酶。rs2248932 和（或）rs13277113 的遗传变异与系统性红斑狼疮、类风湿关节炎、强直性脊柱炎和系统性硬化症有关联。

- CD40（CD40 分子）在 B 淋巴细胞的活化和分化中起着重要的作用。CD40 已知与类风湿关节炎、多发性硬化和炎症性肠病的易感性相关。

(3) 影响辅助 T 细胞的基因：CD3 辅助 T 细胞（Th1 和 Th2 亚群）在自身免疫反应中有明确的作用。Th1 细胞与 1 型糖尿病、多发性硬化和类风湿关节炎有致病性关联。

- IL18RAP、STAT1-STAT4、STAT3 和 IL12A 影响 Th1 和 Th2 细胞的分化，并具有与 AD 相关的基因多态性。

- IL12B 编码异源二聚体细胞因子 IL-12 和 IL-23 的 p40 亚基。*IL12B* 变异与 1 型糖尿病、多发性硬化、银屑病和炎症性肠病相关联。

- CD58 和 CD6 指导共刺激分子的产生，这些共刺激分子参与了 T 细胞的信号通路及其分化。这些分子在多发性硬化和类风湿关节炎中具有致病作用。

- Th17 已被证实在各种自身免疫性疾病的发病机制中发挥作用。在活动性系统性红斑狼疮、多发性硬化和类风湿关节炎患者中 IL-17 水平升高。

- Treg（调节性 T 细胞）参与了免疫耐受的维持。IL-2 是 Treg 分化所必需的。IL2RA 的变异与类风湿关节炎、1 型糖尿病、多发性硬化和炎症性肠病相关联，IL2RB 与类风湿关节炎和 1 型糖尿病相关联。IL7RA 的变异已被证明与炎症性肠病和多发性硬化相关。

(4) 与自身免疫性疾病相关的 TNF 受体超家族基因。

- 在肠道固有层巨噬细胞和 CD4$^+$/CD8$^+$ 淋巴细胞上的 *TNFSF15* 上调已被证明与炎症性肠病有关。

- TNFRSF14 是肿瘤坏死因子受体超家族的另一成员，与类风湿关节炎和乳糜泻有关。

- TNFRSF6B 是一种诱饵受体，可防止 Fas 诱导的细胞凋亡，与炎症性肠病、类风湿关节炎、系统性红斑狼疮、银屑病和乳糜泻相关。

(5) 固有免疫相关基因：固有免疫系统的失调在自身免疫反应中起着重要的作用。Toll 样受体（TLR）信号通路的异常似乎是其根本原因。固有免疫通路中的自身免疫易感基因位点包括 TNIP1（TNFAIP3 相互作用蛋白 1，与银屑病相关）、IRF8（干扰素调节因子 8，与多发性硬化和系统性红斑狼疮相关）、TYK2（酪氨酸激酶 2，与多发性硬化和 1 型糖尿病相关）和 TNFAIP3。巨噬细胞迁移抑制因子（MIF）是一种由多种免疫细胞表达的细胞因子，其基因多态性已被证明与多种自身免疫性疾病相关。Toll 样受体（TLR）和 NOD 样受体（NLR）通路的基因多态性与自身免疫性疾病（如系统性红斑狼疮和炎症性肠病）的易感性有关。CLEC16A（C型凝集素域家族16成员A）基因的变异与T1D和MS相关。干扰素调节因子（IRF）转录因子家族的成员通过TLR通路在激活转录中起关键作用，并且与各种自身免疫性疾病，如系统性红斑狼疮、类风湿关节炎、干燥综合征、炎症性肠病和多发性硬化相关联。

四、自身免疫与原发性免疫缺陷的重叠

在原发性免疫缺陷（primary immunodeficiency，PID）环境中经常观察到自身免疫反应，这是由于免疫系统的调节功能受损，导致无法维持自我耐受。自身免疫与Wiskott-Aldrich综合征（Wiskott-Aldrich syndrome，WAS）、单基因形式的常见变异型免疫缺陷［（common variable immunodeficiency，CVID），如IKBKG、CTLA-4、NFKB1、GATA2、CD40LG和TAZ等］和慢性肉芽肿病（chronic granulomatous disease，CGD）相关[56]。自身免疫性疾病的全基因组关联分析也鉴定出与某些原发性免疫缺陷重叠的基因。在欧洲和亚洲患者中最大的类风湿关节炎全基因组关联分析中，确定了377个与类风湿关节炎相关的候选基因。在这些基因中，某些基因与原发性免疫缺陷基因重叠［如caspase 8（CASP8）、caspase 10（CASP10）、自身免疫调节因子（AIRE）和IL-2受体a（IL2RA）基因[57]］。同样，单基因遗传在系统性红斑狼疮中的作用是众所周知的，具有显著系统性红斑狼疮家族史、早期发病的系统性红斑狼疮可能涉及单基因缺陷。这些遗传异常会破坏免疫系统的平衡而产生自身免疫[58]，以下3组为系统性红斑狼疮相关的原发性免疫缺陷。

1. 补体通路（C1q、C3、C4）缺陷，阻碍细胞中凋亡组织的妥善处理及微生物的清除缺陷。

2. 免疫球蛋白合成的选择性和部分缺陷。

3. 慢性肉芽肿性疾病，尤其是在X连锁性状携带者。

以上均会增加患病个体对大范围严重感染的易感性。Jesus等在300名成年系统性红斑狼疮患者的连续队列中报道了28%的某种形式原发性免疫缺陷[59]。

建议对累及多器官系统的自身免疫性疾病患者进行潜在的原发性免疫缺陷检查。此外，对于原发性免疫缺陷患者，应进行自身免疫/炎症风险的早期评估[60]。

五、结论

各种遗传学研究在许多方面加深了我们对自身免疫性疾病中自身免疫的理解。这些研究已经鉴定出许多与自身免疫性疾病相关的易感基因，这些基因可以预测个体对疾病的易感性、发病年龄、严重程度、可能并发症和对治疗的反应。这些分子线索甚至有助于确定其他家庭成员患自身免疫性疾病的风险，以便采取早期预防措施。对易感基因的深入理解将为未来的靶向治疗打下基础，从而为具有遗传学异常的患者制订出个体化的治疗方法。

参 考 文 献

[1] Jacobson DL, Gange SJ, Rose NR, Graham NM (1997) Epidemiology and estimated population burden of selected autoimmune diseases in the United States. Clin Immunol Immunopathol 84(3):223–243

[2] Dai Y, Zhang L, Hu C, Zhang Y (2010) Genome-wide analysis of histone H3 lysine 4 trimethylation by ChIP-chip in peripheral blood mononuclear cells of systemic lupus erythematosus patients. Clin Exp Rheumatol 28(2):158–168

[3] Barreiro LB, Quintana-Murci L (2010) From evolutionary genetics to human immunology: how selection shapes host defence genes. Nat Rev Genet 11(1):17–30

[4] Zhernakova A, Elbers CC, Ferwerda B, Romanos J, Trynka G, Dubois PC et al (2010) Evolutionary and functional analysis of celiac risk loci reveals SH2B3 as a protective factor against bacterial infection. Am J Hum Genet 86(6):970–977

[5] Ramos PS, Shaftman SR, Ward RC, Langefeld CD (2014) Genes associated with SLE are targets of recent positive selection. Autoimmune Dis 2014:203435. [cited 6 Mar 2019]. Available from: https://www.ncbi.nlm.nih.gov/pmc/articles/PMC3920976/

[6] Autoimmune Statistics. The Autoimmune Registry. [cited 10 Mar 2019]. Available from: http://www.autoimmuneregistry.org/autoimmune-statistics

[7] Autoimmune Disease Statistics·AARDA (2016) AARDA. [cited 10 Mar 2019]. Available from: https://www.aarda.org/news-information/statistics/

[8] Women & Autoimmunity·AARDA (2016) AARDA. [cited 10 Mar 2019]. Available from: https://www.aarda.org/who-we-help/patients/women-and-autoimmunity/

[9] (PDF) The world incidence and prevalence of autoimmune diseases is increasing. ResearchGate. [cited 10 Mar 2019]. Available from: https://www.researchgate.net/publication/294419057_The_World_Incidence_and_Prevalence_of_Autoimmune_Diseases_is_Increasing

[10] Torfs CP, King MC, Huey B, Malmgren J, Grumet FC (1986) Genetic interrelationship between insulin-dependent diabetes mellitus, the autoimmune thyroid diseases, and rheumatoid arthritis. Am J Hum Genet 38(2):170–187

[11] Eaton WW, Rose NR, Kalaydjian A, Pedersen MG, Mortensen PB (2007) Epidemiology of autoimmune diseases in Denmark. J Autoimmun 29(1):1–9

[12] Somers EC, Thomas SL, Smeeth L, Hall AJ (2006) Autoimmune diseases co-occurring within individuals and within families: a systematic review. Epidemiol Camb Mass 17(2):202–217

[13] Lander ES, Linton LM, Birren B, Nusbaum C, Zody MC, Baldwin J et al (2001) Initial sequencing and analysis of the human genome. Nature 409(6822):860–921

[14] Ezkurdia I, Juan D, Rodriguez JM et al (2014) Multiple evidence strands suggest that there may be as few as 19,000 human protein-coding genes. Hum Mol Genet. 23(22):5866–5878. https://doi.org/10.1093/hmg/ddu309

[15] Bagshaw ATM (2017) Functional mechanisms of microsatellite DNA in eukaryotic genomes. Genome Biol Evol 9(9):2428–2443

[16] Charlon T, Martínez-Bueno M, Bossini-Castillo L, Carmona FD, Cara AD, Wojcik J et al (2016) Single nucleotide polymorphism clustering in systemic autoimmune diseases. PLoS One 11(8):e0160270

[17] Patnala R, Clements J, Batra J (2013) Candidate gene association studies: a comprehensive guide to useful in silico tools. BMC Genet 14:39

[18] FutureLearn. The applications of genetic linkage and association analysis. FutureLearn. [cited 18 Mar 2019]. Available from: https://www.futurelearn.com/courses/translational-research/0/steps/14199

[19] Tomer Y, Ban Y, Concepcion E, Barbesino G, Villanueva R, Greenberg DA et al (2003) Common and unique susceptibility loci in graves and hashimoto diseases: results of whole-genome screening in a data set of 102 multiplex families. Am J Hum Genet 73(4):736–747

[20] Hugot JP, Chamaillard M, Zouali H, Lesage S, Cézard JP, Belaiche J et al (2001) Association of NOD2 leucine-rich repeat variants with susceptibility to Crohn's disease. Nature 411(6837):599–603

[21] Ogura Y, Bonen DK, Inohara N, Nicolae DL, Chen FF, Ramos R et al (2001) A frameshift mutation in NOD2 associated with susceptibility to Crohn's disease. Nature 411(6837):603–606

[22] Remmers EF, Plenge RM, Lee AT, Graham RR, Hom G, Behrens TW et al (2007) STAT4 and the risk of rheumatoid arthritis and systemic lupus erythematosus. N Engl J Med 357(10):977–986

[23] Wang MH, Cordell HJ, Van Steen K (2019) Statistical methods for genome-wide association studies. Semin Cancer Biol. 55:53–60. https://doi.org/10.1016/j.semcancer.2018.04.008

[24] Visscher PM, Wray NR, Zhang Q, Sklar P, McCarthy MI, Brown MA et al (2017) 10 Years of GWAS discovery: biology, function, and translation. Am J Hum Genet 101(1):5–22

[25] McDevitt HO, Bodmer WF (1974) HL-A, immune-response genes, and disease. Lancet 303(7869):1269–1275

[26] The MHC Sequencing Consortium (1999) Complete sequence and gene map of a human major histocompatibility complex. Nature 401(6756): 921–923

[27] Castiblanco J, Arcos-Burgos M, Anaya J-M (2013) Introduction to genetics of autoimmune diseases. El Rosario University Press, Bogota. [cited 10 May 2019]. Available from: https://www.ncbi.nlm.nih.gov/books/NBK459433/

[28] Wolters VM, Wijmenga C (2008) Genetic background of celiac disease and its clinical implications. Am J Gastroenterol 103(1):190–195

[29] Gutierrez-Achury J, Zhernakova A, Pulit SL, Trynka G,

Hunt KA, Romanos J et al (2015) Fine mapping in the MHC region accounts for 18% additional genetic risk for celiac disease. Nat Genet 47(6):577–578

[30] Pallav K, Kabbani T, Tariq S, Vanga R, Kelly CP, Leffler DA (2014) Clinical utility of celiac disease-associated HLA testing. Dig Dis Sci 59(9):2199–2206

[31] Thomson G, Valdes AM, Noble JA, Kockum I, Grote MN, Najman J et al (2007) Relative predispositional effects of HLA class II DRB1–DQB1 haplotypes and genotypes on type 1 diabetes: a meta-analysis. Tissue Antigens 70(2):110–127

[32] Koeleman BPC, Lie BA, Undlien DE, Dudbridge F, Thorsby E, de Vries RRP et al (2004) Genotype effects and epistasis in type 1 diabetes and HLA-DQ trans dimer associations with disease. Genes Immun 5(5):381–388

[33] Corper AL, Stratmann T, Apostolopoulos V, Scott CA, Garcia KC, Kang AS et al (2000) A structural framework for deciphering the link between I-Ag7 and autoimmune diabetes. Science 288(5465):505–511

[34] Gregersen PK, Silver J, Winchester RJ (1987) The shared epitope hypothesis. An approach to understanding the molecular genetics of susceptibility to rheumatoid arthritis. Arthritis Rheum 30(11): 1205–1213

[35] Mackie SL, Taylor JC, Martin SG, YEAR Consortium, UKRAG Consortium, Wordsworth P et al (2012) A spectrum of susceptibility to rheumatoid arthritis within HLA-DRB1: stratification by autoantibody status in a large UK population. Genes Immun 13(2):120–128

[36] Zanelli E, Breedveld FC, de Vries RR (2000) HLA class II association with rheumatoid arthritis: facts and interpretations. Hum Immunol 61(12):1254–1261

[37] Auger I, Toussirot E, Roudier J (1997) Molecular mechanisms involved in the association of HLA-DR4 and rheumatoid arthritis. Immunol Res 16(1):121–126

[38] Newton JL, Harney SMJ, Wordsworth BP, Brown MA (2004) A review of the MHC genetics of rheumatoid arthritis. Genes Immun 5(3):151–157

[39] Weyand CM, Goronzy JJ (2000) Association of MHC and rheumatoid arthritis:HLA polymorphisms in phenotypic variants of rheumatoid arthritis. Arthritis Res 2(3): 212–216

[40] Kampstra ASB, Toes REM (2017) HLA class II and rheumatoid arthritis: the bumpy road of revelation. Immunogenetics 69(8):597–603

[41] Cruz-Tapias P, Pérez-Fernández OM, Rojas-Villarraga A, Rodríguez-Rodríguez A, Arango M-T, Anaya J-M (2012) Shared HLA class II in six autoimmune diseases in Latin America: a meta-analysis. Autoimmun Dis 2012:569728. [cited 20 Mar 2019]. Available from: https://www. hindawi.com/journals/ad/2012/569728/

[42] Stamatelos P, Anagnostouli MC (2017) HLA-genotype in multiple sclerosis: the role in disease onset, clinical course, cognitive status and response to treatment: a clear step towards personalized therapeutics

[43] Niu Z, Zhang P, Tong Y (2015) Value of HLA-DR genotype in systemic lupus erythematosus and lupus nephritis: a meta-analysis. Int J Rheum Dis 18:17–28. https://doi. org/10.1111/1756-185X.12528

[44] Buxton SE, Benjamin RJ, Clayberger C, Parham P, Krensky AM (1992) Anchoring pockets in human histocompatibility complex leukocyte antigen (HLA) class I molecules: analysis of the conserved B ("45") pocket of HLA-B27. J Exp Med 175(3):809–820

[45] Cortes A, Pulit SL, Leo PJ et al (2015) Major histocompatibility complex associations of ankylosing spondylitis are complex and involve further epistasis with ERAP1. Nat Commun 6, 7146 . Published 2015 May 21. https://doi.org/10.1038/ncomms8146

[46] Nakken B, Jonsson R, Brokstad KA, Omholt K, Nerland AH, Haga HJ et al (2001) Associations of MHC class II alleles in Norwegian primary Sjögren's syndrome patients: implications for development of autoantibodies to the Ro52 autoantigen. Scand J Immunol 54(4):428–433

[47] Li L, Chen S, Wen X, Wang Q, Lv G, Li J et al (2017) Positive association between ANKRD55 polymorphism 7731626 and dermatomyositis/polymyositis with interstitial lung disease in Chinese Han population. Biomed Res Int 2017:2905987. [cited 11 Mar 2019]. Available from: https://www.ncbi.nlm.nih.gov/pmc/articles/PMC5392395/

[48] Umapathy S, Pawar A, Mitra R, Khuperkar D, Devaraj JP, Ghosh K et al (2011) HLA-A and HLA-B alleles associated in psoriasis patients from Mumbai, Western India. Indian J Dermatol 56(5):497–500

[49] Díaz-Peña R, López-Vázquez A, López-Larrea C (2012) Old and new HLA associations with ankylosing spondylitis. Tissue Antigens 80(3):205–213

[50] Weinstock C, Matheis N, Barkia S, Haager M-C, Janson A, Marković A et al (2011) Autoimmune polyglandular syndrome type 2 shows the same HLA class II pattern as type 1 diabetes. Tissue Antigens 77(4):317–324

[51] Sollid LM, Markussen G, Ek J, Gjerde H, Vartdal F, Thorsby E (1989) Evidence for a primary association of celiac disease to a particular HLA-DQ alpha/beta heterodimer. J Exp Med 169(1):345–350

[52] Tsuchiya N (2013) Genetics of ANCA-associated vasculitis in Japan: a role for HLADRB1*09:01 haplotype. Clin Exp Nephrol. 17(5):628–630. https://doi.org/10.1007/s10157-012-0691-6

[53] Pradhan V, Borse V, Ghosh K (2010) PTPN22 gene polymorphisms in autoimmune diseases with special reference to systemic lupus erythematosus disease susceptibility. J Postgrad Med 56(3):239–242

[54] Buckner J. Linking genetic variation in the PTPN2 gene to autoimmune disease susceptibility. Benaroya Research Institute at Virginia Mason, Seattle, WA. [cited 20 Mar 2019]. Available from: http://grantome.com/grant/NIH/R03-DA027013-01

[55] Walker LSK (2015) CTLA-4 and autoimmunity: new twists in the tale. Trends Immunol 36(12):760–762

[56] Rae W, Ward D, Mattocks CJ, Gao Y, Pengelly RJ, Patel SV et al (2017) Autoimmunity/inflammation in a monogenic primary immunodeficiency cohort. Clin Transl Immunol 6(9):e155

[57] Okada Y, Kim K, Han B, Pillai NE, Ong RT-H, Saw W-Y et al (2014) Risk for ACPA-positive rheumatoid arthritis is driven by shared HLA amino acid polymorphisms

in Asian and European populations. Hum Mol Genet 23(25):6916–6926

[58] Primary immunodeficiency association with systemic lupus erythematosus: review of literature and lessons learned by the Rheumatology Division of a tertiary university hospital at São Paulo, Brazil | Elsevier Enhanced Reader. [cited 23 May 2019]. Available from: https://reader. elsevier.com/reader/sd/pii/S225550211500 0644?token=BB8776B4DBE7920B2CF2DDD653 DBBB C3B3CEDB72E7FE26C45C80F31B8DD2A34C4A1779 2CB9367E7BFFC829357FE DD0AB

[59] Jesus AA, Liphaus BL, Silva CA, Bando SY, Andrade LEC, Coutinho A et al (2011) Complement and antibody primary immunodeficiency in juvenile systemic lupus erythematosus patients. Lupus 20(12):1275–1284

[60] Grimbacher B, Warnatz K, Yong PFK, Korganow A-S, Peter H-H (2016) The crossroads of autoimmunity and immunodeficiency: Lessons from polygenic traits and monogenic defects. J Allergy Clin Immunol 137(1):3–17

[61] Bennett CL, Christie J, Ramsdell F, Brunkow ME, Ferguson PJ, Whitesell L et al (2001) The immune dysregulation, polyendocrinopathy, enteropathy, X-linked syndrome (IPEX) is caused by mutations of FOXP3. Nat Genet 27(1):20–21

[62] Solovieff N, Cotsapas C, Lee PH, Purcell SM, Smoller JW (2013) Pleiotropy in complex traits: challenges and strategies. Nat Rev Genet 14(7):483–495

[63] Ahmad T, Marshall SE, Jewell D (2006) Genetics of inflammatory bowel disease: the role of the HLA complex. World J Gastroenterol 12(23):3628–3635

[64] Allannic H, Fauchet R, Lorcy Y, Heim J, Gueguen M, Leguerrier AM et al (1980) HLA and Graves' disease: an association with HLA-DRw3. J Clin Endocrinol Metab 51(4):863–867

[65] Goudey B, Abraham G, Kikianty E, Wang Q, Rawlinson D, Shi F et al (2017) Interactions within the MHC contribute to the genetic architecture of celiac disease. PLoS One 12(3):e0172826

[66] Wei JC et al (2015) Interaction between HLA-B60 and HLA-B27 as a better predictor of ankylosing spondylitis in a Taiwanese population. PLoS One 10:e0137189. [cited 20 Mar 2019]. Available from: https://www.ncbi.nlm.nih.gov/pubmed/26469786

第 2 章 性别对自身免疫性疾病的影响

Influence of Gender on Autoimmune Rheumatic Diseases

Arun Kumar Kedia　Vinod Ravindran　著

王晓冰　译

摘 要

女性相较男性具有更强的免疫反应性和更好的抗感染保护机制，但同时患自身免疫性疾病的风险也更高。在女性更易患自身免疫性疾病的背景下，随着对免疫反应的性别差异及对性激素免疫调节功能的深入了解，性激素在自身免疫性疾病性别差异中的调节作用备受关注。最近的研究指出，性激素和人体微生物存在相互作用，导致了女性和男性间的免疫反应差异。现有数据表明，性别是自身免疫性疾病未来研究中需要关注的一个重要变量，可能会为患者提供性别差异的个性化治疗做出贡献。在这篇综述中，我们从发病率、病程发展、严重程度、对治疗的反应和发病机制等方面，评估了性别对各种自身免疫性疾病产生影响。

关键词

性别；类风湿关节炎；狼疮；性激素；妊娠

一、概述

各种自身免疫性疾病影响了约 8% 的世界人口，其中约 78% 是女性[1, 2]。这些疾病的性别差异很大，女性和男性患病的比例为 2 : 1～9 : 1（表 2-1）。对大多数的自身免疫性疾病来讲，女性都较男性更加易感[1, 2]。自身免疫性疾病通常发生于青少年晚期到 40 多岁，与女性激素水平变化最大的时期相吻合。随着年龄的增长，这个比例会下降。如类风湿关节炎（rheumatoid arthritis，RA），75 岁后男性患者的人数会超过女性。这种性别差异几乎是普遍性的，在不同地区与种族中也都存在。

表 2-1　自身免疫性疾病患病的性别比例

自身免疫性疾病	女男比例
强直性脊柱炎	1 : 3
抗磷脂综合征	5 : 1
类风湿关节炎	3 : 1
干燥综合征	9 : 1
系统性硬化症	5 : 1
系统性红斑狼疮	9 : 3
银屑病	1 : 1

　　试验和临床研究均提示自身免疫受性别影响。女性比男性具有更强的免疫反应性，这体现在女性具有更强的抗原呈递能力、淋巴细胞和单核细胞的增殖能力、更高的免疫球蛋白水平、更强的抗体产生能力和更高的同种移植排斥率。一方面，女性增强的免疫反应性是一个优势，相较男性提供了更好的抗感染保护，另一方面其代价是增加了自身反应性，会促进自身免疫疾病的产生。在女性易感自身免疫性疾病的背景下，免疫反应的性别二态性及性激素对免疫功能的调节，让我们认识到性激素（主要是雌激素、孕激素和睾酮）在这种性别差异中的重要作用[3]。最近的研究还表明，人体的性激素状态可以影响到微生物组的组成。反过来，微生物组成也可能会对宿主的性激素水平产生影响，从而导致男、女免疫反应的差异。基于大量自身免疫性疾病性别差异的临床和试验数据，性别是未来研究中需要关注的一个重要变量，可能对这些疾病的性别差异性治疗进展有帮助。在这篇综述中，我们从发病率、病程发展、严重程度、对治疗的反应和发病机制等方面，评估了性别对各种自身免疫性疾病的影响。

二、类风湿关节炎

　　女性类风湿关节炎的发病率是男性的 3 倍，在 45—55 岁时达到高峰，这也与围绝经期相吻合，表明雌激素缺乏与疾病的发病有关。在研究队列中发现，初潮年龄、妊娠次数、月经周期或口服避孕药的使用与类风湿关节炎风险没有明确的关联[4]。还有一些研究表明，与经产女性相比，未生育女性患类风湿关节炎的相对风险是其 2 倍，并且妊娠期女性患类风湿关节炎的风险可能会降低。也有报道称，女性在第一次妊娠后患类风湿关节炎的风险增加。妊娠对疾病活动有改善作用，然而疾病往往会在产后立即发作，这表明母乳喂养在诱发疾病中的作用。绝经后使用或者不使用激素对类风湿关节炎发病率没有任何影响。也有研究发现母乳喂养超过 24 个月与预防类风湿关节炎风险的保护作用有关[4]。类风湿关节炎可能不影响生育能力，尽管已有报道类风湿关节炎发病之前有生育能力的下降[5]，但没有证据表明类风湿关节炎会增加自然流产、早产或先兆子痫的风险[6]。

45 岁以后，男性类风湿关节炎发病率迅速上升，接近同龄女性。低于 45 岁的男性可能会因为雄激素水平较高而降低类风湿关节炎患病风险。然而，在男性中，烟草使用与较高的类风湿关节炎相对风险相关，尤其是血清自身抗体阳性病例。

关于疾病的严重程度，多项研究表明在诊断时男女的疾病严重程度相似，但男性更有可能在类风湿关节炎病程早期达到缓解，这也意味着男性有更好的治疗反应。DANBIO 注册研究比较了不同性别患者对抗肿瘤坏死因子的治疗反应差异，发现男性的治疗反应更快[7]。然而，其他研究中存在相互矛盾的结果，表明尽管女性报告的主观症状更严重，但男女的疾病程度量表 DAS28 评分几乎相似[8]。因此，到目前为止，除非类风湿关节炎的结局因性别和药物而异，否则无法制订性别特异性的治疗策略。

类风湿关节炎发病与激素影响密切相关，因为女性类风湿关节炎的患病风险更高，但更年期后的高峰发病也提示了除雌激素和孕激素外的致病因素。一般而言，类风湿关节炎患者滑液中雌激素水平显著升高的女性，疾病活动度较高，表明雌激素是疾病活动度的不良预后因素[9]。不仅雌激素水平升高，免疫细胞上雌激素受体的差异表达也可能与发病机制有关。相反，雄激素水平与疾病的发作和严重程度呈负相关，这是青年男子发病率和病程严重程度显著低于同龄女性的原因[10]。男性类风湿关节炎患者的睾酮、DHEA 和雌酮水平较低，且雌二醇升高，并与炎症指数相关[11]。孕激素与雌激素一样，也刺激从 Th1 型到 Th2 型占主导地位的免疫反应的转换。孕激素诱导 Th1 型免疫反应的抑制和调节性 T 细胞的活化，可以解释妊娠期观察到类风湿关节炎活性降低的原因[12]。

关于遗传对类风湿关节炎性别差异影响的报道很少。类风湿关节炎在 Klinefelter 综合征患者中罕见，表明额外的 X 染色体不会增加疾病风险。只有一项研究发现与 X 编码基因 TIMP1 和 ILR9 的单核苷酸多态性相关[13]。X 染色体从母亲方或者父亲方传递，不太可能解释疾病流行的性别差异[14]。迄今为止，还没有研究关注 X 染色体失活的表观遗传修饰与类风湿关节炎易感性相关。

三、系统性红斑狼疮

红斑狼疮可能是研究最广泛的与性别差异有关的自身免疫性疾病。一般认为，女性与男性的患病比例为 9∶1，在育龄期尤为高发，但青春期前和绝经后，发病比例要低得多。在不同的系列研究中，男性患病率为 4%～30%，但涉及家族聚集性研究中的患病率更高。这些发现表明，激素对疾病的影响很大。外源性或内源性雌激素可能对疾病发生具有触发作用。初潮年龄＜10 岁、口服避孕药（oral contraceptive，OC）和绝经后激素替代治疗与较高的系统性红斑狼疮相对风险相关[15]。含有雌激素的口服避孕药可提高患病风险，雌激素剂量与红斑狼疮的发生存在很强的剂量反应关系。据观察，在服用口服避孕药后的 2 年内发生系统性红斑狼疮的风险最高。尚未发现母乳喂养与系统性红斑狼疮风险增加有关。

妊娠对系统性红斑狼疮的影响众所周知。系统性红斑狼疮可能在妊娠期间被初次诊断。受孕时系统性红斑狼疮病情活动的女性，发生母亲和胎儿不良结局的风险显著增加 [16, 17]。尚未发现母乳喂养与疾病复发有关。研究发现，母乳喂养与系统性红斑狼疮风险降低相关（OR=0.6），且随着喂养婴儿数量、母乳喂养总时间的增加，发生风险进一步降低 [18]。

性别对疾病表现差异有明显影响，这种差异在全球不同地区几乎都存在。尽管男性系统性红斑狼疮相对不常见，但男性会出现具有不同预后的典型表现。皮疹、浆膜炎、神经系统并发症、血小板减少症和肾脏受累在男性中更为常见，且男性可能有更严重的心、肺和肾脏受累，而关节炎在女性中更常见，因此男性患者往往比女性患者的病变更严重。死亡率的性别差异很难研究，不同的研究得出的结论不同。

女性激素是狼疮活动的关键调节因素。内源性和外源性雌激素都可能与其他因素共同作用，打破对自身抗原的免疫耐受性。在 B 细胞优势的级联反应中，两种激素都是影响自身反应性 B 细胞成熟和自身抗体分泌的免疫刺激剂，而孕激素是一种免疫抑制药。雌激素导致具有边缘区表型的自身反应性 B 细胞的存活和活化，而催乳素诱导具有滤泡区表型的自身反应性 B 细胞。因此，这两种激素使自身反应性 B 细胞逃脱了正常的耐受机制，成熟为分泌自身抗体的 B 细胞，从而导致狼疮发病，出现明显的临床症状 [19]。狼疮小鼠模型的实验研究还表明，雌激素会加重病变，而雄激素具有改善病情的作用 [20]。最近的 SELENA 研究表明，绝经后系统性红斑狼疮患者的雌激素替代疗法会导致系统性红斑狼疮轻度复发的风险增加。同样，通过激素调控刺激卵巢也可能诱导狼疮发作 [21]。

催乳素也起着重要作用。几乎 30% 的系统性红斑狼疮患者有轻度至中度的高泌乳素血症，这种激素通过外周血单核细胞和 γ 干扰素诱导抗 dsDNA 抗体的产生。它还通过削弱自身反应性 B 细胞的阴性选择和允许它们成熟为具有滤泡表型的全能 B 细胞来破坏免疫耐受性 [22]。催乳素还调节前体 T 细胞向 CD34⁺T 细胞的成熟，减少 B 细胞的凋亡和增加免疫球蛋白的产生 [23]。

雄激素在狼疮的发病机制中有着复杂但明确的意义。女性患者的睾酮氧化加速，这可能具有免疫调节作用，因为睾酮抑制 dsDNA 抗体的产生。男性患者血清 16– 羟基雌酮和雌酮浓度升高，导致雌激素 / 雄激素失衡，而部分男性患者也有功能性低雄激素血症、睾酮水平低、黄体生成素（luteinizing hormone，LH）升高。女性患者的血浆雄激素水平低于健康同龄人。

除了女性激素，涉及 X 染色体的特定遗传因素都与红斑狼疮的发生有关。X 染色体包含着决定性激素水平和维持免疫耐受的重要基因。女性中第二条 X 染色体的存在可能对系统性红斑狼疮的发病机制很重要。X 染色体失活偏移可导致自身反应性 T 细胞的存活，这可能是发病机制的一个重要因素 [24]。不完全的 X 染色体失活导致来自母方和父方的 X 染色体基因产物均表达，使 X 编码的蛋白质加倍，可能也参与系统性红斑狼疮的发病。在 X 染色体上编码的系统性红斑狼疮相关基因是 CD40 配体、IRAK1、Foxp3、TLR7 和 MECP2。所有这些都与系统性红斑狼疮的发病风险升高有关，并且由于 X 不完全灭活，其中任何一个基因都可能在女性中过度表达 [25]。两项研究表明，红斑狼疮发病与 X 染色体基因表达量存在剂量正相关效应，在男性系统性红斑狼疮患者中，核型 47, XXY（Klinefelter 综合征）比核型 46, XY 的患病率增加了 10 倍以上 [26, 27]。与正常核型系统性红斑狼疮患者相比，Klinefelter 综合征患者的严重表现更少见。

此外，女性患系统性红斑狼疮的阈值较低，而男性患系统性红斑狼疮时病情更严重。这种差异可能是由于第二条 X 染色体在疾病严重程度或雌激素与雄激素比例增加方面的保护作用，增加的易感性可以用 X 染色体基因剂量效应来解释。

女性失活的 X 染色体上基因的表观遗传修饰也被认为是增加女性患病率的可能机制。患有活动性系统性红斑狼疮的女性（而非男性）具有 CD40 配体基因去甲基化和表达增加，这增加了失活 X 染色体去甲基化参与疾病活动的可能性。与女性相比，男性在系统性红斑狼疮活动期间表达更多的系统性红斑狼疮风险等位基因和更多的 T 细胞 DNA 去甲基化[28]。此外，在实验中从 X 染色体的端粒末端易位到 Y 染色体导致 Yaa（Y 连锁自身免疫加速器）突变的小鼠可以出现狼疮特征，表明 X 染色体上的 TLR7 和 TLR8 基因在红斑狼疮发病机制中的作用[29]。

四、系统性硬化症

这种自身免疫性疾病具有 3 个重要的病理特征：①血管病变伴内皮功能障碍；②免疫系统激活和失调；③胶原过度增殖、纤维化。

系统性硬化症（systemic scleredema，SSc）中女性与男性的总体比例为 3 : 1，甚至更高，且在育龄期女性比例最高。女性患者，发病年龄更年轻，更倾向于局限性皮肤受累类型，着丝点抗体阳性和较好的生存率。相反，男性患者发病较晚，大多患者有吸烟史、弥漫性皮肤受累、抗拓扑异构酶 I 抗体和抗 U3RNP 抗体阳性、肺纤维化及更差的生存率。重叠综合征在两者中同样常见，但女性并发系统性红斑狼疮更多见，而男性常并发肌炎[30]。

瑞典的一项研究表明，女性未生育与系统性硬化症风险升高相关，而生产次数增加与风险降低相关[31]。意大利的一项研究也表明，经产妇患系统性硬化症的风险降低，并且降低的风险与生产数量的增加有关。有流产史的女性风险也较低[32]。在妊娠前发生系统性硬化症的女性与妊娠后发生系统性硬化症的女性相比，在发病年龄、病情严重程度、病程进展和死亡原因方面也存在差异[33]。然而，关于母乳喂养对系统性硬化症患病风险的影响，数据非常有限。

雌激素是系统性硬化症发病的关键激素。雌二醇（E_2）能促进人体皮肤纤维化的发生。早期弥漫性皮肤型系统性硬化症的绝经后女性血清中 E_2 水平高于健康绝经后女性，表明雌激素在皮肤增厚、器官纤维化发病机制中发挥重要作用[34]。雌二醇水平升高也可能导致男性预后较差。雌二醇水平的增加与男性全因死亡风险的增加相关[35]。在系统性硬化症患者中可以观察到高催乳素和低脱氢表雄酮（dehydroepiandrosterone，DHEA）水平，但它们对系统性硬化症患者免疫系统的影响机制仍不清楚[36]。

此外，一般认为系统性硬化症的女性高发是由遗传、表观遗传差异、X 染色体基因重新激活、X 染色体失活偏移等因素所致。系统性硬化症患者中观察到 X 染色体失活偏移约为 64%，而对照组为 8%[37]。此外，与健康女性相比，系统性硬化症患者白细胞亚群中 X 染色单体发生率明显更高。这些数据为系统性硬化症女性的染色体不稳定提供了证据，且 X 连锁基因的单倍剂量不足可能是女性优势的关键因素。其他遗传因素也可能与性别差异有关。虽然很少见，但系统性硬化症可与 Klinefelter 综合征共患，表现类似于其与系统性红斑狼疮共患的情况。此外，曾报道过 1 例 XX 性染色体的男性性腺功能减退症、系统性硬化症的病例，该患者具有 46, XX、Xp22.3（SRY+）基因易位 [38]。

五、干燥综合征

干燥综合征（Sjögren syndrome，SS）的特征性表现为唾液腺和泪腺的慢性炎症和进行性破坏、干燥的症状和腺外的表现（extraglandular manifestation，EGM），如间质性肺炎、皮肤血管炎和淋巴结肿大。大多数患者是女性，女男比例为 9∶1～14∶1。不仅发病率存在差异，临床表现也截然不同。一般来说，男性患者病情更为严重。干燥综合征的腺外表现具有典型的性别差异，甲状腺炎、雷诺现象、抑郁和肌痛多见于女性，而淋巴瘤和肺病多见于男性。血清学标志物和自身抗体的性别差异并不一致，需要更多的研究去探讨自身抗体水平是否存在性别差异 [39]。

临床研究和试验研究均表明，性激素在干燥综合征的免疫发病机制中起重要作用。雌激素、睾酮、雄激素和催乳素的复杂相互作用是女性发病率增加的原因，尤其是绝经后的女性。雌激素能推动 Th$_2$ 型免疫反应，激活 B 细胞，提高自身抗体和免疫复合物的水平，这可能是女性中仅次于感染的主要影响因素。在遗传、表观遗传和环境的影响下，绝经前雌激素（如雌二醇）水平的快速下降会损害唾液腺细胞的功能。唾液腺细胞凋亡后提供了自身抗原，呈递给免疫系统以促进自身免疫性疾病。同时，较高雌激素水平对炎症的保护作用消失，使固有免疫进一步活化。反之，低水平的雌激素随着年龄的增长，自身抗体的水平和类型不断增加。妊娠和其他自身免疫性疾病会进一步增加患干燥综合征的风险。雌激素不仅会增加催乳素水平，还会共同提高自身抗体水平，这也可以解释为何育龄期干燥综合征高发。因此，催乳素可能与高雌激素水平共同增加绝经前女性患干燥综合征的风险。但同时，性激素的作用机制复杂，雌激素和雄激素也都是外分泌腺正常功能所必需的。有证据显示，干燥综合征患者唾液腺中脱氢表雄酮水平降低。

另一个关于女性发病率增加的假说是微嵌合现象。微嵌合现象被定义为个体中存在较低水平的非宿主干细胞或其后代，最早可在孕期第 6 周时发生。其参与干燥综合征的初步证据来自一些患者在输血、干细胞移植或 GVH 疾病期间发生干燥综合征疾病表现报道。这个理论看起来非常有趣，但它在干燥综合征发病机制中的作用仍需更深入研究，以确定它是否真的可以使女性更易发病。

六、强直性脊柱炎

以前，强直性脊柱炎（ankylosing spondylitis，AS）被认为影响男性为主的疾病，现在男女患病比例已经达到 3∶1，而以前报道的比例为 9∶1。这种性别差异在强直性脊柱炎中比未分化的脊柱关节病或非放射学脊柱关节病更为明显。男女发病年龄几乎相同，但女性的诊断会延迟

1～2 年。平均而言，与男性相比，女性有影像学表现的脊柱强直较少。因此，可认为女性强直性脊柱炎患者的病情比男性轻。尽管如此，对于同样的放射学异常，女性会有更多的功能限制。此外，女性更容易出现颈椎受累，而男性则更常有腰痛表现[40]。

妊娠并不能改善强直性脊柱炎的症状。两项前瞻性研究表明，妊娠早期和中期最容易发生病情活动，高峰约发生在妊娠 20 周[41, 42]。前葡萄膜炎也容易在这个时期发作。妊娠晚期，疾病活动可能会减弱。只有 20% 的患者获得疼痛改善，尤其是有外周关节病史的患者。在多次妊娠的患者中，没有看到缓解或复发的统一模式。任何患有单纯性中轴病变的患者都不会出现完全缓解。50%～80% 的患者会出现产后复发（分娩后 4～12 周），并且急性外周关节炎或前葡萄膜炎的发作次数在分娩后上升至 3 倍[43]。在流产、死产、早产和子宫内发育不良方面，妊娠结局与健康女性相似。然而，强直性脊柱炎患者更大可能需要接受剖宫产手术。

遗传风险因素与 HLA-B27 阳性率在两性中相似。目前尚未发现 X 染色体与强直性脊柱炎易感性的连锁关系。Tsui 等的一项研究报道了强直性关节炎同源基因（*ANKH*）在男性与女性中的直接遗传差异，这可以解释两性的放射影像学进展的差异[44]。据报道，患者的免疫学特征也表现出性别二态性。男性强直性脊柱炎患者的 Th17 通路增强。目前尚不清楚这是一种性别相关的致病机制，还是男性炎症水平较高的体现，但上述观察提示了在未来强直性脊柱炎研究中解决性别问题的重要性，尤其是正在进行的 IL17 抗体药物临床试验。

七、银屑病关节炎

很少有研究探讨性别在银屑病关节炎（psoriatic arthritis，PA）中的作用，结果各不相同。虽然一些研究报道了男性在银屑病关节炎中更为普遍，但也有一些研究表明，银屑病关节炎的男女分布比例均等。不过，男女的临床表现不同，男性更易累及中轴或寡关节，而女性常表现为多关节病变。据报道，男性具有更严重和快速的放射学进展。女性更容易出现残疾，这可能是由于不同的疼痛感受及疲劳感造成，而女性的疲劳感更明显。银屑病关节炎的治疗方案也存在性别差异，男性需要更积极的治疗和使用更多的生物制剂。女性表现出更好的治疗反应、更好的预后与较低的放射影像学进展可能性[45]。

遗传因素是银屑病和银屑病关节炎的主要危险因素，前者主要与 HLA-cw06 相关，后者主要与 HLA-B27 相关，这一认识可能为选择治疗提供进一步的帮助，因为携带 HLA-cw06 等位基因的患者似乎对 Ustekinumab 有更好的反应。女性使用这种药物可能会受益更多，据报道她们携带 HLA-Cw06 等位基因的频率更高。相反，HLA-B27 在男性中更常见[46]。

八、结论

众所周知，女性更易患自身免疫性疾病。为了解释这种男女患病概率的差异，大多数研究都集中在性激素的作用上，包括外源性（如口服避孕药）与初潮、月经、妊娠和母乳喂养等可引起内源性激素水平波动方面的研究。其他原因，包括遗传因素和表观遗传因素的差异，涉及直接的（基因对性染色体的影响）、间接的（如微嵌合体）及由于生活方式不同在环境暴露方面的性别差异等。随着新技术的应用，我们在这些领域进行进一步的研究，将会对这些影响因素有更多的了解。帮助阐明固有免疫反应和适应性免疫反应的性别差异。关于免疫系统功能性别差异的深入研究和对这些疾病免疫机制的深入了解，可能成为未来个性化医疗的基础。同样重要的是，要确定主要性激素（雌激素、孕激素和睾酮）影响免疫功能的机制，同时将机制研究延伸到其他性激素，如泌乳素、生长激素和类胰岛素生长因子。理解激素浓度的自然波动对免疫和自身免疫反应的影响也具有重要意义。我们不但要进一步探讨遗传对自身免疫性疾病性别差异的影响、与环境因素的相互作用，还要扩大肠道微生物领域的研究。目前尚不完全清楚，男性和女性肠道微生物组成的差异是免疫系统性别差异的原因还是结果。在未来制订针对不同疾病的肠道微生物治疗策略时，可能会充分考虑性别因素的影响。尽管证据有限，但研究自身免疫性风湿病基于性别对各种治疗策略的不同反应为指导未来的治疗方案提供了信息。这可能为更精准的个体化治疗及在治疗中使用性激素作为辅助方法奠定了基础。

遵守道德标准

资金：无。

利益冲突：Arun Kumar Kedia 声明没有利益冲突，Vinod Ravindran 声明没有利益冲突。

伦理批准：本文不包含任何作者对人类参与者进行的任何研究。

参 考 文 献

[1] Whitcare CC (2001) Sex differences in autoimmune diseases. Nat Immunol 2:777–780

[2] Moroni L, Bianchi I, Lleo A (2012) Geoepidemiology, gender and autoimmune diseases. Autoimmun Rev 11:A386–A392

[3] Cincinelli G, Generali E, Dudam R, Ravindran V, Selmi C (2018) Why women or why not men? Sex and autoimmune diseases. Indian J Rheumatol 13:44–50

[4] Karlson EW et al (2004) Do breast feeding and other reproductive factors influence future risk of rheumatoid arthritis? Results from the Nurses Health Study. Arthritis Rheum 50:3458–3467

[5] Nelson JL et al (1993) Fecundity before disease onset in women with rheumatoid arthritis. Arthritis Rheum 36:7–14

[6] Nelson JL, Ostensen M (1997) Pregnancy and rheumatoid arthritis. Rheum Dis Clin N Am 23:195–212

[7] Jawaheer D, Olsen J, Hetland ML (2012) Sex differences in response to anti-tumor necrosis factor therapy in early and established rheumatoid arthritis, results from the DANBIO registry. J Rheumatol 39:46–53

[8] Sokka T et al (2009) Women men and rheumatoid arthritis: analyses of disease activity, disease characteristics and treatments in the QUEST-RA study. Arthritis Res Ther 11:R7

[9] Castagnetta LA, Carruba G, Granata OM et al (2003) Increased estrogen formation and estrogen to androgen ration in the synovial fluid of patients with rheumatoid arthritis. J Rheumatol 30:2597–2605

[10] Cutolo M (2009) Androgens in rheumatoid arthritis: when are they effectors? Arthritis Res Ther 11:126

[11] Tengstrand B, Carlstorm K, Tsai F et al (2003) Abnormal levels of serum DHEA, estrone and estradiol in men with rheumatoid arthritis: high correlation between serum estradiol and current degree of inflammation. J Rheumatol 30:2338–2343

[12] Hughes GC (2012) Progesterone and autoimmune diseases. Autoimmun Rev 11:A502–A514

[13] Burkhardt J et al (2009) Association of the X chromosomal genes TIMP1 and ILR 9 with rheumatoid arthritis. J Rheumatol 36:2149–2157

[14] Somers EC et al (2013) Paternal history of lupus and rheumatoid arthritis and risk in offspring in a nationwide cohort study: does sex matter? Ann Rheum Dis 72: 525–529

[15] Costenbader KH, Feskanich D, Stampfer MJ, Karlson EW (2007) Reproductive and menopausal factors and risk of systemic lupus erythematosus in women. Arthritis Rheum 56:1251–1262

[16] Clowse ME et al (2005) The impact of increased lupus activity on obstetric outcomes. Arthritis Rheum 52: 514–521

[17] Mohan MC, Ravindran V (2016) Lupus pregnancies: an Indian perspective. Indian J Rheumatol 11:S2135–S2138

[18] Cooper GS, Dooley MA, Treadwell EL, St Clair EW, Gilkeson GS (2002) Hormonal and reproductive risk factors for the development of systemic lupus erythematosus—results of a population based case-control study. Arthritis Rheum 46:1830–1839

[19] Grimaldi CM, Hill L, Xu X, Peeva E, Diamond B (2005) Hormonal modulation of B cell development and repertoire selection. Mol Immunol 42:811–820

[20] Roubinian J, Talal N, Greenspan J, Goodman J, Siiteri P (1978) Effect of castration and sex hormone treatment on survival, anti nucleic acid antibodies, and glomeruolonephritis in NZB/NZW F1 mice. J Exp Med 147:1568–1583

[21] Ben-Chetrit A, Ben-Chetrit E (1994) Systemic lupus erythematosus induced by ovulation induction treatment. Arthritis Rheum 37:1614–1617

[22] Peeva E, Michael D, Cleary J et al (2003) Prolactin modulates the naïve B cell repertoire. J Clin Invest 111:275–283

[23] Cohen-Solal JF et al (2008) Hormonal regulation of B cell function and systemic lupus erythematosus. Lupus 17:528–532

[24] Chtinis S et al (2000) The role of X chromosome inactivation in female predisposition to autoimmunity. Arthritis Res 2:399–406

[25] Costenbader KH, Bermas B, Tedesch SK (2013) Sexual disparities in the incidence and course of SLE and RA. Clin Immunol 149:211–218

[26] Dillon S et al (2011) Klinefelter syndrome among men with SLE. Acta Paediatr 100:819–823

[27] Scofield RH et al (2008) Klinefelters syndrome (46 XXY) in male SLE patients: support for the notion of a gene-dose effect from the X chromosome. Arthritis Rheum 58:2511–2517

[28] Sawalha AH et al (2012) Sex specific differences in the relationship between genetic susceptibility, T cell DNA demethylation and Lupus flare activity. J Autoimmun 38:216–222

[29] Santiago-Raber ML, Kikuchi S, Borel P et al (2008) Evidence for genes in addition to TLR7 in the Yaa translocation linked with acceleration of SLE. J Immunol 181:1556–1562

[30] Christine P, Thomas AM, Maryl L, Bedda LR, Carol AFB (2016) Gender differences in systemic sclerosis: relationship to clinical features, serologic status and outcomes. J Scleroderma Relat Disord 1:177–240

[31] Lambe M, Bjornadal L, Neregard P, Nyren O, Cooper GS (2004) Childbearing and the risk of scleroderma: a population based study in Sweden. Am J Epidemiol 159:162–166

[32] Pisa FE, Bovenzi M, Romeo L, Tonello A, Biasi D, Bambara LM, Betta A, Barbone F (2002) Reproductive factors and the risk of scleroderma: an Italian case control study. Arthritis Rheum 46:451–456

[33] Arlett CM, Rasheed M, Russo KE, Sawaya HH, Jimenez SA (2002) Influence of prior pregnancies on disease course and cause of death in systemic sclerosis. Ann Rheum Dis 61:346–350

[34] Aida-Yasuoka K, Peoples C, Yasuoka H et al (2013) Estradiol promotes the development of a fibrotic phenotype and is increased in the serum of patients with systemic sclerosis. Arthritis Res Ther 15:R10

[35] Vermeulen A, Kaufmann JM et al (2002) Estradiol in elderly men. Aging Male 5:98–102

[36] Straub RH, Zeuner M, Lock G, Scholmerich J, Lang B (1997) High prolactin and low DHEA sulphate serum levels in patients with severe systemic sclerosis. Br J Rheumatol 36:426–432

[37] Invernizzi P, Miozzi M, Selmi C, Persani L, Battezzati PM, Zuin M et al (2005) X-chromosome monosomy: a common mechanism for autoimmune diseases. J Immunol 175:575–578

[38] Velasco G, Savarese V, Sandorfi N, Jimenez SA, Jabbour S (2011) 46XX SRY positive male syndrome presenting with primary hypogonadism in the setting of scleroderma. Endocr Pract 17:95–98

[39] Ramírez Sepúlveda JI, Kvarnström M, Brauner S, Baldini C, Wahren-Herlenius M (2017) Difference in clinical presentation between women and men in incident primary Sjögren' syndrome. Biol Sex Differ 8:16

[40] Landi M, Maldonado-Ficco H, Perez-Alamino R et al (2016) Gender differences among patients with primary ankylosing spondylitis and spondylitis associated with psoriasis and inflammatory bowel disease in an iberoamerican spondyloarthritis cohort. Medicine (Baltimore) 95:e5652

[41] Ostensen M, Fuhrer L, Mathieu R, Seitz M, Villiger PM (2004) A prospective study of pregnant patients with rheumatoid arthritis and ankylosing spondylitis using validated clinical instruments. Ann Rheum Dis 63: 1212–1217

[42] Wallenius M, Skomsvoll JF, Irgens LM, Salvesen KA et al (2011) Pregnancy and delivery in women with chronic inflammatory arthritides with a specific focus on the first birth. Arthritis Rheum 63:1534–1542

[43] Katz PP (2006) Childbearing decisions and family size among women with rheumatoid arthritis. Arthritis Rheum 55:217–223

[44] Tsui HW et al (2005) ANKH variants associated with ankylosing spondylitis: gender differences. Arthritis Res Ther 7:513–525

[45] Elena G, Carlo A et al (2016) Sex differences in the treatment of psoriatic arthritis: a systematic literature review IMAJ. Vol 18:203–208

[46] Chiu HY, Wang TS, Chan CC et al (2014) Human leukocyte antigen Cw06 as a predictor for clinical response to ustekinumab, an interleukin-12/23 blocker in Chinese patients with psoriasis: a retrospective analysis. Br J Dermatol 171:1181–1188

第 3 章　系统性红斑狼疮与干燥综合征的性别偏倚

Sex Bias in Systemic Lupus Erythematosus and Sjögren's Syndrome

R. Hal Scofield　Valerie M. Harris　著

周　凌　译

摘　要

系统性红斑狼疮是一种自身免疫性疾病，其临床和免疫学特征表现多样。干燥综合征是另一种风湿性、炎症性自身免疫性疾病，在临床和血清学表现及潜在的病理生理机制上与系统性红斑狼疮相关。遗传和环境因素均参与了上述两种疾病的致病过程，但其确切病因尚不明确。系统性红斑狼疮和干燥综合征主要以女性多见，女性和男性的患病比例至少为 10∶1。女性倾向的具体机制尚未完全阐明。系统性红斑狼疮患者的性激素、雌激素及雄激素水平与另一种慢性疾病的对照组患者没有差异。一些女性系统性红斑狼疮或干燥综合征患者血清催乳素水平升高，但其因果关系尚未确定。转录因子退化样家族成员 3（VGLL3）可能以促进自身免疫的方式，调节具有性别偏倚的基因表达。男性和女性系统性红斑狼疮或干燥综合征患者出现 X 染色体非整倍体 47, XXY 和 47, XXX 增多。逃逸 X 失活的 X 染色体基因，如 Toll 样受体 7 和 CXorf21，可能在上述疾病中通过 TLR7 信号通路介导 X 染色体剂量效应。系统性红斑狼疮中尚未发现其他 X 染色体异常，包括获得性 X 单体和失活偏倚。基因逃逸 X 失活会导致细胞内蛋白浓度增加，但其发生自身免疫的理论尚未得到验证。因此，相对较新的研究已经明确上述疾病（除性激素外）女性性别偏倚的机制。实际上，自身免疫性疾病影响大多数女性的机制可能不止一种。

关键词

天然免疫；Toll 样受体；X 染色体；溶酶体 pH

一、系统性红斑狼疮

Libman 和 Sacks 成功描述了系统性红斑狼疮，他们在具有特征性红斑狼疮皮疹的患者中发现了类似的心脏瓣膜病变[1]。不过，红斑狼疮于 1875 年首次被 Moriz Kaposi 描述为一种系统性疾病，当时他描述了红斑狼疮皮疹患者同时可伴有肾脏疾病和关节炎[2]。在 21 世纪，系统性红斑狼疮被认为是一种原型自身免疫性疾病。虽然许多疾病的特征可能都具有自身免疫特点，但关键因素仍是受累器官的淋巴细胞浸润和患者血清中自身抗体产生。

系统性红斑狼疮几乎可影响任何器官，常见的症状包括关节炎、皮疹、血液系统受累和肾小球肾炎。大部分患者都具有与核糖核蛋白复合物结合的循环自身抗体[3]。在世界范围内，系统性红斑狼疮流行病学已被广泛的研究[4]。一般来说，欧洲人比非洲人或亚洲人的患病率相对较低。最近，美国以人口为基础的流行病学证实，美国黑种人患系统性红斑狼疮的可能性是美国白种人的 4 倍[5, 6]。

由 C1q、C2、C4 或 DNAase I 突变引起的系统性红斑狼疮单基因形式表明，在很大程度上，系统性红斑狼疮（及其小鼠模型）可以被认为是对异常凋亡的免疫反应[7]。尽管如此，系统性红斑狼疮的具体病因仍不清楚。几项大型患者队列的研究表明，EB 病毒（Epstein-Barr virus，EBV）感染参与了疾病的发生，但并不是唯一因素[8-11]。最近一项关于 EBV 转录因子 EBNA2 的研究提出了 EBV 感染可能导致易患系统性红斑狼疮的机制[12]。对家庭和双胞胎的研究表明，这种疾病具有一定的遗传性[13]。而且，虽然已经发现约 100 个基因组间隔具有遗传学关联，但这些基因多态性增加系统性红斑狼疮风险的病理生理机制尚不清楚[14]。

然而，一些免疫途径也与系统性红斑狼疮的发病机制有关。其中一种途径涉及溶酶体 Toll 样受体（toll-like receptor，TLR）和干扰素的产生[15]。TLR7 和 TLR8 信号通路是先天免疫系统的重要组成部分之一，因此也是病毒感染的第一道免疫防线，这些受体可与单链核酸结合，随后下游信号传导进一步导致干扰素和其他细胞因子的产生。如上所述，系统性红斑狼疮抗原是最常见的核糖核蛋白复合物，如系统性红斑狼疮抗原 Sm 和 nRNP 来源的剪接体。因此，自身 RNA（可能来源于以非免疫原性方式清除的凋亡碎片）的结合可以产生自身抗体[16, 17]。上述系统性红斑狼疮发病机制在动物模型中得到了验证，在动物模型中阻断 TLR7 通路后可以改善疾病[18]。有趣的是，自身抗体和干扰素作用增强在临床发病前就存在[19]，而导致临床疾病的触发因素尚不清楚。

二、干燥综合征

1937 年，在瑞典眼科医生 Henrik Sjögren 的博士论文中首次描述了干燥综合征[20]，该疾病在临床和血清学上都与系统性红斑狼疮相关。干燥综合征最常见的临床特征是严重的口干症和干眼症[21]，这些患者常有唾液腺的淋巴细胞浸润，但并未完全破坏这些外分泌腺，且并不见于全部患者[22]。其他（腺体外）表现，包括关节炎、皮肤血管炎、间质性肾脏疾病、间质性肺病和血液系统受累。特别是当通过高敏感性方法进行检测时，大部分干燥综合征患者具有与 Ro〔或抗干燥综合征 B 抗原（SSB）〕和（或）La（或 SSB）核糖核蛋白结合的自身抗体[23]。系统性红斑狼疮患者血液中也常有同样的自身抗体，但没有干燥综合征患者常见[3]。

与系统性红斑狼疮相似，干燥综合征的病因尚不完全清楚。但现有数据表明，同临床和血清学表现一样，干燥综合征和系统性红斑狼疮存在共同的潜在病理生理机制。一些血清学和其他数据表明干燥综合征与 EBV 感染有关[24, 25]，但最近关于 EBNA2 与系统性红斑狼疮遗传风险等位基因结合的研究并没有涉及干燥综合征。该疾病的遗传学研究不如系统性红斑狼疮的研究深入，但这两种疾病有许多共同的风险等位基因[26]。干扰素参与了干燥综合征的发病，外周血细胞中干扰素调节基因的表达增加证明了这一点[27]，这一发现也存在于系统性红斑狼疮患者中[28-30]。

三、系统性红斑狼疮和干燥综合征的性别偏倚

在聚集全球系统性红斑狼疮患者的队列中，男女比例约为 1 : 10[4]。如上所述，目前已有基于人口的系统性红斑狼疮流行病学数据，可以很好地预估女性的患病率和发病率[6]。然而，由于样本量较少，这种估测对男性来说可能不太准确。系统性红斑狼疮的性别偏倚在育龄期最大。然而，即使在青春期前儿童中，女孩的患病率是男孩的 5 倍[31]。此外，虽然平均发病时间约为 40 岁，但在女性绝经后的年龄段中，男性和女性患者仍都出现过系统性红斑狼疮。而且，在这一年龄段中，女性患者的数量仍超过男性。因此，系统性红斑狼疮的女性偏倚在性发育的各个阶段确实有所不同，但在女性性成熟前和女性卵巢性激素分泌丧失后仍然存在。干燥综合征的流行病学数据较少，但几乎所有队列研究的患者男女比例至少为 1 : 10，也有一些研究接近 1 : 15。儿童干燥综合征相对罕见[32]，成人发病年龄明显大于系统性红斑狼疮发病年龄[33]。因此，大部分女性患者发病都是在绝经后。毫无疑问，与许多自身免疫性疾病类似，女性很容易同时患系统性红斑狼疮和干燥综合征，后者尽管发病较晚，但与任何自身免疫性疾病一样有性别偏倚。

对于这些疾病的性别偏倚问题，有一些被提出过的、理论化和研究过的解释（表 3-1），现在将进行单独讨论。

表 3-1　严重影响女性的疾病系统性红斑狼疮和干燥综合征性别偏倚的假说

- 性激素
- 催乳素
- 性别偏倚转录因子 LL
- X 染色体数目
- X 染色体微嵌合体
- 细胞溶质蛋白浓度异常的 X 染色体剂量补偿
- 获得性 X 单体

四、系统性红斑狼疮和干燥综合征性别偏倚的相关因素

1. 性激素

已有详细综述表明，性激素即雄激素和雌激素，对免疫系统有明确的影响[34, 35]。然而，在描述系统性红斑狼疮和干燥综合征中性激素的研究之前，还需要对这些作用进行简要回顾。例如，绝经后女性浆细胞样树突状细胞中 TLR7 信号通路减少，雌激素治疗后可恢复[36]。事实上，雌激素受体广泛分布于免疫细胞上，包括 T 细胞。然而，与健康对照组相比，女性系统性红斑狼疮患者的雌激素受体 α 蛋白水平低于健康对照组，而血清雌二醇水平没有差异。用雌激素受体 α 拮抗药处理患者外周血 T 细胞后，患者 T 细胞的基因表达发生了改变[37]。动物研究表明，雌激素受体 α 参与了涉及 B 细胞和 T 细胞的发病机制，但雌激素受体 α 治疗在某些小鼠狼疮模型中不能改善小鼠病情[38-41]。雌激素治疗可增强体外系统性红斑狼疮患者外周血细胞产生自身抗体[42]，还可增强表皮细胞 Ro 抗原的表达[43]。

系统性红斑狼疮患者的性激素水平明显异常，但也正如 Mok 在 21 世纪初所提出的那样[44]，现有的大多数证据还不能得出其存在因果关系的结论。几乎所有的调查都是横断面、队列研究。因此，受试者患病的时间也不尽相同。自然地，疾病本身的影响及其治疗可引起性激素发生改变[45]的初始队列研究还较少。一项针对初诊男性系统性红斑狼疮患者的研究显示，其雄激素和雌激素水平与健康对照组没有差异[46]。唯一一项将男性系统性红斑狼疮患者与患病对照组（即男性充血性心力衰竭患者）进行比较的研究发现，虽然两组患者的睾酮水平都较低，但两组没有差异[47]。因此，这些发现表明，与其他慢性疾病类似，系统性红斑狼疮可影响性激素。

不幸的是，关于干燥综合征受试者或该疾病动物模型中性激素的研究数据较少[48, 49]。一项研究表明，疾病活动度与较高的血清睾酮浓度相关，但与雌激素浓度无关[50]。另一项针对 17 名患者和 19 名对照组的小型研究显示，雌激素和孕酮水平没有差异[51]。干燥易感小鼠的卵巢切除术加速了泪腺的淋巴细胞浸润，雌激素替代疗法可阻止这种改变[52]。外分泌腺来源的性激素，特别是二氢睾酮，它在男性和绝经后的女性中较低。Konttinen 及同事推测，较低的腺内二氢睾酮可能对腺体有影响，而不是免疫系统[53, 54]。

催乳素在系统性红斑狼疮中也有相关研究，但在干燥综合征中的研究较少。最近的一项 Meta 分析显示，较高的血清催乳素水平与系统性红斑狼疮中较高的疾病活动度相关[55]。此外，催乳素水平与系统性红斑狼疮患者血清中特定细胞因子的水平相关[56]。在一些系统性红斑狼疮患者中发现催乳素轻度升高，这一发现在系统性红斑狼疮的动物模型[59, 60]中得到了多次重复[57, 58]。此外，有两项研究发现，女性干燥综合征患者的催乳素水平显著升高，其中约 20% 的女性催乳素水平高于 20ng/ml[61, 62]。在一项对 110 例患者的研究中[61]，除了 45 岁以下诊断的患者更有可能出现催乳素升高外，与疾病活动度或临床表现均没有相关性。溴隐亭是一种可减少催乳素分泌的多巴胺激动药，目前已被证明对系统性红斑狼疮有效[63-68]。

因此，部分系统性红斑狼疮患者催乳素升高。与性激素的数据类似，这些关联数据尚不能得出其因果关系的结论。事实上，考虑到炎症细胞因子可增加垂体泌乳素细胞分泌催乳素，催

乳素在活动性疾病中表达最高，以及系统性红斑狼疮中血清催乳素与血清细胞因子水平相关，得出的结论是催乳素升高很可能为疾病本身所致。然而，鉴于催乳素在免疫系统中的许多种功能[57]，我们的结论并不排除催乳素可能促进系统性红斑狼疮发病。

2. 性别偏倚转录因子

Liang 和同事研究了人类皮肤中的性别偏倚基因表达和共表达模式，发现了可能影响自身免疫性疾病性别偏倚的因素[69]。本研究发现，女性皮肤中转录因子退化样家族成员 3（vestigial-like family member 3，VGLL3）的表达增加。女性细胞中 VGLL3 蛋白的核定位高于男性细胞。许多在炎症过程中具有重要作用的基因受到这种转录因子的调控和共表达，这些基因包括编码 BAFF 和 ITGAM 的 TNFSF13B，这两个基因都包含系统性红斑狼疮风险等位基因单核苷酸多态性（single nucleotide polymorphism，SNP）[69]。性激素并不调节这些基因的表达。此后的一项研究发现，皮肤中过表达 VGLL3 可导致狼疮样皮疹和全身自身免疫，与 B 细胞活化、自身抗体和免疫复合物产生有关[70]。上述发现与系统性红斑狼疮和干燥综合征性别偏倚的关系仍有待确定。

3. X 染色体非整倍体

根据活产的核型研究，性染色体异常在人群中相对常见。每 500 名活产男性中约有 1 人为 47, XXY 核型（XXY 综合征），而每 1000 名活产女性中约有 1 人为 47, XXX 核型[71-73]。1942 年，哈佛医学院首次描述了多出一条 X 染色体的 XXY 综合征[74]，虽然 47, XXY 核型男性均有临床表现，包括免疫异常[75]，但实际上大多数仍未确诊[73]。与此同时，大多数 47, XXX 核型的女性并未确诊，且大多无症状，特别是这些女性没有性激素异常[76, 77]。1938 年，Turner 在俄克拉荷马大学健康科学中心首次描述了以他的名字命名的综合征[78]。几乎所有患有 Turner 综合征的女性都表现为为身材矮小和（或）没有月经。没有 Turner 综合征表型的复杂嵌合体（如 45, X/46, XX/47, XXX），其较为罕见，可能每 25 000 名活产女婴中有 1 例[71-73]。

系统性红斑狼疮患者中发现有大量 47, XXY 核型患者[79-84]，干燥综合征中较少见[84-87]。同样，这两种疾病中均有 47, XXX 核型患者[85, 88, 89]。还有一个 46, XX 核型的男孩患有系统性红斑狼疮[90]。但是，尽管发现有上述病例报道，但这些数据并不构成关联或因果关系的证据。

我们收集了约 3300 名系统性红斑狼疮患者用于家庭和遗传学研究，并在早期发现了 1 名 47, XXY 核型的系统性红斑狼疮男性患者。这促使我们系统地研究了这个队列中男性患 XXY 综合征的情况，这是最大的一个男性系统性红斑狼疮患者群体队列[91]。在 300 多名男性系统性红斑狼疮患者中，我们发现约 1/30 的患者为 47, XXY 核型，几乎之前都未被确诊[92]。我们利用贝叶斯定理计算出患有 XXY 综合征的男性与同一种族的女性具有相同的系统性红斑狼疮患病率。这个队列中有 1 名男性携带 46, XX 核型[93, 94]。当我们研究 X 染色体和 Y 染色体减数分裂异常交叉导致 sry 基因（其蛋白产物是睾丸决定因子）转移到其中一个 X 染色体上的机制时，发现其特异性与之前报道的患者不同[90]。因此得出结论，X 染色体假常染色体基因与之无关联[93]。我们还研究了携带 47, XXY 核型的男性干燥综合征患者[95]，发现了高度相似的结果。特别是，这 136 名男性中有 4 人患有 XXY 综合征。因此，XXY 综合征在男性干燥综合征或系统性红斑狼疮患者中较多。后者在另一个针对系统性红斑狼疮遗传学的研究中被重复证实[96]。与异常的性激素和催乳素升高不同，疾病本身并不能导致多余的 X 染色体。因此，这些数据表明其致病性作用，与以下要讨论的 47, XXX 核型数据一样。

由于 XXY 综合征与系统性红斑狼疮和干燥综合征的联系被确立，我们又关注了女性性染色体异常与这两个疾病的关系。在系统性红斑狼疮和干燥综合征中，发现了 2～3 倍高于常人群体发病率的 47, XXX 核型[88]，但只发现 1 名系统性红斑狼疮患者患有 Turner 综合征[97]，而干燥综合征队列中没有女性患有 Turner 综合征。由于 Turner 综合征比 47, XXX 或 47, XXY 更罕见（每 2500 例活产女婴中有 1 例），我们的数据并不能支持女性系统性红斑狼疮和干燥综合征患者中 Turner 综合征的比例明显下降或增加。因此，系统性红斑狼疮和干燥综合征的风险与 X 染色体数目增加相关。X 染色体数量从 1 增加到 2，患病风险增加 10 倍，而染色体数量从 2 增加到 3，患病风险可再增加 2～3 倍（图 3-1）。

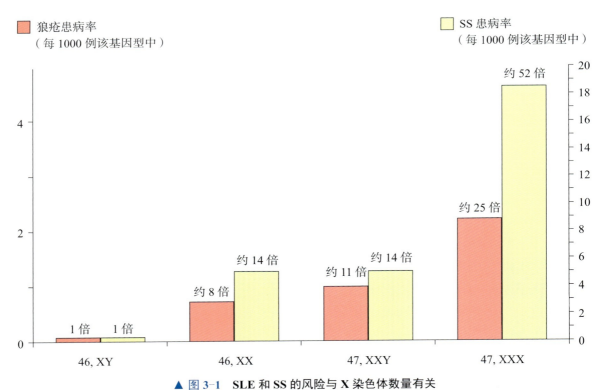

▲ 图 3-1　SLE 和 SS 的风险与 X 染色体数量有关

虽然数据不能完全证实这一点，但考虑患这两种疾病的风险不同，我们认为应将 Turner 综合征女性（45, XO）与 46, XY 男性区分开

我们还分析了这两类疾病的女性患者是否具有更罕见的 X 染色体异常。在 SLE 患者中，发现 3 例罕见嵌合体 45, X/46, XX/47, XXX 核型[98]。每个患者约有 94% 的细胞为 46, XX 核型正常细胞，另有每种异常类型的细胞各占 3%。这种非常罕见的 X 染色体非整倍体很可能是由于胚胎早期 X 染色体有丝分裂不分离导致。在女性 SS 患者中，我们发现 1 例干燥综合征患者为 45, X/46, XX/47, XXX 核型的嵌合体，且其 X 染色体的 3 倍复制仅仅涉及远端 Xp。另 1 名干燥

综合征患者也有部分远端 Xp 的 3 倍复制，但非不同核型的嵌合体 [98]。虽然这一发现仅存在于这两例个体中，但这些数据提示，介导 X 染色体剂量效应与干燥综合征易感性相关的基因可能位于远端 Xp 上。

值得关注的是，在 40, XX 核型雄性、40, XY 核型雄性、40, XX 核型雌性及 40, XY 核型雌性小鼠模型中，发现患 SLE 的风险与 X 染色体有剂量相关性，而与生物学、表型性别、性激素无关 [99, 100]。而且，在 40, XX 和 40, XY 两种核型的小鼠模型上，性别是由转座到常染色体上的 sry 基因所决定，而狼疮严重程度依然只与 X 染色体剂量相关 [101-103]。因此，在小鼠和人类系统性红斑狼疮（及人类干燥综合征）中，患病风险与 X 染色体的数量呈正相关关系。

4. TLR7 和 CXorf21

Forsdyke 提出了 X 染色体基因编码的蛋白质在免疫耐受中的全局作用（见后述），本文我们着重探讨 X 染色体上逃逸 X 失活的特定基因的功能。这些基因在细胞中的表达量女性高于男性。因此，我们着重研究 TLR7 和 CXorf21 这两个基因，它们不仅可以逃逸 X 失活，而且位于远端 Xp，并包含系统性红斑狼疮相关的风险等位基因。TLR7 信号通路由 TLR7 识别单链 RNA 而启动，以干扰素和其他细胞因子的产生结束，对系统性红斑狼疮发病至关重要 [15, 17]。该通路的一个组成部分是 SLC15a4，它调节溶酶体抗原加工、TLR7 细胞因子分泌、抗体产生和溶酶体 pH [18, 104]。敲除 SLC15a4 基因可改善系统性红斑狼疮小鼠病情 [18, 105]。此外，SLC15a4 是 CXorf21 在内溶酶体表面的结合配体 [106]。

我们发现 CXorf21 蛋白在单核细胞、B 细胞和树突状细胞中表达，而在女性细胞中的表达量约是男性细胞的 2 倍。在针对 CXorf21 的功能研究中，发现男性和女性的初始人类单核细胞存在差异。CRISPR-Cas9 敲除 CXorf21 表达后，可消除 TLR7 由配体激活后介导产生的干扰素、TNF-α 和 IL-6。但这种效应只存在于女性细胞中 [107]。此外，溶酶体 pH 增加。因此，敲除 CXorf21 不利于溶酶体抗原的加工和信号转导。在更多关于 pH 差异的详细研究中，我们发现女性单核细胞、B 细胞和树突状细胞内的溶酶体 pH 低于相对应的男性，但男性和女性不表达 CXorf21 的 NK 和 T 细胞溶酶体 pH 并没有显著差异 [108]。CXorf21 序列包含一个公认的短链脱氢酶还原酶结构域。该结构域功能介导 SLC15a4 运输到内吞体中和（或）将 NADP 提供给 NOX2 复合物（图 3-2）。由此，性别的 CXorf21 表达量的差异会导致 TLR7 信号通路传导的差异。

总的来说，逃逸 X 染色体失活的 CXorf21 基因在女性中表达量更高，介导 SLC15a4 运输到内吞体中从而激活 TLR7 下游通路。TLR7 和 CXorf21 在女性中的偏向性高表达有临床数据支持，部分解释了系统性红斑狼疮和干燥综合征为何女性的发病率更高，以及男女（特别是与干扰素相关的）免疫力差异。

5. 其他 X 染色体因素

在胚胎发育的囊胚阶段，当有两条 X 染色体存在时，每个细胞中都有一条随机失活。因为在这个发育点有少量的细胞，随机失活可以有利于一条 X 染色体而不是另一条染色体，这样有一条 X 染色体 > 90% 细胞失活。实际上，这种偏倚在一般人群中很常见 [109]。尽管如此，在一

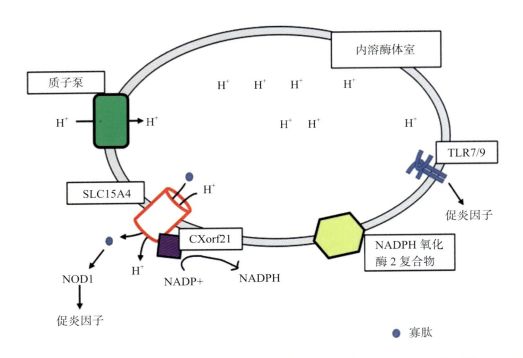

▲ 图 3-2　已知的 **CXorf21** 功能示意图，包含 **SLE** 风险等位基因，与 **SLC15a4**、**NOX2**、**TLR7**
功能相关的作用

SLC15a4 和 CXorf21 是已知的结合配偶体。我们认为，X 染色体数目不同的患者之间 CXorf21 的差异表
达导致 TLR7 信号的功能差异，而 TLR7 信号在 SLE 和干燥综合征的病理病因学中起着关键作用

NOD. 核苷酸结合寡聚结构域

些研究中已经发现了 X 失活的过度偏倚导致自身免疫性疾病，包括硬皮病 [110, 111]、自身免疫性
甲状腺疾病 [112-115] 和女性多见的青少年特发性关节炎 [116]。然而，在系统性红斑狼疮中没有发现
X 失活的显著偏倚，也没有在干燥综合征患者中进行研究 [117, 118]。因此，虽然没有证据表明系统
性红斑狼疮或干燥综合征患者的外周血细胞 X 失活，但胸腺中 X 失活仍然可能，并可能影响 T
细胞耐受 [118]。

　　Turner 综合征患者（女性 45, XO）患 1 型糖尿病、乳糜泻和自身免疫性甲状腺疾病的风险
更高，这种风险与包括 X 等性染色体在内的特殊核型有关 [119-121]。女性外周血单个核细胞中获
得性 X 单体在自身免疫性疾病中的作用已被研究。获得性 X 单体在原发性胆汁性肝硬化、硬皮
病和多发性自身免疫性甲状腺疾病中发现增加 [122, 123]，但在系统性红斑狼疮中并没有发现 [88, 124]。
同样，我们对干燥综合征进行了关于 X 染色体非整倍体的研究，该研究发现了异常多的 47,
XXX 核型（见前述），但没有发现 45, XO 核型的受试者 [88]。

　　Forsdyke 提出了另一种基于总蛋白浓度的理论，即使不是对一条或两条 X 染色体的剂量补
偿，雄性和雌性哺乳动物也会有所不同 [125]。因此，Forsdyke 假设，X 失活介导的 X 染色体剂
量补偿的潜在原因是对自身的耐受性 [126]。因此，重新激活失活的 X 染色体上的沉默基因导致
了女性对自身免疫性疾病的易感性 [126, 127]。截至目前，其还处于理论假设，尚缺乏验证这一假
设所需的试验。

五、结论

在自身免疫性疾病中，导致性别偏倚的方式往往不止一种，同一种疾病中可能有多种方式起作用。在系统性红斑狼疮和干燥综合征中，虽然缺乏性激素异常会导致疾病的证据，但研究这些疾病的男女差异有助于发现疾病的女性易感因素。此外，通过罕见的 X 染色体非整倍核型变异，如 47, XXY 和 47, XXX，发现系统性红斑狼疮和干燥综合征易感性与 X 染色体存在剂量相关性。这些不常见的情况提示了在 46, XY 和 46, XX 正常核型携带者中存在该疾病的性别偏倚，是由逃逸 X 染色体失活的基因所造成的剂量效应。

参 考 文 献

[1] Libman E, Sacks B (1924) A hitherto undescribed form of valvular and mural endocarditis. Arch Intern Med 33(6):701–737

[2] Kaposi M (1875) Lupus eythematosus. In: Hebra F (ed) On diseases of the skin including the exanthemata IV. The New Syndenham Society, London, pp 14–35

[3] Kurien BT, Scofield RH (2006) Autoantibody determination in the diagnosis of systemic lupus erythematosus. Scand J Immunol 64(3):227–235

[4] Borchers AT, Naguwa SM, Shoenfeld Y, Gershwin ME (2010) The geoepidemiology of systemic lupus erythematosus. Autoimmun Rev 9(5):A277–A287

[5] Dall'Era M, Cisternas MG, Snipes K, Herrinton LJ, Gordon C, Helmick CG (2017) The incidence and prevalence of systemic lupus erythematosus in San Francisco County, California: the California Lupus Surveillance Project. Arthritis Rheumatol (Hoboken, NJ) 69(10):1996–2005

[6] Lim SS, Drenkard C (2015) Epidemiology of lupus: an update. Curr Opin Rheumatol 27(5):427–432

[7] Costa-Reis P, Sullivan KE (2017) Monogenic lupus: it's all new! Curr Opin Immunol 49:87–95

[8] McClain MT, Heinlen LD, Dennis GJ, Roebuck J, Harley JB, James JA (2005) Early events in lupus humoral autoimmunity suggest initiation through molecular mimicry. Nat Med 11(1):85–89

[9] James JA, Robertson JM (2012) Lupus and Epstein-Barr. Curr Opin Rheumatol 24(4):383–388

[10] James JA, Neas BR, Moser KL, Hall T, Bruner GR, Sestak AL et al (2001) Systemic lupus erythematosus in adults is associated with previous Epstein-Barr virus exposure. Arthritis Rheum 44(5):1122–1126

[11] James JA, Kaufman KM, Farris AD, Taylor-Albert E, Lehman TJ, Harley JB (1997) An increased prevalence of Epstein-Barr virus infection in young patients suggests a possible etiology for systemic lupus erythematosus. J Clin Invest 100(12):3019–3026

[12] Harley JB, Chen X, Pujato M, Miller D, Maddox A, Forney C et al (2018) Transcription factors operate across disease loci, with EBNA2 implicated in autoimmunity. Nat Genet 50(5):699–707

[13] Block SR (2006) A brief history of twins. Lupus 15(2): 61–64

[14] Saeed M (2017) Lupus pathobiology based on genomics. Immunogenetics 69(1):1–12

[15] Crowl JT, Gray EE, Pestal K, Volkman HE, Stetson DB (2017) Intracellular nucleic acid detection in autoimmunity. Annu Rev Immunol 35:313–336

[16] Magna M, Pisetsky DS (2015) The role of cell death in the pathogenesis of SLE: is pyroptosis the missing link? Scand J Immunol 82(3):218–224

[17] Tsokos GC, Lo MS, Costa Reis P, Sullivan KE (2016) New insights into the immunopathogenesis of systemic lupus erythematosus. Nat Rev Rheumatol 12(12):716–730

[18] Kobayashi T, Shimabukuro-Demoto S, Yoshida-Sugitani R, Furuyama-Tanaka K, Karyu H, Sugiura Y et al (2014) The histidine transporter SLC15A4 coordinates mTOR-dependent inflammatory responses and pathogenic antibody production. Immunity 41(3):375–388

[19] Arbuckle MR, McClain MT, Rubertone MV, Scofield RH, Dennis GJ, James JA et al (2003) Development of autoantibodies before the clinical onset of systemic lupus erythematosus. N Engl J Med 349(16):1526–1533

[20] Wollheim FA (1986) Henrik Sjögren and Sjögren's syndrome. Scand J Rheumatol Suppl 61:11–16

[21] Baer AN, Walitt B (2018) Update on Sjögren syndrome and other causes of sicca in older adults. Rheum Dis Clin N Am 44(3):419–436

[22] Campos J, Hillen MR, Barone F (2016) Salivary gland pathology in Sjögren's syndrome. Rheum Dis Clin N Am 42(3):473–483

[23] Fayyaz A, Kurien BT, Scofield RH (2016) Autoantibodies in Sjögren's syndrome. Rheum Dis Clin N Am 42(3): 419–434

[24] Mariette X (1995) Sjögren's syndrome and virus. Ann Med Int (Paris) 146(4):243–246

[25] Igoe A, Scofield RH (2013) Autoimmunity and infection

自身免疫性疾病与女性健康
Women's Health in Autoimmune Diseases

in Sjögren's syndrome. Curr Opin Rheumatol 25(4): 480–487

[26] Scofield RH (2009) Genetics of systemic lupus erythematosus and Sjögren's syndrome. Curr Opin Rheumatol 21(5):448–453

[27] Emamian ES, Leon JM, Lessard CJ, Grandits M, Baechler EC, Gaffney PM et al (2009) Peripheral blood gene expression profiling in Sjögren's syndrome. Genes Immun 10(4):285–296

[28] Banchereau J, Pascual V (2006) Type I interferon in systemic lupus erythematosus and other autoimmune diseases. Immunity 25(3):383–392

[29] Baechler EC, Batliwalla FM, Karypis G, Gaffney PM, Ortmann WA, Espe KJ et al (2003) Interferon-inducible gene expression signature in peripheral blood cells of patients with severe lupus. Proc Natl Acad Sci U S A 100(5):2610–2615

[30] Bennett L, Palucka AK, Arce E, Cantrell V, Borvak J, Banchereau J et al (2003) Interferon and granulopoiesis signatures in systemic lupus erythematosus blood. J Exp Med 197(6):711–723

[31] Brunner HI, Gladman DD, Ibanez D, Urowitz MD, Silverman ED (2008) Difference in disease features between childhood-onset and adult-onset systemic lupus erythematosus. Arthritis Rheum 58(2):556–562

[32] Tarvin SE, O'Neil KM (2018) Systemic lupus erythematosus, Sjögren syndrome, and mixed connective tissue disease in children and adolescents. Pediatr Clin N Am 65(4):711–737

[33] Qin B, Wang J, Yang Z, Yang M, Ma N, Huang F et al (2015) Epidemiology of primary Sjögren's syndrome: a systematic review and meta-analysis. Ann Rheum Dis 74(11):1983–1989

[34] Sakiani S, Olsen NJ, Kovacs WJ (2013) Gonadal steroids and humoral immunity. Nat Rev Endocrinol 9(1):56–62

[35] Rubinow KB (2018) An intracrine view of sex steroids, immunity, and metabolic regulation. Mol Metab 15: 92–103

[36] Seillet C, Laffont S, Tremollieres F, Rouquie N, Ribot C, Arnal JF et al (2012) The TLR-mediated response of plasmacytoid dendritic cells is positively regulated by estradiol in vivo through cell-intrinsic estrogen receptor alpha signaling. Blood 119(2):454–464

[37] Rider V, Abdou NI, Kimler BF, Lu N, Brown S, Fridley BL (2018) Gender bias in human systemic lupus erythematosus: a problem of steroid receptor action? Front Immunol 9:611

[38] Fan H, Zhao G, Ren D, Liu F, Dong G, Hou Y (2017) Gender differences of B cell signature related to estrogen-induced IFI44L/BAFF in systemic lupus erythematosus. Immunol Lett 181:71–78

[39] Tabor DE, Gould KA (2017) Estrogen receptor alpha promotes lupus in (NZBxNZW)F1 mice in a B cell intrinsic manner. Clin Immunol 174:41–52

[40] Cunningham MA, Richard ML, Wirth JR, Scott JL, Eudaly J, Ruiz P et al (2019) Novel mechanism for estrogen receptor alpha modulation of murine lupus. J Autoimmun 97:59–69

[41] Scott JL, Wirth JR, Eudaly J, Ruiz P, Cunningham MA (2017) Complete knockout of estrogen receptor alpha is not directly protective in murine lupus. Clin Immunol 183:132–141

[42] Kanda N, Tsuchida T, Tamaki K (1999) Estrogen enhancement of anti-double-stranded DNA antibody and immunoglobulin G production in peripheral blood mononuclear cells from patients with systemic lupus erythematosus. Arthritis Rheum 42(2):328–337

[43] Sakabe K, Yoshida T, Furuya H, Kayama F, Chan EK (1998) Estrogenic xenobiotics increase expression of SS-A/Ro autoantigens in cultured human epidermal cells. Acta Derm Venereol 78(6):420–423

[44] Mok CC, Lau CS (2000) Profile of sex hormones in male patients with systemic lupus erythematosus. Lupus 9(4):252–257

[45] Arnaud L, Nordin A, Lundholm H, Svenungsson E, Hellbacher E, Wikner J et al (2017) Effect of corticosteroids and cyclophosphamide on sex hormone profiles in male patients with systemic lupus erythematosus or systemic sclerosis. Arthritis Rheumatol 69(6):1272–1279

[46] Chang DM, Chang CC, Kuo SY, Chu SJ, Chang ML (1999) Hormonal profiles and immunological studies of male lupus in Taiwan. Clin Rheumatol 18(2):158–162

[47] Mackworth-Young CG, Parke AL, Morley KD, Fotherby K, Hughes GR (1983) Sex hormones in male patients with systemic lupus erythematosus: a comparison with other disease groups. Eur J Rheumatol Inflamm 6(3):228–232

[48] Suzuki T, Schaumberg DA, Sullivan BD, Liu M, Richards SM, Sullivan RM et al (2002) Do estrogen and progesterone play a role in the dry eye of Sjögren's syndrome? Ann N Y Acad Sci 966:223–225

[49] Mavragani CP, Fragoulis GE, Moutsopoulos HM (2012) Endocrine alterations in primary Sjögren's syndrome: an overview. J Autoimmun 39(4):354–358

[50] Brennan MT, Sankar V, Leakan RA, Grisius MM, Collins MT, Fox PC et al (2003) Sex steroid hormones in primary Sjögren's syndrome. J Rheumatol 30(6):1267–1271

[51] Taiym S, Haghighat N, Al-Hashimi I (2004) A comparison of the hormone levels in patients with Sjögren's syndrome and healthy controls. Oral Surg Oral Med Oral Pathol Oral Radiol Endod 97(5):579–583

[52] Mostafa S, Seamon V, Azzarolo AM (2012) Influence of sex hormones and genetic predisposition in Sjögren's syndrome: a new clue to the immunopathogenesis of dry eye disease. Exp Eye Res 96(1):88–97

[53] Konttinen YT, Stegajev V, Al-Samadi A, Porola P, Hietanen J, Ainola M (2015) Sjögren's syndrome and extragonadal sex steroid formation: a clue to a better disease control? J Steroid Biochem Mol Biol 145:237–244

[54] Konttinen YT, Fuellen G, Bing Y, Porola P, Stegaev V, Trokovic N et al (2012) Sex steroids in Sjögren's syndrome. J Autoimmun 39(1–2):49–56

[55] Song GG, Lee YH (2017) Circulating prolactin level in systemic lupus erythematosus and its correlation with disease activity: a meta-analysis. Lupus 26(12):1260–1268

[56] Wan Asyraf WA, Mohd Shahrir MS, Asrul W, Norasyikin AW, Hanita O, Kong WY et al (2018) The association between serum prolactin levels and interleukin-6 and systemic lupus erythematosus activity. Reumatismo

70(4):241–250

[57] Jara LJ, Medina G, Saavedra MA, Vera-Lastra O, Torres-Aguilar H, Navarro C et al (2017) Prolactin has a pathogenic role in systemic lupus erythematosus. Immunol Res 65(2):512–523

[58] Walker SE, Allen SH, McMurray RW (1993) Prolactin and autoimmune disease. Trends Endocrinol Metab 4(5):147–151

[59] McMurray R, Keisler D, Izui S, Walker SE (1994) Hyperprolactinemia in male NZB/NZW (B/W) F1 mice: accelerated autoimmune disease with normal circulating testosterone. Clin Immunol Immunopathol 71(3):338–343

[60] Walker SE, Keisler D, Komatireddy GR, McMurray RW (1998) The effects of prolactin in animal models of SLE. Scand J Rheumatol Suppl 107:31–32

[61] Haga HJ, Rygh T (1999) The prevalence of hyperprolactinemia in patients with primary Sjögren's syndrome. J Rheumatol 26(6):1291–1295

[62] El Miedany YM, Ahmed I, Moustafa H, El Baddini M (2004) Hyperprolactinemia in Sjögren's syndrome: a patient subset or a disease manifestation? Joint Bone Spine 71(3):203–208

[63] McMurray RW, Weidensaul D, Allen SH, Walker SE (1995) Efficacy of bromocriptine in an open label therapeutic trial for systemic lupus erythematosus. J Rheumatol 22(11):2084–2091

[64] Qian Q, Liuqin L, Hao L, Shiwen Y, Zhongping Z, Dongying C et al (2015) The effects of bromocriptine on preventing postpartum flare in systemic lupus erythematosus patients from South China. J Immunol Res 2015:316965

[65] Walker SE (2001) Bromocriptine treatment of systemic lupus erythematosus. Lupus 10(10):762–768

[66] Jara LJ, Cruz-Cruz P, Saavedra MA, Medina G, Garcia-Flores A, Angeles U et al (2007) Bromocriptine during pregnancy in systemic lupus erythematosus: a pilot clinical trial. Ann N Y Acad Sci 1110:297–304

[67] Peeva E, Grimaldi C, Spatz L, Diamond B (2000) Bromocriptine restores tolerance in estrogen-treated mice. J Clin Invest 106(11):1373–1379

[68] McMurray RW (2001) Bromocriptine in rheumatic and autoimmune diseases. Semin Arthritis Rheum 31(1):21–32

[69] Liang Y, Tsoi LC, Xing X, Beamer MA, Swindell WR, Sarkar MK et al (2017) A gene network regulated by the transcription factor VGLL3 as a promoter of sex-biased autoimmune diseases. Nat Immunol 18(2):152–160

[70] Billi AC, Gharaee-Kermani M, Fullmer J, Tsoi LC, Hill BD, Gruszka D et al (2019) The female-biased factor VGLL3 drives cutaneous and systemic autoimmunity. JCI Insight 4(8):127291

[71] Goad WB, Robinson A, Puck TT (1976) Incidence of aneuploidy in a human population. Am J Hum Genet 28(1):62–68

[72] Nielsen J, Wohlert M (1991) Chromosome abnormalities found among 34,910 newborn children: results from a 13–year incidence study in Arhus, Denmark. Hum Genet 87(1):81–83

[73] Abramsky L, Chapple J (1997) 47,XXY (Klinefelter syndrome) and 47,XYY: estimated rates of and indication for postnatal diagnosis with implications for prenatal counselling. Prenat Diagn 17(4):363–368

[74] Klinefelter HF, Reifenstein EC, Albright F (1942) Syndrome characterized by gynecomastisa, aspermatogenesis without a-leydigism, and increased exceition of follicle-stimulating hormone. J Clin Endocrinol 2(11):615–627

[75] Kocar IH, Yesilova Z, Ozata M, Turan M, Sengul A, Ozdemir I (2000) The effect of testosterone replacement treatment on immunological features of patients with Klinefelter's syndrome. Clin Exp Immunol 121(3):448–452

[76] Otter M, Schrander-Stumpel C, Curfs LMG (2010) Triple X syndrome: a review of the literature. Eur J Hum Genet 18(3):265–271

[77] Tartaglia NR, Howell S, Sutherland A, Wilson R, Wilson L (2010) A review of trisomy X (47,XXX). Orphanet J Rare Dis 5:8

[78] Turner HH (1938) A syndrome of infantilism, congenital webbed neck, and cubitus valgus. Endocrinology 23(5):566–574

[79] Lue Y, Jentsch JD, Wang C, Rao PN, Hikim AP, Salameh W et al (2005) XXY mice exhibit gonadal and behavioral phenotypes similar to Klinefelter syndrome. Endocrinology 146(9):4148–4154

[80] Michalski JP, Snyder SM, McLeod RL, Talal N (1978) Monozygotic twins with Klinefelter's syndrome discordant for systemic lupus erythematosus and symptomatic myasthenia gravis. Arthritis Rheum 21(3):306–309

[81] Lahita RG, Bradlow HL (1987) Klinefelter's syndrome: hormone metabolism in hypogonadal males with systemic lupus erythematosus. J Rheumatol Suppl 14(Suppl 13):154–157

[82] Jimenez-Balderas FJ, Tapia-Serrano R, Fonseca ME, Arellano J, Beltran A, Yanez P et al (2001) High frequency of association of rheumatic/autoimmune diseases and untreated male hypogonadism with severe testicular dysfunction. Arthritis Res 3(6):362–367

[83] Ortiz-Neu C, LeRoy EC (1969) The coincidence of Klinefelter's syndrome and systemic lupus erythematosus. Arthritis Rheum 12(3):241–246

[84] Seminog OO, Seminog AB, Yeates D, Goldacre MJ (2015) Associations between Klinefelter's syndrome and autoimmune diseases: English national record linkage studies. Autoimmunity 48(2):125–128

[85] Fujimoto M, Ikeda K, Nakamura T, Iwamoto T, Furuta S, Nakajima H (2015) Development of mixed connective tissue disease and Sjögren's syndrome in a patient with trisomy X. Lupus 24(11):1217–1220

[86] Ishihara K, Yoshimura M, Nakao H, Kanakura Y, Kanayama Y, Matsuzawa Y (1994) T cell abnormalities in mixed connective tissue disease complicated with Klinefelter's syndrome. Intern Med 33(11):714–717

[87] Tsung SH, Heckman MG (1974) Klinefelter syndrome, immunological disorders, and malignant neoplasm: report of a case. Arch Pathol Lab Med 98(5):351–354

[88] Liu K, Kurien BT, Zimmerman SL, Kaufman KM, Taft DH, Kottyan LC et al (2016) X chromosome dose and

sex bias in autoimmune diseases: increased prevalence of 47,XXX in systemic lupus erythematosus and Sjögren's syndrome. Arthritis Rheumatol (Hoboken, NJ) 68(5):1290–1300

[89] Slae M, Heshin-Bekenstein M, Simckes A, Heimer G, Engelhard D, Eisenstein EM (2014) Female polysomy-X and systemic lupus erythematosus. Semin Arthritis Rheum 43(4):508–512

[90] Chagnon P, Schneider R, Hebert J, Fortin PR, Provost S, Belisle C et al (2006) Identification and characterization of an Xp22.33;Yp11.2 translocation causing a triplication of several genes of the pseudoautosomal region 1 in an XX male patient with severe systemic lupus erythematosus. Arthritis Rheum 54(4):1270–1278

[91] Rasmussen A, Sevier S, Kelly JA, Glenn SB, Aberle T, Cooney CM et al (2011) The lupus family registry and repository. Rheumatology (Oxford) 50(1):47–59

[92] Scofield RH, Bruner GR, Namjou B, Kimberly RP, Ramsey-Goldman R, Petri M et al (2008) Klinefelter's syndrome (47,XXY) in male systemic lupus erythematosus patients: support for the notion of a gene-dose effect from the X chromosome. Arthritis Rheum 58(8):2511–2517

[93] Dillon SP, Kurien BT, Li S, Bruner GR, Kaufman KM, Harley JB et al (2012) Sex chromosome aneuploidies among men with systemic lupus erythematosus. J Autoimmun 38(2–3):J129–J134

[94] Dillon S, Aggarwal R, Harding JW, Li LJ, Weissman MH, Li S et al (2011) Klinefelter's syndrome (47,XXY) among men with systemic lupus erythematosus. Acta Paediatr 100(6):819–823

[95] Lessard CJ, Li H, Adrianto I, Ice JA, Rasmussen A, Grundahl KM et al (2013) Variants at multiple loci implicated in both innate and adaptive immune responses are associated with Sjögren's syndrome. Nat Genet 45(11):1284–1292

[96] Morris DL, Sheng Y, Zhang Y, Wang YF, Zhu Z, Tombleson P et al (2016) Genome-wide association meta-analysis in Chinese and European individuals identifies ten new loci associated with systemic lupus erythematosus. Nat Genet 48(8):940–946

[97] Cooney CM, Bruner GR, Aberle T, Namjou-Khales B, Myers LK, Feo L et al (2009) 46,X,del(X)(q13) Turner's syndrome women with systemic lupus erythematosus in a pedigree multiplex for SLE. Genes Immun 10(5):478–481

[98] Sharma R, Harris VM, Cavett J, Kurien BT, Liu K, Koelsch KA et al (2017) Rare X chromosome abnormalities in systemic lupus erythematosus and Sjögren's syndrome. Arthritis Rheumatol (Hoboken, NJ) 69(11):2187–2192

[99] Sasidhar MV, Itoh N, Gold SM, Lawson GW, Voskuhl RR (2012) The XX sex chromosome complement in mice is associated with increased spontaneous lupus compared with XY. Ann Rheum Dis 71(8):1418–1422

[100] Smith-Bouvier DL, Divekar AA, Sasidhar M, Du S, Tiwari-Woodruff SK, King JK et al (2008) A role for sex chromosome complement in the female bias in autoimmune disease. J Exp Med 205(5):1099–1108

[101] Arnold AP (2009) Mouse models for evaluating sex chromosome effects that cause sex differences in non-gonadal tissues. J Neuroendocrinol 21(4):377–386

[102] Burgoyne PS, Arnold AP (2016) A primer on the use of mouse models for identifying direct sex chromosome effects that cause sex differences in non-gonadal tissues. Biol Sex Differ 7:68

[103] Itoh Y, Mackie R, Kampf K, Domadia S, Brown JD, O'Neill R et al (2015) Four core genotypes mouse model: localization of the Sry transgene and bioassay for testicular hormone levels. BMC Res Notes 8:69

[104] Lee J, Tattoli I, Wojtal KA, Vavricka SR, Philpott DJ, Girardin SE (2009) pH-dependent internalization of muramyl peptides from early endosomes enables Nod1 and Nod2 signaling. J Biol Chem 284(35):23818–23829

[105] Baccala R, Gonzalez-Quintial R, Blasius AL, Rimann I, Ozato K, Kono DH et al (2013) Essential requirement for IRF8 and SLC15A4 implicates plasmacytoid dendritic cells in the pathogenesis of lupus. Proc Natl Acad Sci U S A 110(8):2940–2945

[106] Henikoff S, Henikoff JG (1991) Automated assembly of protein blocks for database searching. Nucleic Acids Res 19(23):6565–6572

[107] Harris VM, Harley IWT, Kurien BT, Koelsch KA, Scofield RH (2019) The lupus risk gene CXorf21 regulates lysosomal pH in a sex dependent manner. Front Immunol 10:578, https:// doi.org/10.3389/fimmu.2019.00578

[108] Harris VM, Harley ITW, Kurien BT, Koelsch KA, Scofield RH (2019) Lysosomal pH is regulated in a sex dependent manner in immune cells expressing CXorf21. Front Immunol 10:578

[109] Shvetsova E, Sofronova A, Monajemi R, Gagalova K, HHM D, White SJ et al (2019) Skewed X-inactivation is common in the general female population. Eur J Hum Genet 27(3):455–465

[110] Ozbalkan Z, Bagislar S, Kiraz S, Akyerli CB, Ozer HT, Yavuz S et al (2005) Skewed X chromosome inactivation in blood cells of women with scleroderma. Arthritis Rheum 52(5):1564–1570

[111] Broen JC, Wolvers-Tettero IL, Geurts-van Bon L, Vonk MC, Coenen MJ, Lafyatis R et al (2010) Skewed X chromosomal inactivation impacts T regulatory cell function in systemic sclerosis. Ann Rheum Dis 69(12):2213–2216

[112] Santiwatana S, Mahachoklertwattana P (2018) Skewed X chromosome inactivation in girls and female adolescents with autoimmune thyroid disease. Clin Endocrinol (Oxf) 89(6):863–869

[113] Simmonds MJ, Kavvoura FK, Brand OJ, Newby PR, Jackson LE, Hargreaves CE et al (2014) Skewed X chromosome inactivation and female preponderance in autoimmune thyroid disease: an association study and meta-analysis. J Clin Endocrinol Metab 99(1): E127–E131

[114] Brix TH, Knudsen GP, Kristiansen M, Kyvik KO, Orstavik KH, Hegedus L (2005) High frequency of skewed X-chromosome inactivation in females with autoimmune thyroid disease: a possible explanation for the female predisposition to thyroid autoimmunity. J Clin Endocrinol Metab 90(11):5949–5953

[115] Ozcelik T, Uz E, Akyerli CB, Bagislar S, Mustafa CA, Gursoy A et al (2006) Evidence from autoimmune

thyroiditis of skewed X-chromosome inactivation in female predisposition to autoimmunity. Eur J Hum Genet 14(6):791–797

[116] Uz E, Mustafa C, Topaloglu R, Bilginer Y, Dursun A, Kasapcopur O et al (2009) Increased frequency of extremely skewed X chromosome inactivation in juvenile idiopathic arthritis. Arthritis Rheum 60(11):3410–3412

[117] Huang Q, Parfitt A, Grennan DM, Manolios N (1997) X-chromosome inactivation in monozygotic twins with systemic lupus erythematosus. Autoimmunity 26(2): 85–93

[118] Chitnis S, Monteiro J, Glass D, Apatoff B, Salmon J, Concannon P et al (2000) The role of X-chromosome inactivation in female predisposition to autoimmunity. Arthritis Res 2(5):399–406

[119] Hamza RT, Raof NA, Abdallah KO (2013) Prevalence of multiple forms of autoimmunity in Egyptian patients with Turner syndrome: relation to karyotype. J Pediatr Endocrinol Metab 26(5–6):545–550

[120] Elsheikh M, Wass JA, Conway GS (2001) Autoimmune thyroid syndrome in women with Turner's syndrome—the association with karyotype. Clin Endocrinol (Oxf) 55(2):223–226

[121] Jorgensen KT, Rostgaard K, Bache I, Biggar RJ, Nielsen NM, Tommerup N et al (2010) Autoimmune diseases in women with Turner's syndrome. Arthritis Rheum 62(3):658–666

[122] Invernizzi P, Miozzo M, Selmi C, Persani L, Battezzati PM, Zuin M et al (2005) X chromosome monosomy: a common mechanism for autoimmune diseases. J Immunol 175(1):575–578

[123] Invernizzi P (2007) The X chromosome in female-predominant autoimmune diseases. Ann N Y Acad Sci 1110:57–64

[124] Invernizzi P, Miozzo M, Oertelt-Prigione S, Meroni PL, Persani L, Selmi C et al (2007) X monosomy in female systemic lupus erythematosus. Ann N Y Acad Sci 1110:84–91

[125] Forsdyke DR (1994) Relationship of X chromosome dosage compensation to intracellular self/not-self discrimination: a resolution of Muller's paradox? J Theor Biol 167(1):7–12

[126] Forsdyke DR (2009) X chromosome reactivation perturbs intracellular self/not-self discrimination. Immunol Cell Biol 87(7):525–528

[127] Forsdyke DR (2012) Ohno's hypothesis and Muller's paradox: sex chromosome dosage compensation may serve collective gene functions. BioEssays 34(11): 930–933

第 4 章　妊娠中的自身抗体
Autoantibodies in Pregnancy

Gummadi Anjani　Amit Rawat　著

周 凌 译

摘 要

自身抗体是由于自身反应性 T 和 B 淋巴细胞对自身抗原产生的特异性免疫球蛋白。妊娠会使许多疾病复杂化，反之亦然。妊娠期间母体内的各种抗体参与了母胎相互作用，妊娠期间各种循环抗体的水平可能对妊娠结局、宫内胎儿死亡或死产、胎儿宫内生长受限、早产等事件起到重大影响。本章简要回顾了在妊娠期可检测到最常见的抗体及其意义。

关键词

自身抗体；妊娠结局；抗核抗体；母体抗体

一、概述

自身抗体是由于自身反应性 T 淋巴细胞和 B 淋巴细胞的存在而产生的特异识别自身抗原的免疫球蛋白。自体反应性淋巴细胞克隆的存在是免疫耐受原则的对立面。自身抗体检测是疑似自身免疫性疾病最常见的诊断工具。然而，仅仅是自身抗体的存在并不意味着患自身免疫性疾病或预测其在未来的发展。自身反应性的天然自身抗体也存在于健康个体中，天然自身抗体是具有限制性表达谱的 IgM 同型抗体，独立于抗原暴露和 T 细胞而产生。它们是 B_1B 淋巴细胞产生的低亲和力、多特异性的抗体，通过阻断自身抗体的抗原决定簇，来阻止高亲和力、有害的 IgG 类自身抗体与自身抗原的结合。它们具有多种免疫功能，如提供先天免疫保护、清除衰老和凋亡细胞的碎片，从而及时清除自身抗原来避免进一步的免疫反应。

妊娠可能会并发许多疾病，反之亦然。在妊娠期间，母亲体内的抗体参与了母胎相互作用。

妊娠期间存在的各种循环抗体和其水平可能显著影响妊娠结局，因为这些抗体可以通过胎盘屏障，对胎儿造成损害[1]。因此，在适当的临床情况中，评估这些抗体变得至关重要。例如，母体 Graves 病引起的胎儿甲状腺肿、母体抗 Ro 和抗 La 抗体引起的胎儿心脏传导阻滞、与母体重症肌无力相关的胎儿多发性关节挛缩及母体自身免疫性血小板减少引起的胎儿脑出血等[2]。

在自身免疫性疾病中发现的某些自身抗体可损害生育能力，导致妊娠流产、宫内胎儿死亡（intrauterine fetal death，IUFD）或死产、宫内胎儿生长受限（intrauterine growth restriction，IUGR）、早产等。一些自身抗体与生育能力受损有关，目前尚不完全清楚在妊娠并发症的管理中应该评估哪些抗体。在没有明确任何一种抗体会单独导致妊娠失败的情况下，评估一组抗体比仅评估其中一种抗体可能更合适于评估妊娠风险。虽然一些自身抗体与生殖失败有关，但目前仍尚不清楚在不孕症和习惯性流产（recurrent pregancy loss，RPL）的评估和管理中应具体评估哪些抗体。

二、抗核抗体

自身免疫过程与习惯性流产的发病机制有关。抗核抗体（antinuclear antibody，ANA）是其中一种发挥影响作用的抗体，多项研究支持这一观点。抗核抗体阳性病例的习惯性流产发生率明显升高，成功妊娠率明显降低[3]。相反，研究也表明，习惯性流产患者的血清学自身免疫性疾病指标没有升高，也与患者的临床特征无关[4]。妊娠早期 ANA 转阴对后续妊娠有良好的预后价值[5]。因此，ANA 检测是一种潜在的习惯性流产预后评估工具，值得进一步研究。

Cubillos 等在 31.8% 有流产史的患者中检测到抗核抗体，但在无流产史或自身免性疾疫病的人群中仅有 5.7% 被检测到[6]。

Shoenfeld 等的研究发现抗核抗体的阳性率在自身免疫性疾病患者中有所增加。然而，在不孕症或反复妊娠的人群中并没有增加[7]。

三、抗 Ro/La 抗体

先天性心脏传导阻滞（congenital heart block，CHB）是一种自身抗体介导的疾病，可能是由胎盘传播母体抗 Ro/SSA 和 La/SSB 抗体引起。在一项研究中，163 名孕妇抗 Ro/SSA 52kDa 和（或）抗 Ro/SSA 60kDa 和（或）抗 La/SSB 抗体阳性，这些母亲所生的 24 名孩子发生了 CHB，其余 139 名新生儿预后良好[8]。这些结果提示，所有具有抗 Ro 或抗 La 抗体的孕妇都应对胎儿进行超声心动图检查。

四、抗着丝点蛋白抗体

抗着丝点蛋白抗体通常见于局限性系统性硬化症（systemic sclerosis，SSc），特别是 CREST

综合征［即皮肤钙质沉着症（calcinosis cutis）、雷诺现象（Raynaud's phenomenon）、食管运动障碍（esophageal dysmotility）、皮肤硬化（sclerodactyly）和毛细血管扩张（telangiectasia）］患者。然而，近年来，人们发现抗着丝点蛋白抗体与卵母细胞成熟和胚胎裂解的缺陷有关，具有抗着丝点抗体的女性成熟卵母细胞数量也显著减少，胚胎卵裂率也降低。用多克隆抗 CENP-A 抗体孵育的小鼠胚胎发育具有明显的生长障碍或死亡。

五、抗甲状腺抗体

抗甲状腺抗体（anti-thyroid antibodies，ATA）被认为是"高危"妊娠的独立标志物。

自身免疫性甲状腺疾病较常见，影响约 1% 的人群，而亚临床、局灶性甲状腺炎和循环甲状腺抗体可在约 15% 的甲状腺功能正常受试者中发现。研究表明，抗甲状腺过氧化物酶（thyroid peroxidase，TPO）抗体与流产和独立于胎龄的新生儿低体重密切相关[9]。甲状腺自身免疫经常存在于抗磷脂综合征（antiphospholipid syndrome，APS）和反复流产的女性中，通常与生育能力下降或妊娠结局差有关。对于复发性自然流产的女性及存在抗磷脂抗体（antiphospholipid antibody，aPL）的患者，应持续评估抗甲状腺抗体[10]。一项 Meta 分析显示，甲状腺功能正常的抗甲状腺过氧化物酶抗体（TPOAb）阳性可增加流产和早产的风险[11]。甲状腺球蛋白抗体（TgAb）阳性和 TPOAb 阳性分别与胎膜早破和低出生体重相关。胎膜早破发生率最高的人群为抗甲状腺过氧化物酶抗体阴性合并 TgAb 阳性的孕妇，而低出生体重发生率最高的群体为 TPOAb 和 TgAb 均为阳性的产妇[12]。

然而，关于甲状腺正常女性中甲状腺抗体阳性对妊娠结局的不良影响和左甲状腺素使用对这些女性影响的数据不足。目前已有多项研究结果表明，甲状腺正常女性中存在甲状腺抗体阳性对妊娠结局有不良影响。反复流产而甲状腺功能正常的女性，其血液中针对甲状腺球蛋白（Tg）或抗甲状腺过氧化物酶（TPO）的自身抗体水平升高，而抗甲状腺抗体（ATA）与女性流产的关联大于其他自身抗体[13]。然而，Shoenfeld 等的大型研究表明，抗甲状腺球蛋白（TgAb）抗体整体上与习惯性流产没有相关性，但与对照组相比，抗甲状腺球蛋白与孕晚期流产相关[7]。总体来说，抗甲状腺抗体对孕产妇的预后价值尚不确定。需要进一步的随机对照临床试验来研究甲状腺抗体阳性对甲状腺功能正常孕产妇和其新生儿早/晚期结局的影响[14]。

六、抗凝血酶原抗体

抗凝血酶原抗体（anti-prothrombin antibodies，aPT）与抗磷脂综合征患者的流产相关，也与习惯性流产有关。2006 年的一项试验显示，不孕症患者和习惯性流产患者中的 aPT 水平显著升高[7]，这些抗体与二次流产（活产后流产）的关系相较于初次流产更为密切。

七、抗层粘连蛋白抗体

层粘连蛋白 –1 是由糖蛋白组成的细胞基底膜的一个重要组成部分。抗层粘连蛋白的 IgG 抗体与人类不孕和妊娠早期流产有关[15]。用层粘连蛋白 –1 主动免疫小鼠，诱导抗层粘连蛋白 –1 循环抗体，会导致繁殖失败[16]。

八、抗滋养层抗体

在正常人类妊娠过程中，母亲会对胎盘上源自胎儿合胞体滋养层细胞质膜上的抗原产生抗体反应。利用合胞体滋养层质膜作为抗原靶点进行酶联免疫吸附试验（enzyme linked immunosorbent assay，ELISA）检测，发现特异性抗体主要是 IgG 型，但也有少量 IgM 参与。在妊娠早期此类抗体反应最强烈，随着妊娠进展水平逐渐下降。针对胎儿滋养层抗原的抗滋养层抗体常出现在妊娠早期，并参与介导有害的免疫反应，易导致反复流产。

在人群中，这种抗体反应主要局限于第 1 次和第 2 次妊娠，尽管在经产妇中可检测到抗滋养层抗体反应，但与初产妇相比发生率大大降低[17]。研究证明，超过 50% 的复发性自然流产患者中该抗体的 IgG 同型呈阳性，而对照组仅为 25%[18]。

九、抗父系 B 淋巴细胞的母体抗体

母体抗体除对胎儿的有害影响外，还有一些保护性抗体。在一项对 22 名孕妇的 27 例妊娠的研究中，通过 EA 花环抑制试验（EAI）测定了抗父系 B 淋巴细胞的抗体，发现 12 例成功妊娠中有 5 例可检测到这种抗体。然而，15 例自然流产中只有 1 例对父系 B 淋巴细胞的抗体呈阳性。这些结果表明，对父系 B 淋巴细胞的阻断抗体对维护正常妊娠非常重要，可保护胎儿免受流产[19]。

十、抗人类白细胞抗原抗体

新生儿同种免疫性血小板减少症（neonatal alloimmune thrombocytopenia，NAIT）是由于母体产生针对胎儿来自父系的血小板抗原抗体，所造成的对新生儿血小板的调理作用引起。我们评估了一项对输注血小板和静脉注射免疫球蛋白治疗无响应的患有严重血小板减少症的单绒毛膜双胞胎新生儿的研究。在母体血清中检测到几种对 HLA-B 抗原具有广泛特异性的 I 型 HLA 抗体。来自这两个双胞胎的血清中针对 HLA-B57 和 HLA-B58 的弱抗体支持 NAIT 是最可能的诊断。与来自随机供体的血小板浓缩物相比，输注 HLA 匹配的血小板浓缩物对治疗血小板减少更有效[20]。该研究还指出，抗 HLA（I 或 II 类）抗体阳性的孕妇中胎儿损伤和自发早产的风险增高[21]，HLA-C 特异性抗体在反复流产患者中更常见，它通过诱导胎盘血栓烷的产生而引起血

小板活化[22]。

十一、妊娠期抗 IgA 抗体

母体抗 IgA 抗体可能通过胎盘作用影响胎儿免疫系统，在某些情况下可导致 IgA 缺乏。在使用 ELISA 对 61 份 IgA 缺乏孕妇的血清样本研究发现，20% 的孕妇单独存在抗 IgA2 抗体，而抗 IgA 抗体在没有 IgA 缺乏的孕妇和献血者中出现率为 7.5%。在所有研究组的血清样本中偶尔出现单独与 IgA1 反应的抗体（2%～7%），17% IgA 缺陷的献血者和 16% IgA 缺陷的孕妇中存在类特异性抗 IgA 抗体。IgA 缺乏的母亲（但不是 IgA 缺乏父亲）后代血清 IgA 水平低于正常平均值[23]。

十二、抗酿酒酵母抗体

在 Shoenfeld 等的研究系列中[7]，抗酿酒酵母抗体（anti-saccharomyces cerevisiae antibody，ASCA）被发现与反复流产有关。ASCA 可以预测生长受限、早产及流产的发生[24]。

十三、抗人血小板抗原 -1a 抗体

胎儿和新生儿同种免疫性血小板减少症（fetal and neonatal alloimmune thrombocytopenia，FNAIT）是一种出血性疾病，由母体抗体抗胎儿血小板上源自父系抗人血小板抗原（human platelet antigen，HPA）引起。抗人血小板抗原的抗体占胎儿和新生儿同种免疫性血小板减少症病例的大多数。妊娠早期存在的母体抗人血小板抗原抗体可能通过与侵袭性滋养细胞上的人血小板抗原表位结合而影响胎盘功能。研究发现，抗人血小板抗原单抗可部分抑制 HTR8/SVneo 细胞的黏附和迁移能力，提示抗人血小板抗原抗体可能影响对正常胎盘发育至关重要的滋养细胞功能[25]。

十四、导致多发性肌炎的抗信号识别颗粒抗体和其对妊娠期的影响

在所有炎症性肌病患者中，4%～6% 为抗信号识别颗粒（signal recognition particle，SRP）抗体肌炎。2 例抗 SRP 抗体肌病报道均为产后起病。非活动性的此类肌病似乎不会引起严重的母胎并发症，但考虑到产后期间症状恶化的风险，建议在妊娠期间提早对肌病进行治疗（激素）[26]（表 4-1）。

表 4-1　习惯性流产研究中的相关抗体

抗　体	解　释	参考文献
抗核抗体（ANA）	试验组 ANA 阳性率（35.3%）明显高于对照组（13.3%）（P=0.005）	在原因不明的反复妊娠丢失中，抗核抗体预测妊娠丢失的发生率较高 [3]
	31.8%	不明原因反复流产女性的抗核自身抗体与妊娠结局 [5]
	25%	[7]
抗酿酒酵母抗体	19.4%	[7]
凝血酶原	33%	[7]
组合（ASCA、aPL 或 aPT）	52.3%	[7]
抗层粘连蛋白抗体	16.67%	[7]
抗甲状腺过氧化物酶抗体	33%	[7]
抗滋养层抗体	50%	[18]
抗 HLA 抗体	25%～63%	[22]

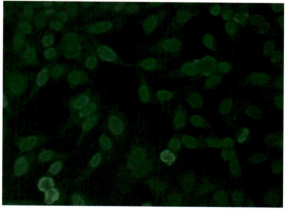
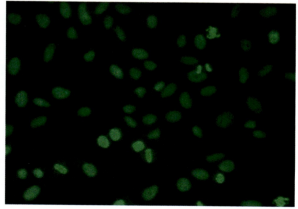

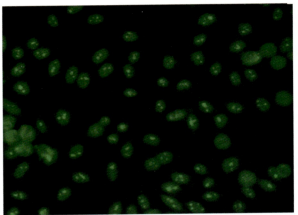
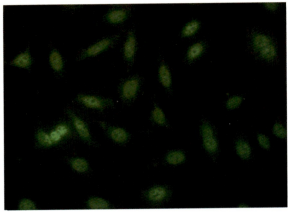
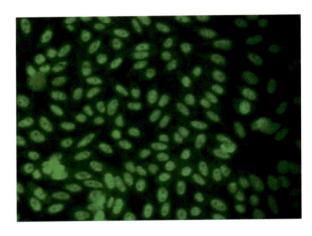
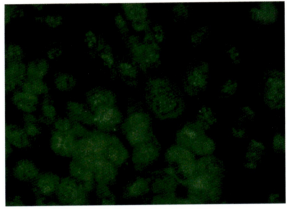

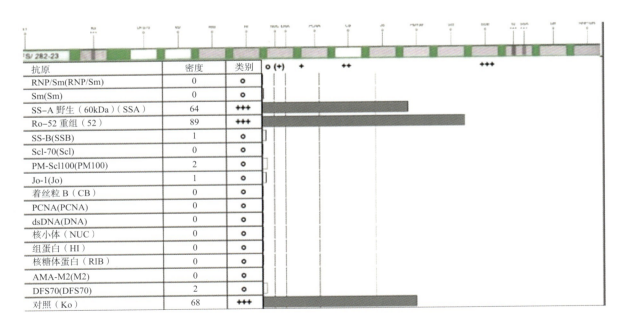

抗原	密度	类别	○ (+)	+	++	+++
RNP/Sm(RNP/Sm)	0	○				
Sm(Sm)	0	○				
SS-A 野生（60kDa）（SSA）	64	+++				
Ro-52 重组（52）	89	+++				
SS-B(SSB)	1	○				
Scl-70(Scl)	0	○				
PM-Scl100(PM100)	2	○				
Jo-1(Jo)	1	○				
着丝粒 B（CB）	0	○				
PCNA(PCNA)	0	○				
dsDNA(DNA)	0	○				
核小体（NUC）	0	○				
组蛋白（HI）	0	○				
核糖体蛋白（RIB）	0	○				
AMA-M2(M2)	0	○				
DFS70(DFS70)	2	○				
对照（Ko）	68	+++				

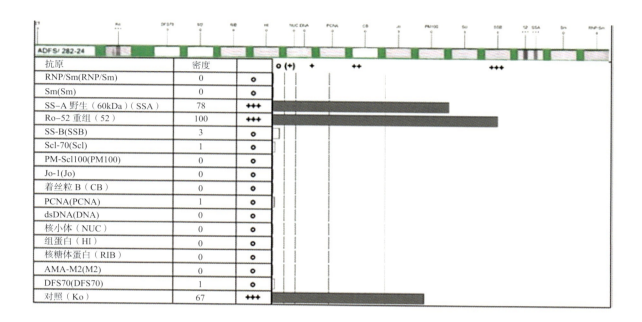

抗原	密度							
RNP/Sm(RNP/Sm)	0	○
Sm(Sm)	0	○
SS-A 野生（60kDa）（SSA）	78	+++
Ro-52 重组（52）	100	+++
SS-B(SSB)	3	○
Scl-70(Scl)	1	○
PM-Scl100(PM100)	0	○
Jo-1(Jo)	0	○
着丝粒 B（CB）	0	○
PCNA(PCNA)	1	○
dsDNA(DNA)	0	○
核小体（NUC）	0	○
组蛋白（HI）	0	○
核糖体蛋白（RIB）	0	○
AMA-M2(M2)	0	○
DFS70(DFS70)	1	○
对照（Ko）	67	+++

参 考 文 献

[1] Yang X, Zhang C, Chen G, Sun C, Li J (2019) Antibodies: the major participants in maternal-fetal interaction. J Obstet Gynaecol Res 45(1):39–46

[2] Panaitescu AM, Nicolaides K (2018) Maternal autoimmune disorders and fetal defects. J Matern-Fetal Neonatal Med 31(13):1798–1806

[3] Sakthiswary R, Rajalingam S, Norazman MR, Hussein H (2015) Antinuclear antibodies predict a higher number of pregnancy loss in unexplained recurrent pregnancy loss. Clin Ter 166(2):e98–e101

[4] Hefler-Frischmuth K, Walch K, Hefler L, Tempfer C, Grimm C (2017) Serologic markers of autoimmunity in women with recurrent pregnancy loss. Am J Reprod Immunol 77(4). https:// doi.org/10.1111/aji.12635

[5] Ticconi C, Pietropolli A, Borelli B, Bruno V, Piccione E, Bernardini S et al (2016) Antinuclear autoantibodies and pregnancy outcome in women with unexplained recurrent miscarriage. Am J Reprod Immunol 76(5):396–399

[6] Cubillos J, Lucena A, Lucena C, Mendoza JC, Ruiz H, Arango A et al (1997) Incidence of autoantibodies in the infertile population. Early Pregnancy 3(2):119–124

[7] Shoenfeld Y, Carp HJA, Molina V, Blank M, Cervera R, Balasch J et al (2006) Autoantibodies and prediction of reproductive failure. Am J Reprod Immunol 56(5–6): 337–344

[8] Tonello M, Hoxha A, Mattia E, Zambon A, Visentin S, Cerutti A et al (2017) Low titer, isolated anti Ro/SSA 60 kd antibodies is correlated with positive pregnancy outcomes in women at risk of congenital heart block. Clin Rheumatol 36(5):1155–1160

[9] Meena A, Nagar P (2016) Pregnancy outcome in euthyroid women with anti-thyroid peroxidase antibodies. J Obstet Gynaecol India 66(3):160–165

[10] De Carolis C, Greco E, Guarino MD, Perricone C, Dal Lago A, Giacomelli R et al (2004) Anti-thyroid antibodies and antiphospholipid syndrome: evidence of reduced fecundity and of poor pregnancy outcome in recurrent spontaneous aborters. Am J Reprod Immunol 52(4): 263–266

[11] Zhang SC, Wang SW, Zhao XD, Zhang JR (2016) [Obstetrical complications of thyroid peroxidase antibody positive during pregnancy and effects of intervention: a meta-analysis]. Zhonghua Fu Chan KeZaZhi 51(4): 250–257

[12] Chen L-M, Zhang Q, Si G-X, Chen Q-S, Ye E, Yu L-C et al (2015) Associations between thyroid autoantibody status and abnormal pregnancy outcomes in euthyroid women. Endocrine 48(3):924–928

[13] Matalon ST, Blank M, Ornoy A, Shoenfeld Y (2001) The association between anti-thyroid antibodies and pregnancy loss. Am J Reprod Immunol 45(2):72–77

[14] Nazarpour S, Ramezani Tehrani F, Simbar M, Azizi F (2016) Thyroid autoantibodies and the effect on pregnancy outcomes. J Obstet Gynaecol 36(1):3–9

[15] Inagaki J, Matsuura E, Nomizu M, Sugiura-Ogasawara M, Katano K, Kaihara K et al (2001) IgG anti-laminin-1 autoantibody and recurrent miscarriages. Am J Reprod Immunol 45(4):232–238

[16] Matalon ST, Blank M, Matsuura E, Inagaki J, Nomizu M, Levi Y et al (2003) Immunization of naïve mice with mouse laminin-1 affected pregnancy outcome in a mouse model. Am J Reprod Immunol 50(2):159–165

[17] Davies M, Browne CM (1985) Anti-trophoblast antibody responses during normal human pregnancy. J Reprod Immunol 7(4):285–297

[18] Tedesco F, Pausa M, Nardon E, Narchi G, Bulla R, Livi C et al (1997) Prevalence and biological effects of anti-trophoblast and anti-endothelial cell antibodies in patients with recurrent spontaneous abortions. Am J Reprod Immunol 38(3):205–211

[19] Power DA, Mather AJ, MacLeod AM, Lind T, Catto GR (1986) Maternal antibodies to paternal B-lymphocytes in normal and abnormal pregnancy. Am J Reprod Immunol Microbiol 10(1):10–13

[20] Wendel K, Akkök ÇA,, Kutzsche S (2017) Neonatal alloimmune thrombocytopaenia associated with maternal HLA antibodies. BMJ Case Rep 2017. https://doi.org/10.1136/bcr-2016–218269

[21] Lee J, Romero R, Xu Y, Miranda J, Yoo W, Chaemsaithong P et al (2013) Detection of anti-HLA antibodies in maternal blood in the second trimester to identify patients at risk of antibody-mediated maternal anti-fetal rejection and spontaneous preterm delivery. Am J Reprod Immunol 70(2):162–175

[22] Meuleman T, Haasnoot GW, van Lith JMM, Verduijn W, Bloemenkamp KWM, Claas FHJ (2018) Paternal HLA-C is a risk factor in unexplained recurrent miscarriage. Am J Reprod Immunol 79(2). https://doi.org/10.1111/aji.12797

[23] Petty RE, Sherry DD, Johannson J (1985) Anti-IgA antibodies in pregnancy. N Engl J Med 313(26): 1620–1625

[24] Katz JA (2004) Pregnancy and inflammatory bowel disease. Curr Opin Gastroenterol 20(4):328–332

[25] Eksteen M, Heide G, Tiller H, Zhou Y, Nedberg NH, Martinez-Zubiaurre I et al (2017) Anti-human platelet antigen (HPA)–1a antibodies may affect trophoblast functions crucial for placental development: a laboratory study using an in vitro model. Reprod Biol Endocrinol 15(1):28

[26] Ousmane C, Makhtar BEH, Fatoumata B, Massi GD, Lémine DSM, Soda D-SM et al (2016) Polymyositis anti-SRP antibodies and pregnancy about 2 cases. Pan Afr Med J 24:192

第5章 抗磷脂综合征的实验室检查
Laboratory Testing for the Antiphospholipid Syndrome

Jasmina Ahluwalia　Saniya Sharma　著
李 婷 译

摘 要

抗磷脂综合征是一种自身免疫性疾病，其特征是血栓形成或反复流产。抗磷脂综合征是年轻育龄期女性不良妊娠的重要原因，主要表现为反复流产。至少满足一项临床标准和实验室标准即可诊断抗磷脂综合征。①临床标准：血栓形成（动脉、静脉或小血管）或不良妊娠；②实验室标准：2次或2次以上至少间隔12周检测狼疮抗凝因子、抗心磷脂抗体或抗β$_2$糖蛋白1抗体阳性。对于狼疮抗凝因子的检测，建议至少采用两种方法，即推荐使用稀释罗素毒液时间和二氧化硅作为激活剂活化部分凝血活酶时间检测。采用酶联免疫吸附法、化学发光法或荧光酶免疫法检测抗心磷脂和抗β$_2$糖蛋白1IgG/IgM抗体。在血栓形成的急性期和抗凝治疗期间，可能影响狼疮抗凝因子的检测结果。建议开展相关检测项目的实验室做好内部质检，以实现实验室分析的标准化和保障实验室间结果的一致性。在本章中，我们将讨论抗磷脂综合征中与女性相关的关键问题和实验室检测。

关键词

抗磷脂抗体；抗磷脂综合征；自身免疫性疾病；血栓

一、抗磷脂综合征

抗磷脂综合征（antiphospholipid syndrome，APS）是一种自身免疫性疾病，主要表现为血栓形成或反复流产，伴有持续性的狼疮抗凝因子（lupus anticoagulant，LAC）、抗心磷脂抗体（anticardiolipin antibody，aCLa）和β$_2$糖蛋白1（anti-beta 2 glycoprotein 1 antibody，aβ$_2$GPI）抗体中一种或多种抗体阳性。抗磷脂综合征的年发病率为5/10万，是获得性血栓形成最常见的原因，表现为深静脉血栓、50 岁以下年轻卒中发生和反复流产。抗磷脂综合征可单独发生或继发于其他疾病，特别是系统性红斑狼疮和类风湿关节炎。本病好发于年轻人，特别是育龄期女性。

1. 抗磷脂综合征和其他自身免疫性疾病

抗磷脂综合征与其他自身免疫性疾病关系密切，特别是系统性红斑狼疮[1]。在系统性红斑狼疮患者中，抗磷脂抗体（antiphospholipid antibody，aPLa）被首次检测到[1]。研究发现，12%～44% 系统性红斑狼疮患者可检测到抗磷脂抗体[2, 3]。Meta 分析发现，狼疮抗凝因子阳性的系统性红斑狼疮患者发生血栓事件的风险增加 6 倍[4]。近期一项研究纳入了 376 例系统性红斑狼疮患者，发现 54% 的患者体内可检测到抗磷脂抗体，9.3% 的系统性红斑狼疮患者合并抗磷脂综合征。类风湿因子阳性、肺和心血管受累与抗磷脂综合征显著相关[5]。部分抗磷脂抗体阳性的自身免疫性疾病患者无自然病程的改变，部分则出现血栓事件或产科不良事件。在 43% 的自身免疫性甲状腺炎、17% 的系统性血管炎和 30% 的原发性干燥综合征患者中，可检测到抗磷脂抗体[6-8]。白塞病的患者中有 13.5%～40% 可检测到抗磷脂抗体[9, 10]。抗磷脂抗体在白塞病中的致病机制目前还不明确[11]。一项回顾性研究纳入了 98 例初诊的巨细胞动脉炎和（或）风湿性肌痛的患者，有 20.4% 的患者中检测到抗心磷脂抗体阳性[12]。Merkel 等报道类风湿关节炎和系统性红斑狼疮患者中，16% 可检测到抗心磷脂抗体[13]。抗磷脂综合征还可合并系统性硬化症、系统性血管炎、皮肌炎、原发性胆汁性肝硬化和自身免疫性肝炎。大部分自身免疫性疾病好发于女性，因此女性患者中抗体阳性率相对较高。

2. 女性与抗磷脂综合征（妊娠、不孕症、青春期）

不良妊娠是抗磷脂综合征的特征性表现。在反复流产的女性中，10%～15% 为抗磷脂综合征所致[14]。约 50% 抗磷脂综合征相关的流产发生在孕早期[14]。除流产外，不良妊娠还包括早产、羊水过少、宫内生长受限、胎儿窘迫、胎盘功能不全、先兆子痫或子痫和 HELLP 综合征（溶血性贫血、肝酶升高和血小板计数低、动脉或静脉血栓形成）。循环抗磷脂抗体是 7%～25% 孕早期反复流产（recurrent pregnancy loss，RPL）的主要危险因素[15]。孕早期反复流产的风险因不同抗体而异。抗心磷脂抗体（aCLa）阳性与流产相关的比值比（odds ratio，OR）为 22.6[16]。与存在狼疮抗凝因子或抗心磷脂抗体的女性相比，抗 β_2GPI 抗体阳性的患者发生抗磷脂综合征的风险从 6.8% 提高到 22.2%[17]。

静脉血栓形成（venous thromboembolism，VTE）的风险在妊娠期和产后增加 4～5 倍，而存在抗磷脂综合征的患者则更高[14]。此外，动脉血栓导致的年轻女性缺血性脑卒中与抗磷脂抗体强相关[18]。关于抗磷脂抗体在不孕症中的作用，目前还存在一定争议，其中一些研究表明抗磷脂抗体的存在降低了自发受孕和（或）体外受精受孕的机会[19]。体内存在抗磷脂抗体的女性发生出血并不常见，但非中和性抗凝血酶原（aPT）抗体的出现可导致出血倾向[20]。

3. 抗磷脂抗体的致病作用

抗磷脂抗体是一组具有不同靶点的异质性自身抗体。目前被认为与分类诊断相关的是狼疮抗凝因子、IgG 和 IgM 型抗心磷脂抗体和 $a\beta_2$GPI 抗体。这些抗体的主要靶点是位于大部分细胞表面的磷脂结合蛋白。狼疮抗凝因子、抗心磷脂抗体和 $a\beta_2$GPI 抗体阳性的患者发生血栓事件的风险是每年 5.3%[21]。β₂GPI 是一种促进抗磷脂抗体和磷脂结合的辅助因子。β₂GPI 可能是一种具有抗血管生成和抗凋亡活性的天然抗凝物质。β₂GPI 在体内有两种不同的构象，即圆形"闭合"构象和"激活"开放构象。在与阴离子磷脂结合时，β₂GPI 从圆形"闭合"构象变为"激活"开放构象，暴露可结合抗体的抗原决定簇[22]。抗体 –β₂GPI 复合物与细胞磷脂膜上的受体结合后触发细胞内信号和炎症反应。β₂GPI 复合物由五个结构域组成，靶向结构域 1 的抗体具有致病作用。

其他被称为"非标准抗体"的抗体，如抗磷脂酸、磷脂酰丝氨酸 – 凝血酶原复合物、波形蛋白 – 抗心磷脂复合物、蛋白 C-S、因子 X、因子 XII、膜联蛋白 A2 和膜联蛋白 A5 的特异性抗体，在抗磷脂综合征发病机制中的作用尚未确定[23]。

虽然抗磷脂抗体与血栓形成 / 妊娠不良事件发生率存在明确的关联，但一些其他致病机制也参与抗磷脂综合征的发病过程，即"双重打击理论"。触发血栓形成的因素可能是遗传、内皮损伤、炎症和感染性病、免疫介导和其他非免疫促凝因素[23]。这可能解释了为什么不是所有存在抗磷脂抗体的患者都存在血栓形成。

抗磷脂综合征血栓形成的其他重要机制，包括补体激活、生成 C3a 和 C5a、引起血管损伤、激活有助于内皮细胞和内膜细胞增殖的 mTOR 信号通路，这可能导致外周缺血、皮肤溃疡、微血栓生成，弥漫性肺泡出血和肾病，获得性活化蛋白 C 抵抗和抗 TFPI 抗体（aTFPI）导致的 TF 途径抑制物（TF pathway inhibitior，TFPI）下调。

抗磷脂抗体与单核细胞、血小板、内皮细胞和凝血 3 级联的血浆蛋白结合可能导致胎盘血栓形成。抗磷脂抗体诱导胎盘血栓形成的另一个机制是破坏胎盘滋养层和内皮细胞层的保护性膜联蛋白 A5 屏障。一旦抗磷脂抗体结合并干扰胎盘绒毛间隙滋养层细胞表面的膜联蛋白 A5 的功能，增殖和合胞体形成受到抑制，从而导致细胞损伤和凋亡，减少人类绒毛膜促性腺激素的产生，并导致异常胎盘形成[24]。

4. 抗磷脂综合征诊断标准

抗磷脂综合征的分类标准需符合至少一个临床标准 [任何组织中的血栓形成（动脉、静脉或小血管）或不良妊娠] 和一个实验室标准（狼疮抗凝因子、抗心磷脂抗体或 aβ₂GPI 抗体阳性）[25]。不良妊娠包括≥ 3 次妊娠 10 周前的流产、≥ 1 次由于子痫 / 先兆子痫或胎盘功能不全导致的妊娠 10 周时或之后流产、在妊娠 34 周前早产。两次实验室阳性结果应间隔 12 周。

二、抗磷脂综合征的实验室检查

1. 接受检查的人群

在各种临床研究中，无症状和健康个体的免疫检测阳性率为 3%～20%[26]。根据"国际血栓形成和止血学会抗磷脂抗体小组委员会"关于需要进行抗磷脂抗体检查患者的建议，提出了 3 个类别（表 5–1）。

(1) 低危组包括静脉或动脉血栓形成的老年患者。

(2) 中危组包括反复自发性孕早期流产和静脉血栓栓塞的年轻患者，以及偶然发现 aPTT 延长的无症状健康患者。

(3) 高危组包括不明原因的动静脉血栓形成、特殊部位血栓形成（脑静脉、真皮静脉或腹部静脉）的年轻患者（50 岁以下），妊娠晚期流产和任何存在潜在自身免疫性疾病的血栓事件或不良妊娠事件 [26]。

表 5-1　关于抗磷脂综合征实验室检查国际共识（2006 年）的摘要

- 至少相隔 12 周检测两次或多次血浆中的狼疮抗凝因子（LAC）阳性
- 采用标准化 ELISA 法在血浆或血清中检测到中 / 高滴度 [> 40GPL（IgG 磷脂单位，1GPL 单位为 1μg IgG 抗体）或 MPL（IgM 磷脂单位，1MPL 单位为 1μg IgM 抗体）或>正常人的第 99 百分位数] 的 IgG/IgM 型抗心磷脂抗体至少 2 次，间隔至少 12 周
- 采用标准 ELISA 在血清或血浆中检测到抗 β_2GPI 抗体 IgG 和（或）IgM 型（滴度>正常人分布的第 99 百分位数）至少 2 次，间隔至少 12 周

2. 做哪些检查

对于抗磷脂综合征的实验室诊断，推荐使用酶联免疫吸附法（enzyme linked immunosorbent assay，ELISA）、化学发光法（chemiluminescence，CLIA）、荧光酶免疫分析法（fluorescence enzyme immunoassay，FEIA）检测抗心磷脂抗体和 $a\beta_2GPI$，通过观察血浆凝固时间检测狼疮抗凝因子。

抗心磷脂抗体的标准化受到临界值定义的影响。不同检测试剂盒和方法存在实验室间差异，尤其是当抗体水平处于较低水平时 [27]。目前的指南只提出了中高滴度抗体水平的定义（>第 99 百分位或 > 40 单位的 IgG 或 IgM 型抗心磷脂抗体），以提高试验的特异性 [27]。尽管不同的研究报道了抗心磷脂抗体与血栓形成或妊娠发病率缺乏相关性，但抗心磷脂抗体检测仍然包含在诊断标准中，因为尽管特异性较低，但其具有较高的敏感性 [27]。梅毒、莱姆病、EBV、CMV、HIV 和 HCV 感染中均已报道存在非特异性抗体阳性。

与抗心磷脂抗体分析相比，$a\beta_2GPI$ 在不同实验室的差异相对较小。$a\beta_2GPI$ 抗体的检测同样也需要对检测材料进行标准化，包括 ELISA 板、校准品和 β_2GPI 浓度。$a\beta_2GPI$ 抗体检测在诊断 APS 方面比抗心磷脂抗体具有更高的特异性，因为存在 $a\beta_2GPI$ 时更容易发生血管血栓形成和不良妊娠，包括子痫前期和子痫。因此，当抗心磷脂抗体和狼疮抗凝因子为阴性且抗磷脂综合征的临床怀疑指数较高时，$a\beta_2GPI$ 的检测具有重要的意义。

对于抗心磷脂抗体和 $a\beta_2GPI$，低滴度 IgM 抗体阳性可能是假阳性，特别是在合并类风湿因子阳性和冷球蛋白血症的情况下。

狼疮抗凝因子：与抗心磷脂抗体相比，狼疮抗凝因子（lupus anticoagulant，LAC）与 SLE 患者的血栓形成、不良妊娠、流产等密切相关。狼疮抗凝因子的检测基于其在体外对凝血级联反应中磷脂依赖性步骤的抑制作用。有几种类型的磷脂可用于检测。目前的建议是进行两次狼疮抗凝因子检测，因为单次检测不能达到 100% 的敏感性。使用稀释罗素毒液时间（diluted russell viper venom time，dRVVT）和二氧化硅作为激活剂活化部分凝血活酶时间检测进行筛选。

对于存在狼疮抗凝因子的患者，筛查试验会出现凝血时间延长[27]。混合试验可用于排除凝血因子缺乏导致的出血时间延长。通过将测试的血浆和正常血浆（normal pooled plasma，NPP）从而校正由于凝血因子缺乏导致的凝血时间延长。最后是确认步骤，通过使用具有高浓度磷脂（优选双层或六边相型）的试剂重复试验来确认狼疮抗凝因子的磷脂依赖性。狼疮抗凝因子检测的实验室一致性较差，且对不同狼疮抗凝因子检测方法没有标准化。悉尼标准建议将筛选和确认步骤整合在一起，以减少时间消耗，提高诊断准确性和实验室一致性[27]。凝血酶时间也应在狼疮抗凝因子检测前进行，以排除肝素的干扰，因为抗磷脂综合征患者可能正在接受肝素治疗。

在血栓形成的急性期及接受口服抗凝血药治疗期间，国际标准化比率（international normalized ratio，INR）降至 1.5 以下前，不建议进行基于凝血的狼疮抗凝因子检测[27]。如需进行检测，可停用口服抗凝血药，用低分子肝素（low-molecular-weight heparin，LMWH）桥接，并在最后一剂肝素使用 12h 后采集血样。

3. 样本采集

双离心、血小板贫乏（血小板计数 < 10 000/μl）的枸橼酸血浆（0.109mol/L 枸橼酸钠）是检测狼疮抗凝因子的推荐样品[27]。血浆或血清可用于抗心磷脂抗体或 aβ_2GPI 抗体。样品储存要求是 -20℃可储存 4 周、-80℃可储存 6 个月或更长时间[28]。应避免黄疸、脂血或溶血性样本，因为胆红素、甘油三酯和血红蛋白可能会干扰自动凝血分析仪的结果。冷球蛋白、类风湿因子、单克隆免疫球蛋白和嗜异性抗体可能会产生假阳性结果[28]。

4. 抗凝治疗中的检测

根据 ISTH 的建议，口服维生素 K 拮抗药的患者，如果国际标准化比率 < 1.5，检测狼疮抗凝因子时无需对血浆进行稀释。如果国际标准化比率为 1.5～3.0，则需要对患者血浆和 NPP 进行 1∶1 稀释，以纠正维生素 K 诱导因子缺乏对凝血时间的干扰[28]。对于接受普通肝素（unfractionated heparin，UFH）治疗的患者，应谨慎解释结果[28]。

5. 直接作用口服抗凝血药对抗磷脂综合征检测的影响

目前，直接作用口服抗凝血药（directly acting oral anticoagulants，DOAC，如达比加群、阿哌沙班、依多沙班和利伐沙班等），正用于静脉血栓栓塞的治疗和预防。这些药物干扰血栓性凝血试验检测的结果，包括基于 dRVVT 的狼疮抗凝因子检测，导致假阳性结果，尤其是在存在 C_{MAX}（血浆峰值水平和药物抗凝作用）的情况下。因此，建议最好在 C_{TROUGH}（对于每天给药 2 次或 1 次的患者，在最后一次给药后 12～24h）进行狼疮抗凝因子测定[29]。基于 ELISA 的抗磷脂抗体分析不受 DOAC 的影响[29]。

6. 测试算法

目前，我们每年对近 4000 名患者进行抗磷脂抗体检测。我们中心使用的算法如图 5-1 所示。

7. 抗磷脂抗体实验室检测的相关要点

不正确的样本采集方法和采集时间可能会影响狼疮抗凝因子测试的结果。由于许多患者在接受检测后 3 个月内仍在接受抗凝治疗，因此很难在建议的时间内进行重复检测。研究表明，"三重阳性"即初次检测时三种抗磷脂抗体，包括狼疮抗凝因子、抗心磷脂抗体和 aβ_2GP1 均为

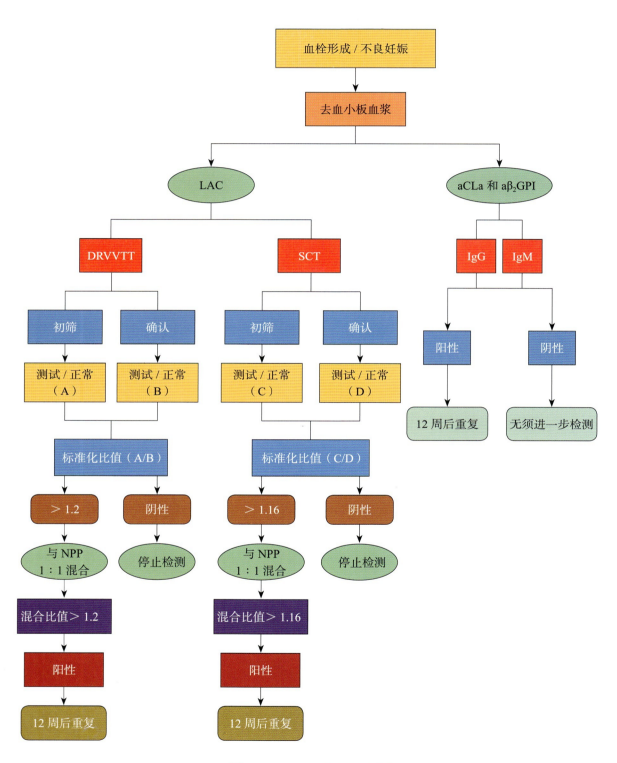

▲ 图 5-1 APS 的实验室检查流程

阳性，再次检测阳性的阳性率极高，因此可能不再需要重复检测。一项研究对 1222 名血栓形成病史的患者进行抗磷脂抗体筛查，其中 47 名患者（3.85%）患有血栓性抗磷脂综合征，其中三重阳性对抗磷脂综合征的阳性预测价值最高（88.9%）[30]。

建议实验室参加检验室间质量评价。目前还没有儿童中抗体的参考范围，大多数实验室参考成人的参考值范围。

三、治疗和预防

在第一次静脉血栓形成的急性发作中，血栓性抗磷脂综合征的治疗要求使用肝素（普通肝素或低分子肝素）进行抗凝，然后使用维生素 K 拮抗药（VKA）进行口服抗凝，目标国际标准化比率为 2～3。在继发性静脉事件或动脉血栓形成中，目标国际标准化比率范围为 2.5～3.5。急性事件发生后，建议使用口服抗凝血药进行长期预防。在产科抗磷脂综合征中，治疗基于阿司匹林联合肝素，持续至分娩后 6 周。三联疗法适用于需要抗凝、血浆置换或静脉注射免疫球蛋白和皮质类固醇的灾难性抗磷脂综合征（catastrophic APS，CAPS）患者。在系统性红斑狼疮患者中，抗凝治疗联合羟基氯喹（hydroxychloroquine，HCQ）可降低抗磷脂抗体滴度。

四、结论

抗磷脂抗体通常与自身免疫性疾病有关。当伴有血栓性事件或流产时，则需考虑抗磷脂综合征。尽管抗磷脂综合征涉及大量抗体，但目前推荐检测狼疮抗凝因子、抗心磷脂抗体和 aβ_2GP1 抗体。重复检测有助于排除通常与感染相关的一过性阳性。抗体的三重阳性与抗磷脂综合征高度相关。抗磷脂综合征的临床表现多样。目前需要更好的标准化和协调实验室检测，以及更新检验手段将有助于适应新的治疗模式。

参 考 文 献

[1] Sebastiani GD, Galeazzi M, Tincani A et al (1999) Anticardiolipin and anti-beta2GPI antibodies in a large series of European patients with systemic lupus erythematosus. Prevalence and clinical associations. European Concerted Action on the Immunogenetics of SLE. Scand J Rheumatol 28:344–351

[2] Soltesz P, Veres K, Lakos G, Kiss E, Muszbek L, Szegedi G (2003) Evaluation of clinical and laboratory features of antiphospholipid syndrome: a retrospective study of 637 patients. Lupus 12:302–307

[3] Love PE, Santoro SA (1990) Antiphospholipid antibodies: anticardiolipin and the lupus anticoagulant in systemic lupus erythematosus (SLE) and in non SLE disorders. Ann Int Med 112:682–698

[4] Wahl DG, Guillemin F, de Maistre E, Perret C, Lecompte T, Thibaut G (1997) Risk for venous thrombosis related to antiphospholipid antibodies in systemic lupus erythematosus—a meta-analysis. Lupus 6:467–473

[5] Franco JS, Molano-González N, Rodríguez-Jiménez M et al (2014) The coexistence of antiphospholipid syndrome and systemic lupus erythematosus in Colombians. PLoS One 9:e110242

[6] Nabriski D, Ellis M, Ness-Abramof R, Shapiro M, Shenkman L (2000) Autoimmune thyroid disease and

antiphospholipid antibodies. Am J Hematol 64:73–75

[7] Rees JD, Lanca S, Marques PV et al. (2006) Prevalence of antiphospholipid syndrome in primary systemic vasculitis. Ann Rheum Dis 65:109–111

[8] Fauchais AL, Lambert M, Launay D et al (2004) Antiphospholipid antibodies in primary Sjögren's syndrome and clinical significance in a series of 74 patients. Lupus 13:245–248

[9] Hull RG, Harris EN, Gharavi AE et al (1984) Anticardiolipin antibodies: occurrence in Behcet's syndrome. Ann Rheum Dis 43:746–748

[10] Mader R, Ziv M, Adawi M, Mader R, Lavi I (1999) Thrombophilic factors and their relation to thromboembolic and other clinical manifestations in Behçet's disease. J Rheumatol 11:2404–2408

[11] Tokay S, Direskeneli H, Yurdakul S, Akoglu T (2001) Anticardiolipin antibodies in Behcet's disease: a reassessment. Rheumatology (Oxford) 40:192–195

[12] Chakravarty K, Pountain G, Merry P, Byron M, Hazleman B, Scott DG (1995) A longitudinal study of anticardiolipin antibody in polymyalgia rheumatica and giant cell arteritis. J Rheumatol 22:1694–1697

[13] Merkel PA, Chang Y, Pierangeli SS, Convery K, Harris EN, Polisson RP (1996) The prevalence and clinical associations of anticardiolipin antibodies in a large inception cohort of patients with connective tissue diseases. Am J Med 101:576–583

[14] Di Prima FA, Valenti O, Hyseni E, Giorgio E, Faraci M, Renda E et al (2011) Antiphospholipid syndrome during pregnancy: the state of the art. J Prenat Med 5:41–53

[15] Jaslow CR, Carney JL, Kutteh WH (2010) Diagnostic factors identified in 1020 women with two versus three or more recurrent pregnancy losses. Fertil Steril 93(4):1234–1243

[16] Kutten WH, Rote NS, Silver R (1999) Antiphospholipid antibodies and reproduction. Am J Reprod Immunol 4:13–152

[17] Oron G, Ben-Haroush A, Goldfarb R, Molad Y, Hod M, Bar J (2011) Contribution of the addition of anti-β2–glycoprotein to the classification of antiphospholipid syndrome in predicting adverse pregnancy outcome. J Matern Fetal Neonatal Med 24:606–609

[18] Brey RL, Stallworth CL, McGlasson DL, Wozniak MA, Wityk RJ, Stern BJ et al (2002) Antiphospholipid antibodies and stroke in young women. Stroke 33:2396–2400

[19] Ulcova-Gallova Z (2014) The role of antiphospholipid antibodies (aPls) in infertile women: the long-lasting experience. Reprod Med Biol 14:49–55

[20] Forastiero R (2012) Bleeding in the antiphospholipid syndrome. Hematology 17(Suppl 1):S153–S155

[21] Lockshin MD, Kim M, Laskin CA et al (2012) Prediction of adverse pregnancy outcome by the presence of lupus anticoagulant, but not anticardiolipin antibody, in patients with antiphospholipid antibodies. Arthritis Rheum 64:2311–2318

[22] Agar C, van Os GM, Morgelin M et al (2010) Beta2–glycoprotein I can exist in 2 conformations: implications for our understanding of the antiphospholipid syndrome. Blood 116:1336–1343

[23] Arachchillage DRJ, Laffan M (2017) Pathogenesis and management of antiphospholipid syndrome. Br J Haematol 178:181–195

[24] Rand JH, Wu XX, Andree HA et al (1997) Pregnancy loss in the antiphospholipid-antibody syndrome—a possible thrombogenic mechanism. N Engl J Med 337:154–160

[25] Miyakis S, Lockshin MD, Atsumi T et al. (2006) International consensus statement on an update of the classification criteria for definite antiphospholipid syndrome (APS). J Thromb Haemost 4:295–306

[26] Rand JH, Wolgast LR (2012) Dos and don'ts in diagnosing antiphospholipid syndrome. Hematology Am Soc Hematol Educ Program 2012:455–459

[27] Devreese K, Hoylaerts M (2010) Challenges in the diagnosis of the antiphospholipid syndrome. Clin Chem 56:930–940

[28] An GD, Lim HH, Han JY (2017) Laboratory diagnosis of antiphospholipid syndrome. Clin Exp Thromb Hemost 3:2–7

[29] Douxfils J, Ageno W, Samama CM, Lessire S, Ten Cate H, Verhamme PJ et al (2018) Laboratory testing in patients treated with direct oral anticoagulants: a practical guide for clinicians. Thromb Haemost 16:209–219

[30] Ahluwalia J, Sreedharanunni S, Kumar N, Masih J, Bose SK, Varma N et al (2016) Thrombotic primary antiphospholipid syndrome: the profile of antibody positivity in patients from North India. Int J Rheum Dis 19:903–912

第6章 自身免疫性疾病对生育功能及妊娠的影响

Fertility and Pregnancy in Autoimmune Diseases

Susheel Kumar 著

李 婷 译

摘 要

自身免疫性疾病好发于育龄期女性，其受孕、生产和胎儿的预后都受到这些疾病的影响。然而，这些疾病的病程亦可受到妊娠状态的影响。处理这些患者的临床医生应该熟悉自身免疫性疾病和妊娠的相互作用。以前，不鼓励患有自身免疫性疾病的女性生育，因为除了生育本身带来的挑战外，还可能引起自身免疫性疾病恶化。目前，对有生育诉求的自身免疫性疾病患者处理方式及态度已发生很大的变化。孕前咨询、稳定疾病缓解状态、停用潜在致畸药物、使用妊娠安全的药物以维持病情稳定，以及对这些患者进行密切的随访，都极大地改善了产妇和胎儿的预后。在本章将主要回顾自身免疫性疾病女性患者的生育和妊娠。

关键词

自身免疫性疾病；生育；妊娠；预后

自身免疫性疾病好发于育龄期女性。大量流行病学、临床和免疫学证据证实，女性性激素在一些自身免疫性疾病的发病机制中起到重要作用。这些疾病会影响受孕能力、孕产进程和新生儿预后，而妊娠同样可能会影响这些患者的自身免疫性疾病病程。

一、类风湿关节炎患者的生育和妊娠

类风湿关节炎（rheumatoid arthritis，RA）是一种慢性自身免疫系统疾病，主要累及关节。这种慢性炎症性疾病的患病率为 0.5%~1%。类风湿关节炎影响生育能力和妊娠结局[1]，正常生育功能是指在正常性交后 1 年内受孕的能力，一些研究证明患有该病的女性生育功能下降。生育功能下降可能继发于原发性自身免疫性疾病过程本身，疼痛、性欲减退、营养不良、抑郁、药物治疗、对患者关于生育困难的负面告知和生殖器疾病等也可能导致生育率降低。自身免疫性疾病本身针对黄体、子宫内膜和下丘脑－垂体－肾上腺轴产生的各种自身免疫性疾病抗体也可能进一步降低生育能力。

在挪威的一项基于人群的观察性研究中，对慢性炎症性关节炎（包括类风湿关节炎）患者的生育率与从国家人口登记处选择的年龄匹配的女性进行了比较。在 338 例类风湿关节炎患者中，与匹配参考人群中的女性相比，未产妇的比例更高（28.4% vs. 24.5%）。这些慢性炎症性关节炎患者的家庭规模也较小[2]。跨人种的前瞻性和回顾性观察研究一致指出，类风湿关节炎患者在妊娠期间疾病活动度缓解。Hench 的研究最早记录了疾病活动的实质性改善[3]。1950—2000 年的多项研究表明，类风湿关节炎患者在孕期疾病活动度自发缓解率为 54%～95%。但后来的一些研究（特别是前瞻性观察研究）表明，疾病活动度的改善率并没有那么高[1]。荷兰的一项为期 4 年的全国性前瞻性研究中，使用经过验证的疾病活动度评估工具对 84 名类风湿关节炎患者妊娠期进行前瞻性评估。妊娠早期疾病活动量表评分 DAS28 > 3.2 的患者中有 48% 的情况有所改善。获得疾病缓解的患者比例从前 3 个月的 17% 增加到后 3 个月的 27%。从妊娠前到妊娠晚期，平均疾病活动量表评分 DAS28 下降了 0.4[4]。而另一项来自英国的大规模前瞻性全国性研究，对 140 名患有类风湿关节炎的妊娠期女性进行了评估。健康评估问卷得分显示妊娠期评分改善。近 2/3 的患者关节疼痛和肿胀有所改善。23 名（16%）患者完全缓解[5]。类风湿因子和抗瓜氨酸肽抗体均阴性的亚组患者显示疾病活动度改善。在各种回顾性和前瞻性研究中已经报道了类风湿关节炎对妊娠结局的影响。过去的一些研究虽然规模较小，但并未显示自然流产的风险更大。在挪威报道的一项大型研究中，共对 1578 名类风湿关节炎女性进行了孕早期和孕晚期流产分析。与对照组相比，类风湿关节炎患者在孕早期和孕晚期流产的风险均更高[6]。多项研究均显示，类风湿关节炎女性的早产率增加。在一项回顾性观察性研究中，分析了全美住院患者医疗成本和利用项目数据库（美国最大的住院患者护理数据库）中 31 439 名妊娠期的类风湿关节炎患者。与对照组相比，调整类风湿关节炎孕妇的潜在混杂因素后，其妊娠高血压、早产、宫内生长受限和剖宫产的发生率明显高于正常人群[7]。另一项来自美国的大型回顾性队列研究分析了 6068 名患有 RA 的孕妇。类风湿关节炎患者出现先兆子痫／子痫、早产和小于胎龄（gestational age，SGA）婴儿的比例升高[8]。在一项为期 9 年的前瞻性队列研究中，440 名患有类风湿关节炎的孕妇被纳入研究。这项研究表明，随着疾病活动评分的增加，早产和小于胎龄婴儿的风险也增加。健康评估问卷残疾指数每增加一个单位，调整后的早产相对风险就增加 58%[9]。1994—2006 年，一项患病率研究纳入了 1199 名瑞典和丹麦类风湿关节炎女性，提示类风湿关节炎女性发生早产和小于胎龄婴儿的比例升高[10]。de Man 等的研究报道发现，疾病活动度高的类风湿关节炎女性患者后代出生时体重较轻[4]。

二、系统性红斑狼疮患者的生育和妊娠

系统性红斑狼疮（systemic lupus erythematosus，SLE）是一种自身免疫性疾病，可能涉及多个器官系统，一般为慢性病程伴有复发和缓解。本病好发于育龄期女性，因此对系统性红斑狼疮患者进行妊娠和生育的研究和观察非常重要[11, 12]。一项系统性红斑狼疮国际合作临床（SLICC）队列招募患者的多中心研究，共纳入了 339 名系统性红斑狼疮患者，其中 42% 的患者从未报道妊娠[13]。这些患者生育能力欠佳的原因有很多，包括抗黄体抗体的产生、存在卵巢储备减少的自身免疫性卵巢炎、下丘脑 – 垂体 – 卵巢轴功能障碍的长期炎症状态、生殖毒性药物的使用（如环磷酰胺）、存在肾衰竭的狼疮性肾炎、抗磷脂综合征和心理社会问题等。与类风湿关节炎相比，关于妊娠对系统性红斑狼疮病情活动度的影响，各项研究结果并不一致。有研究发现，妊娠期间系统性红斑狼疮疾病发作次数增多，但总体疾病活动度没有显著增高。尽管研究发现系统性红斑狼疮患者妊娠期间疾病发作频率增高，但大多数是轻度到中度活动的。狼疮性肾炎患者妊娠期间出现疾病发作更为常见。既往狼疮发作史、受孕时停止使用羟氯喹和血清学活动是妊娠期狼疮发作的重要预测因素[11, 12]。在妊娠期间进行疾病活动度评估存在一定困难，因为妊娠期间发生的一些生理变化和少数妊娠相关并发症与狼疮爆发引起的症状和体征密切相关。如何区分活动性狼疮性肾炎和先兆子痫也是一项重要的问题。Clowse 等报道的一项美国全国性研究对比了系统性红斑狼疮孕妇和对照组孕产妇的妊娠结局。研究表明系统性红斑狼疮患者的先兆子痫、早产和剖宫产发生率较高[14]。在一项系统回顾和 Meta 分析中，纳入了 37 项共包括 1842 例系统性红斑狼疮患者和 2751 次妊娠的研究进行了分析。妊娠期并发症包括狼疮发作（25.6%）、高血压（16.3%）、先兆子痫（7.6%）和子痫（0.8%）等各种形式，导致妊娠并发症的两个重要因素是活动性狼疮性肾炎和抗磷脂抗体的存在[15]。近年来，系统性红斑狼疮患者的不良妊娠结局率正在逐渐下降。美国的一项研究报道，系统性红斑狼疮妊娠流产率从 1960—1965 年的平均 43%，大幅下降到 2000—2003 年的平均 17%[16]。这篇关于胎儿结局改善的报道是良好的妊娠计划、有准备的控制狼疮病情、密切监测患者，以及提供更好的药物来控制妊娠期狼疮发作的结果。尽管胎儿结局有显著改善，但系统性红斑狼疮患者的妊娠并发症风险仍高于正常人群。对 1842 例系统性红斑狼疮孕妇的系统回顾和 Meta 分析报道了广泛的胎儿并发症，包括自然流产（16.0%）、死产（3.6%）、新生儿死亡（2.5%）和宫内发育迟缓（12.7%）[15]。对 2001—2016 年间发表的针对 3395 名 SLE 孕妇的 11 项研究进行了 Meta 分析，结果显示自然流产、早产和小于胎龄婴儿的发生率明显增高。此外，更多系统性红斑狼疮患者分娩的婴儿需要新生儿重症监护护理，并且有先天性缺陷[17]。疾病活动度是系统性红斑狼疮患者妊娠结局最重要的预测因素。妊娠前几个月和妊娠期间疾病活动增加会使胎儿结局显著恶化。活动性狼疮性肾炎、双链 DNA 升高和补体水平低预示不良预后。抗磷脂抗体同样也是与不良妊娠结局相关的重要指标。在一些较大规模的研究中，系统性红斑狼疮患者抗磷脂抗体的阳性率为 34%～44%。最近的一些研究发现了新的不良妊娠结局预测因子，包括血清铁蛋白、尿酸、雌二醇和子宫动脉多普勒检查结果。在将这些项目纳入常规检查之前，需要进行更大规模的研究。

新生儿红斑狼疮综合征是抗 Ro/La 抗体经胎盘转移所致，它表现为自发消退的皮疹，或者更显著的表现为先天性心脏传导阻滞，其他表现还包括血小板减少和肝功能异常。发生先天性心脏传导阻滞的风险为 2%，但在有类似妊娠史的患者中，发生先天性心脏传导阻滞的风险大幅上升，为 15%～20%。建议在妊娠第 16～20 周使用胎儿心脏超声进行密切监测。研究表明，抗 Ro/La 阳性系统性红斑狼疮患者在整个妊娠期间坚持服用羟氯喹，其新生儿红斑狼疮的发生率显著降低[11, 12]。

三、系统性硬化症患者的生育和妊娠

系统性硬化症（systemic sclerosis，SSc）是一种自身免疫性疾病，可出现皮肤、肺、胃肠道、心血管和肾脏等多系统受累。女性患者发病率更高，近半数患者在 40 岁之前发病。一些研究发现，系统性硬化症患者的生育率较低[18]。一项回顾性单中心观察研究纳入了 214 名硬皮病患者，观察其生育力和妊娠结局。研究发现，79% 的系统性硬化症患者至少妊娠 1 次，而健康对照组为 88%。系统性硬化症患者的不孕率为 15%[19]。在 20 世纪 70—80 年代，曾不鼓励系统性硬化症患者妊娠。最近的研究表明，这些患者可以成功妊娠，尽管孕产妇和胎儿的发病率/死亡率仍然很高。Steen 等对 214 名患有系统性硬化症的女性进行了一项研究，发现系统性硬化症患者的不良妊娠结局（包括早产和足月小婴儿的发生率）显著增高，尤其是合并风湿性疾病发作者[19]。2002—2004 年，美国对全国住院患者的研究中，对 1120 万分娩中 504 例系统性硬化症患者的分娩进行了分析。妊娠期系统性硬化症患者高血压、先兆子痫、宫内发育迟缓的发生率较高，住院时间较长[20]。妊娠对疾病进程的影响并不一致。60% 的患者病情保持稳定，约 20% 的患者病情好转，20% 的患者病情恶化[21]。据报道，疾病进展主要发生在 Scl70 抗体阳性患者中。一些症状如雷诺现象表现出现改善，这种改善与妊娠期血管扩张和心排血量增加有关。一些临床表现可能加重，包括胃食管反流、皮肤增厚和关节炎。由于血容量增加和高动力循环导致肺动脉高压（pulmonary arterial hypertension，PAH）恶化，这些患者的肺循环压力会升高。不建议肺动脉高压患者妊娠，因为这可能导致严重的血流动力学并发症，甚至导致产妇死亡。虽然没有证据表明妊娠期间发生肾危象的风险增加，但建议对肾功能进行更密切和频繁的检查。硬皮病肾危象可与先兆子痫和溶血、肝酶升高和血小板计数低（HELLP）综合征相混淆。血清肌酐水平进行性升高而无明显蛋白尿更支持硬皮病肾危象的诊断。相比之下，黄疸/肝酶升高和蛋白尿伴水肿有利于先兆子痫和 HELLP 综合征的诊断。肾脏并发症主要见于早期弥漫性疾病患者。在这种情况下，抗高血压药物［如血管紧张素转换酶（angiotensin-converting enzyme，ACE）抑制药］对处理肾危象至关重要。

四、原发性干燥综合征患者的生育和妊娠

原发性干燥综合征（primary Sjögren's syndrome，pSS）是一种慢性自身免疫性疾病，主要

表现为眼睛和口腔干燥。除黏膜外，还可能累及其他器官，它是最常见的自身免疫性疾病之一，患病率为 0.1%～4.8%。本病主要影响女性（女性与男性的比例为 9∶1）。大多数患者在 40—50 岁出现症状。由于发病年龄较大，关于这些患者的生育能力和妊娠的数据较少。尽管研究规模较小，但这些患者的生育率与普通人群相似。一项研究对原发性干燥综合征患者妊娠期并发症的发生率进行系统回顾和 Meta 分析，并与健康对照组进行比较。从 MEDLINE 和 EMBASE 成立之日起至 2016 年 3 月，共纳入七项研究，包括 544 名患者和 1586 次妊娠。与本研究中的参考人群相比，干燥综合征患者的早产、自然流产、人工流产和死产发生率并没有显著升高 [22]。在 Ballester 等报道的一项病例对照研究中，对年龄和体重指数与 216 名对照组相匹配的 19 名患有干燥综合征（54 例妊娠）的女性进行了分析，以了解孕妇干燥综合征对胎儿和妊娠结局的影响。在干燥综合征患者中发现早产、自然流产和低出生体重的发生率明显增高 [23]。

五、血管炎患者的生育和妊娠

原发性系统性血管炎（primary systemic vasculitides，SV）是一组以血管壁炎症为表现的自身免疫性炎症性疾病，血管受累导致狭窄、动脉瘤、梗死和（或）出血。这种疾病会直接影响生殖器官，导致生育能力下降。作为诱导治疗的主要药物之一，环磷酰胺也存在生殖毒性。如果孕前疾病得到良好控制，这些患者的妊娠过程不会受到不良影响 [24]。一项回顾性观察研究评估了 50 例系统性血管炎女性患者 65 次妊娠的母婴结局。系统性血管炎患者的早产率，尤其是在孕 34 周前的早产明显增高。系统性血管炎患者分娩小于胎龄且出生体重极低的婴儿比例升高 [25]。在另一项回顾性研究中，对 29 例系统性血管炎患者中的 51 次妊娠进行了分析。与健康孕妇对照组相比，系统性血管炎患者的中位胎龄和中位出生体重均较低 [26]。大动脉炎（takayasu arteritis，TAK）好发于育龄期女性，也是妊娠女性患者最重要的原发性系统性血管炎之一。一项研究分析了 96 例大动脉炎患者的 240 次妊娠（52 例患者的 142 次妊娠发生在大动脉炎诊断之前，98 次妊娠发生在 52 例患者诊断大动脉炎的同时或之后）。患者队列中，先兆子痫 / 子痫、早产和宫内胎儿生长受限或死亡的等孕产妇 / 胎儿不良结局的比率提高了 13 倍 [27]。有研究提出，妊娠不会对系统性血管炎的病程产生不利影响。一些妊娠相关并发症可能与血管炎疾病发作相似。由于这两种情况的处理方式明显不同，因此有必要仔细分析临床细节和实验室检查结果，以鉴别这两种情况。在妊娠期间控制病情也是一件棘手的事情，因为许多免疫抑制药是妊娠期禁用的。皮质类固醇是治疗的主要手段。如果仔细评估显示利妥昔单抗的益处大于风险，那么在妊娠中期和晚期可以使用利妥昔单抗。

六、混合性结缔组织病患者的生育和妊娠

混合性结缔组织病（mixed connective tissue disease，MCTD）是一种多系统受累的自身免疫性疾病，临床上具有系统性硬化症、多发性肌炎 / 皮肌炎和系统性红斑狼疮等多种疾病的表现，

这些患者还可检测到抗 U1 小核核糖核蛋白颗粒（U1 small nuclear ribonucleoprotien particle，U1 snRNP）的高滴度抗体。研究表明，这些患者的生育率并没有降低，但胎儿和母亲的结局有所改变。Tardif 和 Mahone 评估了 1986—2015 年中心管理的 12 例混合性结缔组织病患者的妊娠情况，并分析了此前发表的关于疾病和产科并发症的 68 次妊娠数据。混合性结缔组织病患者出现早产、宫内生长受限和围产期死亡率的比例较高。在活动性疾病患者中，这些并发症的发生率更高，新生儿红斑狼疮发生率高达 28.6%[28]。

七、炎症性肌病患者的生育和妊娠

目前还没有关于炎症性肌病患者生育能力的大型研究，但与一般人群相比，生育能力似乎有所下降。在 Váncsa 等的一项研究中，对 144 例特发性炎性肌病（idiopathic inflammatory myopathy，IIM）女性患者 186 次妊娠进行了分析。其中只有 9 人在发病后妊娠，共妊娠 14 次。在 14 次妊娠中，6 例流产，2 例早产。妊娠期间疾病活动的患者，其胎儿结局要差得多[29]。一项研究纳入了 1993—2007 年住院的 853 例皮肌炎 / 多发性肌炎（dermatomyositis/polymyositis，DM/PM）女性分娩的数据。皮肌炎 / 多发性肌炎患者患高血压风险增加，住院时间延长。与对照组相比，皮肌炎 / 多发性肌炎患者的胎膜早破、宫内发育迟缓或剖宫产发生率没有增加[30]。Gupta 等的回顾性观察研究分析了 81 例特发性炎性肌病患者。63 例患者在发病前共妊娠 205 次。7 名女性在发病后妊娠 24 次。在炎症性肌病发病后的妊娠中，产科和胎儿并发症更为常见[31]。

八、高危妊娠的孕前咨询和管理

关于妊娠的决定必须要慎重。研究发现，进行合理的妊娠计划后，母婴并发症可以降到最低。因此，对于自身免疫性疾病的患者，必须进行孕前咨询。由于妊娠期疾病活动度高的孕产妇和胎儿结局普遍较差，因此在决定妊娠之前，必须控制疾病活动度。理想的受孕时间是在病情缓解或低疾病活动度的阶段，同时应接受稳定的药物治疗。由专业的风湿科医生和产科医生组成的多学科团队共同治疗。对于患有慢性心力衰竭、晚期限制性肺病、中重度肺动脉高压、慢性肾衰竭、近期疾病发作和动脉血栓形成的患者，应强烈建议不要妊娠。在每一种自身免疫性疾病中，都有一些与疾病相关的参数和实验室检查结果提示较高的母体和胎儿并发症风险。母婴并发症发生的重要预测因素包括既往复杂妊娠史、慢性内脏器官损伤、抗 SSA/SSB 阳性和持续抗磷脂抗体，尤其是狼疮抗凝物阳性。妊娠期间安全的药物是低剂量糖皮质激素、羟基氯喹和硫唑嘌呤。系统性红斑狼疮、炎症性疾病和系统性血管炎患者出现器官和危及生命的疾病活动时，可使用大剂量激素冲击治疗。

自身免疫性疾病是累及多器官系统的一类重要疾病。由于其中许多疾病的主要患病人群为育龄期女性，因此了解疾病对生育和产科结果的影响，以及妊娠对这些疾病进程的影响尤为重要。大多数类风湿关节炎患者受孕后关节症状有所改善，但在高疾病活动度的患者中，产科结局相对较差。系统性红斑狼疮患者在妊娠期间的临床表现存在一定的异质性，一些患者病情稳定，但在少数患者中，可能会出现疾病暴发。在大多数情况下，疾病活动的程度为轻度到中度。狼疮性肾炎和抗磷脂抗体阳性的患者更需要积极的管理和仔细的监测，研究发现这些患者的胎儿结局较差。患有晚期间质性肺炎、肺动脉高压的系统性硬化症患者应避免妊娠。新生儿红斑狼疮和先天性心脏传导阻滞是患有原发性干燥综合征产妇新生儿的重要并发症，需要仔细的产前监测和管理。妊娠一般不影响系统性血管炎的病程。有计划妊娠往往能保证更好的孕产妇和胎儿结局。在炎症性肌病和混合性结缔组织病的患者中，如果疾病在妊娠前得到缓解，产科结果往往是理想的。总体而言，全面的孕前咨询是必需的，以尽量避免不良的孕产妇和胎儿预后。在病情缓解或低疾病活动度期间计划妊娠、用安全药物替代可能致畸的药物、对母亲进行密切的监测及多学科治疗都在极大程度上改善了产妇和胎儿的健康预期。

参 考 文 献

[1] Ince-Askan H, Dolhain RJ (2015) Pregnancy and rheumatoid arthritis. Best Pract Res Clin Rheumatol 29:580–596

[2] Wallenius M, Skomsvoll JF, Irgens LM, Salvesen K? Nordvåg BY, Koldingsnes W, Mikkelsen K, Kaufmann C, Kvien TK (2011) Fertility in women with chronic inflammatory arthritides. Rheumatology 50:1162–1167

[3] Hench PS (1938) The ameliorating effect of pregnancy on chronic atrophic (infectious rheumatoid) arthritis, fibrositis and intermittent hydrarthritis. Mayo Clin Proc 13:161–167

[4] de Man YA, Dolhain RJ, van de Geijn FE, Willemsen SP, Hazes JM (2008) Disease activity of rheumatoid arthritis during pregnancy: results from a nationwide prospective study. Arthritis Rheum 15(59):1241–1248

[5] Barrett JH, Brennan P, Fiddler M, Silman AJ (1999) Does rheumatoid arthritis remit during pregnancy and relapse postpartum? Results from a nationwide study in the United Kingdom performed prospectively from late pregnancy. Arthritis Rheum 42:1219–1227

[6] Wallenius M, Salvesen K? Daltveit AK, Skomsvoll JF (2015) Miscarriage and stillbirth in women with rheumatoid arthritis. J Rheumatol 42:1570–1572

[7] Kishore S, Mittal V, Majithia V (2019) Obstetric outcomes in women with rheumatoid arthritis: results from Nationwide Inpatient Sample Database 2003–2011. Semin Arthritis Rheum 49:236–240. pii: S0049–0172(18)30633–4

[8] Aljary H, Czuzoj-Shulman N, Spence AR, Abenhaim HA (2018) Pregnancy outcomes in women with rheumatoid arthritis: a retrospective population-based cohort study. J Matern Fetal Neonatal Med 1–7. https://doi.org/10.1080/14767058.2018.1498835

[9] Bharti B, Lee SJ, Lindsay SP, Wingard DL, Jones KL, Lemus H, Chambers CD (2015) Disease severity and pregnancy outcomes in women with rheumatoid arthritis: results from the organization of teratology information specialists autoimmune diseases in pregnancy project. J Rheumatol 42:1376–1382

[10] Nørgaard M, Larsson H, Pedersen L, Granath F, Askling J, Kieler H et al (2010) Rheumatoid arthritis and birth outcomes: a Danish and Swedish nationwide prevalence study. J Intern Med 268:329–337

[11] Jones A, Giles I (2016) Fertility and pregnancy in systemic lupus erythematosus. Indian J Rheumatol 11:128–134

[12] Lazzaroni MG, Dall'Ara F, Fredi M, Nalli C, Reggia R, Lojacono A, Ramazzotto F, Zatti S, Andreoli L, Tincani A (2016) A comprehensive review of the clinical approach to pregnancy and systemic lupus erythematosus. J Autoimmun 74:106–117

[13] Vinet E, Clarke AE, Gordon C, Urowitz MB, Hanly JG, Pineau CA et al (2011) Decreased live births in women with systemic lupus erythematosus. Arthritis Care Res (Hoboken) 63:1068–1072

[14] Clowse ME, Jamison M, Myers E, James AH (2008) A national study of the complications of lupus in pregnancy. Am J Obstet Gynecol 199:127.e1–127.e6

[15] Smyth A, Oliveira GH, Lahr BD, Bailey KR, Norby SM, Garovic VD (2010) A systematic review and meta-analysis of pregnancy outcomes in patients with systemic lupus erythematosus and lupus nephritis. Clin J Am Soc Nephrol 5:2060–2068

[16] Clark CA, Spitzer KA, Laskin CA (2005) Decrease in pregnancy loss rates in patients with systemic lupus erythematosus over a 40–year period. J Rheumatol 32:1709–1712

[17] Bundhun PK, Soogund MZ, Huang F (2017) Impact of systemic lupus erythematosus on maternal and fetal outcomes following pregnancy: a meta-analysis of studies published between years 2001–2016. J Autoimmun 79:17–27

[18] Rao VKR (2016) Fertility and pregnancy in systemic sclerosis and other autoimmune rheumatic diseases. Indian J Rheumatol 11:150–155

[19] Steen VD, Medsger TA Jr (1999) Fertility and pregnancy outcome in women with systemic sclerosis. Arthritis Rheum 42:763–768

[20] Chakravarty EF, Khanna D, Chung L (2008) Pregnancy outcomes in systemic sclerosis, primary pulmonary hypertension, and sickle cell disease. Obstet Gynecol 111:927–934

[21] Kumar S, Suri V, Wanchu A (2010) Pregnancy and rheumatic disorders. Indian J Rheumatol 5:35–41

[22] Upala S, Yong WC, Sanguankeo A (2016) Association between primary Sjögren's syndrome and pregnancy complications: a systematic review and meta-analysis. Clin Rheumatol 35:1949–1955

[23] Ballester C, Grobost V, Roblot P, Pourrat O, Pierre F, Laurichesse-Delmas H, Gallot D, Aubard Y, Bezanahary H, Fauchais AL (2017) Pregnancy and primary Sjögren's syndrome: management and outcomes in a multicentre retrospective study of 54 pregnancies. Scand J Rheumatol 46:56–63

[24] Pathak H, Mukhtyar C (2016) Pregnancy and systemic vasculitis. Indian J Rheumatol 11:145–149

[25] Fredi M, Lazzaroni MG, Tani C, Ramoni V, Gerosa M, Inverardi F et al (2015) Systemic vasculitis and pregnancy: a multicenter study on the maternal and neonatal outcome of 65 prospectively followed pregnancies. Autoimmun Rev 14:686–691

[26] Sangle SR, Vounotrypidis P, Briley A, Nel L, Lutalo PM, Sanchez-Fernandez S et al (2015) Pregnancy outcome in patients with systemic vasculitis: a single-Centre matched case-control study. Rheumatology (Oxford) 54:1582–1586

[27] Comarmond C, Mirault T, Biard L, Nizard J, Lambert M, Wechsler B, Hachulla E, Chiche L, Koskas F, Gaudric J, Cluzel P, Messas E, Resche-Rigon M, Piette JC, Cacoub P, Saadoun D (2015) Takayasu arteritis and pregnancy. Arthritis Rheumatol 67:3262–3269

[28] Tardif ML, Mahone M (2019) Mixed connective tissue disease in pregnancy: a case series and systematic literature review. Obstet Med 12(1):31–37. https://doi.org/10.1177/17534 95X18793484

[29] Váncsa A, Ponyi A, Constantin T, Zeher M, Dankó K (2007) Pregnancy outcome in idiopathic inflammatory myopathy. Rheumatol Int 27:435–439

[30] Kolstad KD, Fiorentino D, Li S, Chakravarty EF, Chung L (2018) Pregnancy outcomes in adult patients with dermatomyositis and polymyositis. Semin Arthritis Rheum 47:865–869

[31] Gupta L, Zanwar A, Ahmed S, Aggarwal A (2019) Outcomes of pregnancy in women with inflammatory myositis: a retrospective cohort from India. J Clin Rheumatol. https://doi.org/10.1097/RHU.0000000000000996

第7章 妊娠期使用生物或小分子靶向抗风湿药物的最新进展

Update on Use of Biologic and Targeted Synthetic Drugs in Pregnancy

Hanh Nguyen　Ian Giles　著

刘耀阳　译

摘　要

生物制剂类抗风湿药（biologic disease modifying anti-rheumatic drug，bDMARD）和小分子靶向制剂类抗风湿药（tsDMARD）的出现，为炎症性风湿病（inflammatory rheumatic disease，IRD）患者带来了新的治疗时代。这些新型药物的出现增加了缓解病情的策略选择，从而增加了之前病情控制不佳的女性患者实现在低疾病活动状态下考虑妊娠的机会。这些自身免疫性疾病包括系统性红斑狼疮（SLE）、类风湿关节炎（RA）、银屑病关节炎（psoriatic arthritis，PsA）和脊柱关节病，其中一些发生在育龄期的情况，需要使用传统的抗风湿类药物（DMARD）和（或）tsDMARD来控制和抑制疾病活动。一些研究表明，患有自身免疫性疾病（尤其是系统性红斑狼疮）的女性，发生不良妊娠结局的风险增加，如流产、早产、母亲高血压或宫内生长受限。女性自身免疫性疾病患者的妊娠管理由疾病、妊娠、药物和患者担忧相关的因素而变得复杂。因此，由产科和风湿病专家组成的多学科团队，在妊娠期间进行适当的孕前咨询和监测，至关重要的是，确保在妊娠前和妊娠期间适当使用对妊娠友好的抗风湿药以实现对产妇疾病活动的最佳控制，这有助于提高女性炎症性风湿患者成功妊娠的机会。在本章中，我们总结和更新了当前英国和欧洲关于妊娠和母乳喂养期间生物性抗风湿药和小分子靶向抗风湿药处方药物的循证指南。

关键词

风湿病；妊娠；生物制剂；靶向制剂；改变病情抗风湿病药物；母乳喂养

一、概述

炎症性风湿病（inflammatory rheumatic diseases，IRD）包括 SLE、RA、PsA 和中轴性脊柱关节病等，对于计划妊娠的女性患者来说，其治疗方式的选择非常复杂，往往需要考虑多个因素，其中如何安全使用改变病情的抗风湿药物（DMARD）尤为重要。临床医生最重要的是确保通过 bDMARD 和（或）tsDMARD 的使用来充分控制疾病活动。由于已知自身免疫性疾病患者发生不良反应的风险增加，所以由经验丰富的产科、风湿科等专家组成的健康医疗保健团队（healthcare professional，HCP）为自身免疫性疾病患者在妊娠期提供密切监测、个性化管理和治疗对预防和减少不良妊娠后果至关重要。这些不良妊娠结局与疾病活动增加有关，因此医疗健保团队必须与患者讨论如何通过使用与妊娠相适应的抗风湿药物来维持疾病稳定。

目前，随着越来越多生物制剂抗风湿药和小分子靶向抗风湿药的出现，自身免疫性疾病患者如系统性红斑狼疮和类风湿关节炎患者也有了更多的治疗方案选择，女性患者越来越有可能实现疾病控制，从而在服用这些药物时考虑妊娠。然而，在妊娠期间使用某些抗风湿药存在许多安全问题，一些抗风湿药存在明确风险，而其他抗风湿药的使用存在不确定性，尤其是生物制剂抗风湿药和小分子靶向抗风湿药。因此，保健团队需要讨论越来越多的药物，其中一些药物是否可以在妊娠和母乳喂养期间安全使用仍然需要明确。

因此，本章将总结英国风湿病学会（British Society of Rheumatology，BSR）和欧洲抗风湿病联盟（European League Against Rheumatism，EULAR）指南中当前的循证建议，并回顾关于妊娠期和哺乳期使用生物制剂抗风湿药和小分子靶向抗风湿药的最新证据[1, 2]。

1. 与风湿疾病活动相关的不良妊娠结局

目前已经得到证实，自身免疫性疾病（尤其是系统性红斑狼疮）的不良妊娠结局风险增加，包括妊娠期高血压（13%～23%）和胎儿生长受限（5%）、流产、早产和剖宫产[3-5]。

在类风湿关节炎[6]和系统性红斑狼疮[7]患者中，妊娠前和妊娠期间疾病的严重性和活动性与不良妊娠结局也有直接联系。此外，某些自身抗体谱阳性的自身免疫性疾病患者发生不良妊娠结局的概率增加，特别是抗磷脂综合征中的抗磷脂抗体（aPLa）和新生儿红斑狼疮中的抗 SSA/Ro 或抗 SSB/La 抗体[4]。对这些问题的进一步考虑超出了本文的范围，读者可以参考近期的综述[8]。

2. 生物制剂

生物性抗风湿药物是复杂的分子，通常由不同类型的 IgG 免疫球蛋白组成，如完整 IgG、抗原结合（Fab）片段或 IgG 的 Fc 部分与受体阻断蛋白结合，所有这些都与靶分子结合以中和其效应（图 7-1）。这些药物用于传统抗风湿药物治疗不能缓解或不能达到理想疾病控制程度的患者。如果传统治疗未达到预期疗效，或者药效减退，则表明应改用替代生物制剂抗风湿药物或小分子靶向抗风湿药物方案。小分子靶向抗风湿药物是口服剂型，其起效时间和疗效与生物制剂类抗风湿类药物相似，但目前在妊娠患者中使用的数据非常有限。表 7-1 显示了目前可用于治疗自身免疫性疾病的生物制剂类抗风湿类药物和小分子靶向类抗风湿药物的种类及其作用机制和结构。

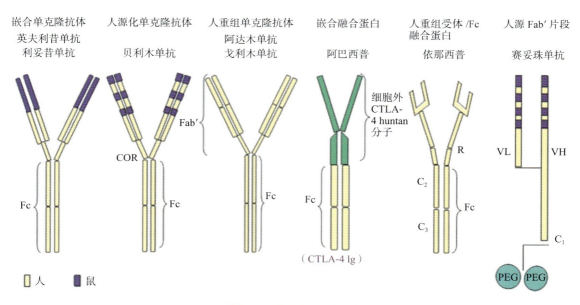

▲ 图 7-1　各种生物制剂的结构

Fab′. 抗原结合片段；Fc. 重链恒定区；CTLA-4. 细胞毒性 T 淋巴细胞相关蛋白 4；PGE. 聚乙二醇；C. 恒定区；R. 区；VH. 重链可变区；VL. 轻链可变区（改编自参考文献 [9]）

3. 妊娠期生物制剂类抗风湿药物的经胎盘途径

母体 IgG 通过胎盘主动转运进入胎儿循环，母体 IgG 与合体滋养层细胞表达的新生儿 Fc 受体（FcRn）结合，形成穿过胎盘屏障进入胎儿血液循环的 IgG FcRn 复合物[16]。这种胎盘转移从妊娠第 16 周开始加速（图 7-2）。在四个 IgG 亚型（1～4）中，胎盘将 IgG_1 和 IgG_4 亚型从母体转移到胎儿的效率比对 IgG_2 和 IgG_3 亚型更高[17]。

表 7-1 中列出的具有单克隆抗体结构的生物制剂是大型重组蛋白结构（约 150kDa），与天然 IgG 具有相似特征[18, 19]，包括主动穿过胎盘屏障的能力。因为在妊娠早期（妊娠 12 周前）胎儿滋养层细胞不表达促进单克隆抗体主动转运的 Fc 受体[16]，单克隆抗体或包含 IgG_1 Fc 融合蛋白（图 7-1）的生物制剂型抗风湿药物不太可能在妊娠早期内通过胎盘屏障[20, 21]。

来自 BSR 和 EULAR 的最新循证指南涵盖了妊娠期各种药物的使用，包括生物制剂型抗风湿药物和信息有限或缺失的小分子靶向抗风湿类药物。他们考虑各种影响胎盘屏障的因素、生物制剂型抗风湿药物在妊娠期胎儿循环中的水平和在生产时新生儿 / 脐带血中的水平。这些因素包括药物半衰期、给药期间的胎龄和生物制剂型抗风湿药物结构等，有助于向患者提供关于合理使用对妊娠可能有不良影响药物的建议，以便婴儿能够有一个正常的疫苗接种计划[1, 2]。

例如，英夫利昔单抗是一种具有较长半衰期（表 7-2）和较高生物利用度的单克隆抗体，如果在妊娠中期至晚期给予患者，其产后 7 个月内仍可存在于婴儿循环中。相反，具有修饰过Fc 区的依那西普通过胎盘屏障的浓度明显减少，完全缺乏 Fc 区的赛妥珠单抗极少通过胎盘屏障[10, 25, 26]。根据胎盘转运药物的情况，目前 BSR 和 EULAR 给予了妊娠期如何停用肿瘤坏死因子抑制剂的建议（图 7-3），以确保分娩时婴儿体内药物水平达到最低或者检测不到的水平。为

表 7-1　按作用机制进行分类的用于治疗风湿疾病的 bDMARD 和 tsDMARD [1, 2, 10-15]

药 物	作用机制	结 构
英夫利西单抗	TNF 抑制药	人鼠嵌合单克隆抗体
阿达木单抗 戈利木单抗		全人源重组单克隆抗体
依那西普		人重组受体 /Fc 融合蛋白
赛妥珠单抗		聚乙二醇化的人源 Fab′
利妥昔单抗 贝利木单抗	B 细胞剔除或抑制	人鼠嵌合单克隆抗体 全人源单克隆抗体
阿巴西普	抑制 T 细胞激活的共刺激因子	CTLA-4 和免疫球蛋白嵌合融合蛋白
阿那白滞素	IL-1 抑制药	重组人 IL-1 受体
卡那津单抗		重组人单克隆抗体
列洛西普		抗 IL-1 融合蛋白
托珠单抗 沙利鲁单抗	IL-6 抑制药	抑制 IL-6 受体的重组人源单克隆抗体
依奇珠单抗	IL-17 抑制药	抗 IL-17A 铰链修饰的人源化免疫球蛋白 G4
司库奇尤单抗		全人源重组单克隆抗体
乌司奴单抗	IL-23 抑制药	全人源重组单克隆抗体
巴瑞替尼	JAK 抑制药	分子结构为 $C_{16}H_{17}N_7O_2S$ 的小分子抑制药
托法替布		分子结构为 $C_{16}H_{20}N_6O$ 的小分子抑制药
阿普斯特	磷酸二酯酶 4（PDE4）抑制药	分子结构为 $C_{22}H_{24}N_2O_7S$ 的小分子抑制药

TNF. 肿瘤坏死因子；IL. 白细胞介素；JAK. Janus 激酶；Fc. 重链恒定区；CTLA-4. 细胞毒性 T 淋巴细胞相关蛋白 4；Fab′. 抗原结合片段

了维持对疾病活动的控制，某些药物需要在整个妊娠期间持续使用，如妊娠期炎症性肠病的管理共识建议在整个妊娠期持续使用肿瘤坏死因子抑制剂，以避免疾病发作的风险及其对妊娠结局的有害影响 [27]。所有文件一致同意，如果肿瘤坏死因子抑制剂在中期妊娠后使用，则在婴儿6～7 月龄前避免接种活疫苗，但灭活疫苗可以按照常规方式接种。

4. 生物制剂在妊娠早期和妊娠期间的应用

表 7-3 当前 EULAR 和 BSR 对妊娠早期使用生物制剂型抗风湿药物和小分子靶向抗风湿药物的建议和注意事项。

5. 生物制剂在哺乳期的使用

尽管证据有限，BSR 和 EULAR 的共识（表 7-4）认为某些生物制剂型抗风湿药物适合在母乳喂养期间使用 [1, 2]。随后在众多患有风湿性疾病 [20] 或炎症性肠病 [28] 的母亲中证实，各种生物制剂在母乳中的转移量很小。专家一致认为，生物制剂的使用不应影响母乳喂养的决定，母乳喂养也不应影响使用这些药物的决定 [29]。

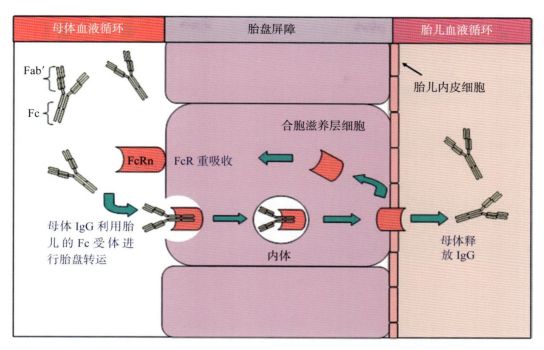

▲ 图 7-2　母体 IgG 通过胎盘屏障从母体血液循环转移到胎儿循环的示意

Fc. 重链恒定区；Fab′. 抗原结合片段；IgG. 免疫球蛋白；FcRn. 新生儿 Fc 受体（改编自参考文献 [9]）

表 7-2　生物制剂的半衰期[1, 2, 22-24]

生物制剂	半衰期（天）
英夫利昔单抗	8~10
依那西普	3
阿达木单抗	14
戈利木单抗	12
赛妥珠单抗	14
卡那津单抗	22
托珠单抗	8~14
乌司奴单抗	15~32
阿巴西普	8~25
利妥昔单抗	18~22
贝利木单抗	19~20

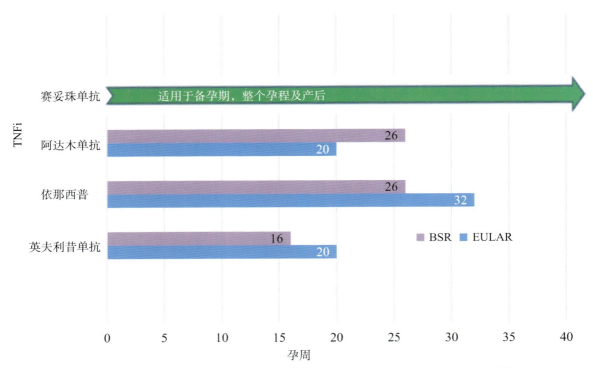

▲ 图 7-3　总结 2016 年 EULAR 和 BSR 指南建议妊娠期间停止 TNFi 的时间 [1, 2]

表 7-3　2016 年 EULAR 和 BSR 指南中关于备孕和孕早期使用生物制剂的建议和注意事项 [1, 2]

药　名	欧洲抗风湿病协会	英国抗风湿病协会
英夫利昔单抗	是	是
依那西普	是	是
阿达木单抗	是	是
赛妥珠单抗	是	是
戈利木单抗	致畸风险未增加（证据不足）	否
阿那白滞素	是	否（现有证据不充分）
托珠单抗	证据不充分	备孕前停用 3 个月（现有证据不充分）
乌司奴单抗	致畸风险未增加（证据不足）	—
阿巴西普	证据不充分	否
利妥昔单抗	是（可以考虑用于特殊情况）	备孕前停用 6 个月（现有证据不充分）
贝利木单抗	致畸风险未增加（证据不足）	否（现有证据不充分）

EULAR. 欧洲抗风湿病联盟；BSR. 英国风湿病学会

表 7-4　**2016 年 EULAR 和 BSR 指南中关于母乳喂养或哺乳期使用生物制剂的建议和注意事项** [1, 2]

药　名	EULAR	BSR
英夫利昔单抗	是	是
依那西普	是	是
阿达木单抗	是	是
赛妥珠单抗	是	无相关数据
戈利木单抗	是	无相关数据
阿那白滞素	否（无相关数据）	无相关数据
托珠单抗	否（无相关数据）	无相关数据
乌司奴单抗	否（无相关数据）	—
阿巴西普	否（无相关数据）	无相关数据
利妥昔单抗	否（无相关数据）	无相关数据
贝利木单抗	否（无相关数据）	无相关数据

EULAR. 欧洲抗风湿病联盟；BSR. 英国风湿病学会

6. 妊娠期使用生物制剂类抗风湿药物和小分子靶向制剂类抗风湿药物的最新进展

(1) 肿瘤坏死因子抑制剂：BSR 和 EULAR 共识支持在妊娠期间使用各种肿瘤坏死因子抑制剂（tumor necrosis factor inhibitor，TNFi）（表 7-4）。最近发表的研究显示，妊娠结局基本令人放心。这些研究大多数是回顾性研究、意外使用肿瘤坏死因子抑制剂的病例报道、制药公司合格数据库或观察性注册 / 数据库研究。多数的证据主要涉及孕前三个月和孕中三个月使用阿达木单抗、英夫利昔单抗和依那西普的病例，而很少有研究涉及肿瘤坏死因子抑制剂在整个孕期的影响。

一项系统综述和 Meta 分析全面回顾了所有关于妊娠期使用肿瘤坏死因子抑制剂的研究，包括在 BSR 和 EULAR 证据综述结束日期后发表的几项研究，评估了女性类风湿关节炎患者妊娠期使用肿瘤坏死因子抑制剂的风险，炎症性肠病（IBD）和其他各种免疫介导疾病（即银屑病关节炎、白塞病及其他）。13 项相关研究，对比了 1390 例由肿瘤坏死因子抑制剂使用的自身免疫性疾病患者妊娠、1173 例没有肿瘤坏死因子抑制剂使用的自身免疫性疾病患者妊娠和 3051 例普通人群妊娠。他们发现，尽管与普通人群妊娠相比，接触肿瘤坏死因子抑制剂的患者早产、自然流产和低出生体重的风险更高，但他们的结局与未使用肿瘤坏死因子抑制剂的患者相当，因此认为这些风险可能与产妇本身的基础疾病相关性更强，而不是与肿瘤坏死因子抑制剂相关。另外，在肿瘤坏死因子抑制剂暴露的妊娠中未发现先天性异常风险增加 [30]。

(2) B 细胞清除疗法（BLyS 靶向贝利木单抗和 CD20 靶向利妥昔单抗）：自 EULAR 和 BSR 指南发布以来，很多文献（注册、病例系列和病例报道）报道了贝利木单抗和利妥昔单抗的妊娠结局。51 项研究（贝利木单抗 6 项、利妥昔单抗 45 项）分别涵盖了妊娠前、妊娠期间及产后使用贝利木单抗（n=62）和利妥昔单抗（n=78）的患者，本文在此就不逐一列出所有的相关研究。

暴露于贝利木单抗妊娠病例的妊娠结局报道，包括 61 例活产、26 例自然流产、3 例死产和 10 例选择性终止妊娠。目前尚不清楚这些不良妊娠结局是否也与暴露于其他合并用药有关，因为这些用药情况没有被报道[31-36]。

利妥昔单抗的妊娠结局报道，如 73 例活产、4 例流产或胎儿死亡（1 例在 21 周时胎盘组织学检查显示严重营养不良，伴有明显的血管病变和弥漫性梗死）、2 例死产、3 例选择性终止妊娠，无先天性异常报道。产妇并发症包括 1 名产妇死于高血压危象和出血性卒中，另 1 例在妊娠期间出现心包积液和胸膜性胸痛等并发症。此外，仅有 2 例胎儿并发症的报道，1 例新生儿因出生时 CD19+ 细胞耗尽（相关的暂时性淋巴细胞减少，无感染并发症）在新生儿重症监护病房待了 10 周后健康出院，另 1 例新生儿是心音异常[36-42]。

(3) IL-12/23 抑制药（乌司奴单抗）：自 EULAR 和 BSR 指南发布以来，已经发表了 16 项研究（2 项队列研究、7 项病例系列和 7 个病例报道），共 39 例产妇在妊娠早期和晚期接触药物，患者研究的诊断为类风湿关节炎、炎症性肠病、银屑病关节炎和其他自身免疫疾病。总的来说，共报道了 18 例活产，没有畸形，只有 1 例流产[22, 28, 43-52]。

(4) IL-1 抑制药（阿那白滞素、卡那津单抗和列洛西普）：关于 IL-1 抑制药阿那白滞素〔重组、非糖基化的人 IL-1 受体（IL1-R）拮抗药〕和卡那津单抗（抗人 IL-1β 的 IgG1 单抗）的安全性数据目前仍然非常有限，但有证据表明，在没有其他适合妊娠的药物能够有效控制孕产妇疾病的情况下，可以支持它们在妊娠期的应用。一个国际系统性自身免疫 / 炎症疾病协会回顾性地研究了暴露于阿那白滞素（n=23）和卡那津单抗（n=8）的母亲，以及暴露于阿那白滞素（n=6）和卡那津单抗（n=5）的父亲[53]。在 23 例暴露于阿那白滞素的妊娠中，21 例健康分娩，1 例婴儿出生时患有单侧肾发育不全和异位神经垂体，1 例患有 Cogan 综合征的母亲在妊娠早期流产。8 例使用了卡那津单抗母亲中实现了 7 例健康分娩和 1 例流产。14 名婴儿接受使用阿那白滞素或卡那津单抗母亲的母乳喂养（10 名暴露于阿那白滞素、4 名暴露于卡那津单抗），无任何并发症或不良反应的报道。随访从出生后 1 周至 10 岁（中位数 =18 个月），无婴儿或母亲发生严重感染，也未观察到有儿童出现发育问题[53]。

另一个在妊娠期间接受阿那白滞素治疗的成人 Still 病的小样本（n=7）病例回顾研究报道了大部分积极的结果，而并发症的出现主要考虑与疾病活动有关（2 例母亲出现羊水过少，1 例母亲出现妊娠高血压）。婴儿出生时均为足月（妊娠 36~40 周），无不良妊娠结局和重大并发症的报道。3/7 的母亲成功实现了母乳喂养，其中两位母亲选择了母乳喂养的同时继续使用阿那白滞素治疗[54, 55]。

列洛西普，是一种二聚体融合蛋白，由部分 IL1-R 和部分与 IgG1 Fc 部分相连的 IL1-R 辅助蛋白组成。迄今为止，还没有关于使用列洛西普妊娠病例的对照研究的报道。

(5) IL-6 抑制药（托珠单抗和沙利鲁单抗）：自 EULAR 和 BSR 指南发布以来，已经发表了多篇关于妊娠期使用 IL-6 抑制药的文章，包括制造商（罗氏）全球安全数据库报告的注册数据 [56-61]。

该数据描述了 483 名女性在治疗类风湿关节炎、青少年风湿性关节炎和各种其他风湿自身免疫性疾病（包括成人发病的 Still 病、系统性多发硬化、Takayasu 关节炎和银屑病关节炎）时，于备孕期或妊娠期使用托珠单抗对妊娠结局的影响。该研究中共报道了 204 例妊娠结果，其中包括 127 例前瞻性研究和 67 例回顾性研究，其中共 204 例活产、80 例流产或自然流产、1 例新生儿死亡（新生儿窒息）和 54 例选择性终止妊娠。全球安全数据库报告显示，399 名暴露于托珠单抗的孕妇与普通孕妇相比，接触托珠单抗会增加其早产的风险 [60]，但由于缺乏未接触托珠单抗的疾病对照，因此无法评估潜在疾病本身对妊娠结局的影响。总的来说，在妊娠期间未发现其他不良事件的增加，尤其是在新生儿中未观察到先天性畸形的增加。

到目前为止，还没有人类妊娠暴露于沙利鲁单抗（一种全人类抗 IL-6 的 IgG1 分子）的报道。

(6) IL-17A 抑制药（司库奇尤单抗和依奇珠单抗）：司库奇尤单抗是一种选择性靶向 IL-17A 的 IgG1 分子，目前有报道关于 292 例使用了司库奇尤单抗的母亲或父亲对妊娠结局的影响 [62]。大多数患者仅在妊娠前三个月内使用，文章中 50% 的孕期结局未报。但总体而言，尚未观察到不良安全信号，不良妊娠结局率也与普通人群一致。

关于依奇珠单抗，另一种阻断 IL-17A 的 IgG1，仅有一个纳入了 7 项随机对照试验研究的 Meta 分析显示，共 4209 例银屑病患者，其中有 3 例因孕期母体暴露依奇珠单抗而中止治疗，但并无任何胎儿 - 母体结局的相关报道 [63]。

(7) CTLA-4 免疫靶点抑制药（阿巴西普）：目前，EULAR 和 BSR 中没有足够的证据建议在妊娠期间使用阿巴西普 [一种可溶性融合蛋白，能够将人类细胞毒性 T 淋巴细胞相关抗原 4（CTLA-4）的胞外段连接到人 IgG1 的 Fc 可修饰部分]。后来发表的文献研究了妊娠期间暴露阿巴西普的情况 [37, 43, 64, 65]。在这些研究中，共报道了 157 例母亲在妊娠期间暴露于阿巴西普，其中有 87 例活产。另一项大型研究来自百时美施贵宝安全数据库，包括患有自身免疫性疾病的母亲或者父亲暴露于阿巴西普后的妊娠结局。该数据包括前瞻性的临床试验和回顾性的上市后报道，纳入了 151 例已知妊娠结局的孕产妇，其中 68 例来自临床试验，80 例作为上市后报道，3 例来自正在进行的畸胎学信息服务（Organization of Teratology Information Services，OTIS）注册组织。妊娠结局数据报道有 7 例先天性异常（包括唇裂 / 腭裂、唐氏综合征、先天性主动脉畸形、脑膜膨出、幽门狭窄、颅骨畸形、室间隔缺损和先天性动脉畸形），其中 20 名母亲同时暴露于甲氨蝶呤 [64]。

此外，有 1 例病例报道显示，1 名正处于病情活跃期的类风湿关节炎母亲在妊娠前接受了阿巴西普联合甲氨蝶呤治疗，在妊娠 40 周后产下 1 名健康胎儿，未观察到母亲或胎儿相关并发症。该研究还对该新生儿进行了 3.5 年的随访，据报道婴儿的健康状况良好 [65]。

(8) 蛋白酪氨酸激酶抑制药（托法替布）：关于小分子靶向类抗风湿药物对人类妊娠影响的研究数据中，目前只有托法替布的使用。最近的一项大型研究提取了从托法替布安全数据库中获得的类风湿关节炎或银屑病患者的妊娠结果数据 [11]，共 9815 名患者，其中包括 1821 名育龄期女性纳入了该类风湿关节炎或银屑病的随机对照研究中。共有 47 名女性妊娠（类风湿关节炎 =31 例、银屑病 =16 例），其中 33 名接受托法替布单药治疗，13 名接受托法替布联合甲氨蝶呤治疗（仅类风湿关节炎患者），1 名治疗未揭盲。所有病例均在妊娠早期接触药物，未有关于胎儿死亡的报道。仅确定了 1 例先天性肺动脉瓣狭窄（单药治疗 1 例），7 例自发性流产（4 例单药治疗、3 例联合治疗）和 8 例药物终止妊娠（4 例单药治疗、3 例联合治疗、1 例未揭盲）[11]。但这有限的数据并未显示与普通人群相比，接触托法替布的妊娠结局造成任何妊娠结局的差异。

(9) 妊娠期间使用生物制剂类抗风湿药物和小分子靶向类抗风湿药物最新证据小结：在生物制剂类抗风湿药物中，肿瘤坏死因子抑制剂仍然是研究最多的药物，其在妊娠和哺乳期中应用的安全性不断地得到更多认可。尽管到目前为止，非肿瘤坏死因子抑制剂的生物制剂类抗风湿药物对妊娠结局的影响大多并不严重，但需意识到目前掌握的有关任何药物的妊娠病例使用数仍然相对较少。因此，对于这些药物的一般建议仍然是在计划妊娠前停用，但在没有其他与妊娠相容的药物能够有效控制孕妇自身免疫性疾病的情况下，可考虑在妊娠期间使用这些药物。关于小分子靶向类抗风湿药物的数据仍然非常有限，因此在获得进一步证据之前，最好在妊娠和哺乳期间避免使用这些药物。在意外暴露于非肿瘤坏死因子抑制剂的生物制剂类抗风湿药物和小分子靶向类抗风湿药物的情况下，迄今为止的结果还是比较令人放心的，特别是在妊娠的前三个月，因为在此期间胎盘对于 IgG1、IgG4 或其他含有 Fc 片段结构的药物转运量最小 [66]。

二、结论

建议患有炎症免疫性风湿病并有备孕计划的女性患者，积极寻求由风湿科专家和产科医生组成的多学科专家团队给予的指导，因为不良的妊娠结局往往和疾病活动程度有关。尤为重要的是，临床医生应密切监测炎症免疫性风湿病的活动，以确保从妊娠前到整个妊娠期疾病都能得到很好的控制，从而最大限度地提高妊娠成功率。越来越多地使用生物制剂类抗风湿药物和小分子靶向类抗风湿药物来控制疾病活动度意味着这些药物可能会影响妊娠期间对炎症风湿病的管理。越来越多的数据支持肿瘤坏死因子抑制剂在妊娠期间的使用是安全的。此外，越来越多的证据表明其他类型的生物制剂类抗风湿药物或小分子靶向类抗风湿药物的使用对妊娠是相对安全的，但由于目前掌握的数据相对有限，目前建议尽量避免这些药物在妊娠期大量使用。积累这些证据对于医疗专业人员在咨询和管理妊娠期间患有炎症性风湿类疾病的患者非常宝贵，帮助医师能够就这些药物在妊娠期间的合理应用和患者进行充分的对话，从而避免在妊娠期间不必要地中断某些药物的治疗。

参 考 文 献

[1] Flint J, Panchal S, Hurrell A, van de Venne M, Gayed M, Schreiber K et al (2016) BSR and BHPR guideline on prescribing drugs in pregnancy and breastfeeding-part I: standard and biologic disease modifying anti-rheumatic drugs and corticosteroids. In: Rheumatology (Oxford), vol 55, p 1693

[2] Skorpen CG, Hoeltzenbein M, Tincani A, Fischer-Betz R, Elefant E, Chambers C et al (2016) The EULAR points to consider for use of antirheumatic drugs before pregnancy, and during pregnancy and lactation. Ann Rheum Dis 75:795–810

[3] Borella E, Lojacono A, Gatto M, Andreoli L, Taglietti M, Iaccarino L et al (2014) Predictors of maternal and fetal complications in SLE patients: a prospective study. Immunol Res 60(2–3):170–176

[4] Andreoli L, Chighizola CB, Banzato A, Pons-Estel GJ, De Jesus GR, Erkan D (2013) Estimated frequency of antiphospholipid antibodies in patients with pregnancy morbidity, stroke, myocardial infarction, and deep vein thrombosis: a critical review of the literature. Arthritis Care Res 65(11):1869–1873

[5] Chakravarty EF, Nelson L, Krishnan E (2006) Obstetric hospitalizations in the United States for women with systemic lupus erythematosus and rheumatoid arthritis. Arthritis Rheum 54:899

[6] De Man YA, Dolhain RJEM, Van De Geijn FE, Willemsen SP, Hazes JMW (2008) Disease activity of rheumatoid arthritis during pregnancy: results from a nationwide prospective study. Arthritis Care Res 59:1241–1248

[7] Clowse MEB, Magder LS, Witter F, Petri M (2005) The impact of increased lupus activity on obstetric outcomes. Arthritis Rheum 52(2):514–521

[8] Giles I, Yee C-S, Gordon C (2019) Stratifying management of rheumatic disease for pregnancy and breastfeeding. Nat Rev Rheumatol 15:391

[9] Nguyen H, Giles I (2016) Biologic disease modifying anti-rheumatic drugs in pregnancy and breast-feeding period. In: Ciurtin C, Isenberg DA (eds) Biologics in rheumatology: new developments, clinical uses and health implication. Nova Science Publisher, New York, pp 377–403

[10] Mariette X, Förger F, Abraham B, Flynn AD, Moltó A, Flipo RM et al (2018) Lack of placental transfer of certolizumab pegol during pregnancy: results from CRIB, a prospective, postmarketing, pharmacokinetic study. Ann Rheum Dis 77(2):228–233

[11] Clowse MEB, Feldman SR, Isaacs JD, Kimball AB, Strand V, Warren RB et al (2016) Pregnancy outcomes in the tofacitinib safety databases for rheumatoid arthritis and psoriasis. Drug Saf 39(8):755–762

[12] Ostensen M, Lockshin M, Doria A, Valesini G, Meroni P, Gordon C et al (2008) Update on safety during pregnancy of biological agents and some immunosuppressive anti-rheumatic drugs. Rheumatology 47(Suppl 3):iii28–iii31

[13] Rawla P, Sunkara T, Raj JP (2018) Role of biologics and biosimilars in inflammatory bowel disease: current trends and future perspectives. J Inflamm Res 11:215–226

[14] Lovell DJ, Giannini EH, Reiff AO, Kimura Y, Li S, Hashkes PJ et al (2013) Long-term safety and efficacy of rilonacept in patients with systemic juvenile idiopathic arthritis. Arthritis Rheum 65(9):2486–2496

[15] Giunta A, Ventura A, Chimenti MS, Bianchi L, Esposito M (2017) Spotlight on ixekizumab for the treatment of moderate-to-severe plaque psoriasis: design, development, and use in therapy. Drug Des Devel Ther 11:1643–1651

[16] Hyrich KL, Verstappen SMM (2014) Biologic therapies and pregnancy: the story so far. Rheumatology (Oxford) 53(8):1377–1385

[17] Garty BZ, Ludomirsky A, Danin YL, Peter JB, Douglas SD (1994) Placental transfer of immunoglobulin G subclasses. Clin Diagn Lab Immunol 1(6):667–669

[18] Palmeira P, Quinello C, Silveira-Lessa AL, Zago CA, Carneiro-Sampaio M (2012) IgG placental transfer in healthy and pathological pregnancies. Clin Dev Immunol 2012:1

[19] Nesbitt A, Kevorkian L, Baker T (2014) Lack of FcRn binding in vitro and no measurable levels of ex vivo placental transfer of certolizumab pegol. Hum Reprod 29:i127

[20] Clowse ME, Förger F, Hwang C, Thorp J, Dolhain RJ, Van Tubergen A et al (2017) Minimal to no transfer of certolizumab pegol into breast milk: results from CRADLE, a prospective, postmarketing, multicentre, pharmacokinetic study. Ann Rheum Dis 76(11): 1890–1896

[21] Porter C, Armstrong-Fisher S, Kopotsha T, Smith B, Baker T, Kevorkian L et al (2016) Certolizumab pegol does not bind the neonatal Fc receptor (FcRn): consequences for FcRn-mediated in vitro transcytosis and ex vivo human placental transfer. J Reprod Immunol 116:7–12

[22] Rowan CR, Cullen G, Mulcahy HE, Keegan D, Byrne K, Murphy DJ et al (2018) Ustekinumab drug levels in maternal and cord blood in a woman with Crohn's disease treated until 33 weeks of gestation. J Crohns Colitis 12(3):376–378

[23] Friedrichs B, Tiemann M, Salwender H, Verpoort K, Wenger MK, Schmitz N (2006) The effects of rituximab treatment during pregnancy on a neonate. Haematologica 91:1426–1427

[24] Egawa M, Imai K, Mori M, Miyasaka N, Kubota T (2017) Placental transfer of canakinumab in a patient with muckle-wells syndrome. J Clin Immunol 37(4):339–341

[25] Murashima A, Watanabe N, Ozawa N, Saito H, Yamaguchi K (2009) Etanercept during pregnancy and lactation in a patient with rheumatoid arthritis: drug levels in maternal serum, cord blood, breast milk and the infant's serum. Ann Rheum Dis 68(11):1791–1793

[26] Berthelsen BG, Fjeldsøe-Nielsen H, Nielsen CT, Hellmuth E (2010) Etanercept concentrations in maternal serum, umbilical cord serum, breast milk and child serum during breastfeeding. Rheumatology 49(11):2225–2227

[27] Nguyen GC, Seow CH, Maxwell C, Huang V, Leung Y, Jones J et al (2016) The Toronto Consensus Statements for the management of inflammatory bowel disease in pregnancy. Gastroenterology 150(3):734–757.e1

[28] Matro R, Martin CF, Wolf D, Shah SA, Mahadevan U (2018) Exposure concentrations of infants breastfed by women receiving biologic therapies for inflammatory bowel diseases and effects of breastfeeding on infections and development. Gastroenterology 155(3):696–704

[29] Pham-Huy A, Sadarangani M, Huang V, Ostensen M, Castillo E, Troster SM et al (2019) From mother to baby: antenatal exposure to monoclonal antibody biologics. Expert Rev Clin Immunol 15(3):221–229

[30] Komaki F, Komaki Y, Micic D, Ido A, Sakuraba A (2017)

Outcome of pregnancy and neonatal complications with anti-tumor necrosis factor-α use in females with immune mediated diseases; a systematic review and meta-analysis. J Autoimmun 76:38–52

[31] Bitter H, Bendvold AN, Østensen ME (2018) Lymphocyte changes and vaccination response in a child exposed to belimumab during pregnancy. Ann Rheum Dis 77(11):1692–1693

[32] Kumthekar A, Abhijeet D, Deodhar A (2013) Use of belimumab throughout 2 consecutive pregnancies in a patient with systemic lupus erythematosus. J Rheumatol 40(6):1–3

[33] Danve A, Perry L, Deodhar A (2015) Use of belimumab throughout pregnancy to treat active systemic lupus erythematosus—a case report. Semin Arthritis Rheum 44(2):195–197

[34] Wallace DJ, Navarra S, Petri MA, Gallacher A, Thomas M, Furie R et al (2013) Safety profile of belimumab: pooled data from placebo-controlled phase 2 and 3 studies in patients with systemic lupus erythematosus. Lupus 22(2):144–154

[35] Emmi G, Silvestri E, Squatrito D, Mecacci F, Ciampalini A, Emmi L et al (2016) Favorable pregnancy outcome in a patient with systemic lupus erythematosus treated with belimumab: a confirmation report. Semin Arthritis Rheum 45(6):e26–e27

[36] Sandhu VK, Wallace DJ, Weisman MH (2015) Monoclonal antibodies, systemic lupus erythematosus, and pregnancy: insights from an open-label study. J Rheumatol 42(4):4–6

[37] Bazzani C, Scrivo R, Andreoli L, Baldissera E, Biggioggero M, Canti V et al (2015) Prospectively-followed pregnancies in patients with inflammatory arthritis taking biological drugs: an Italian multicentre study. Clin Exp Rheumatol 33(5):688–693

[38] Abisror N, Mekinian A, Brechignac S, Ruffatti A, Carbillon L, Fain O (2015) Inefficacy of plasma exchanges associated to rituximab in refractory obstetrical antiphospholipid syndrome. Press Med 44(1):100–102

[39] Tsao NW, Lynd LD, Sadatsafavi M, Hanley G, De Vera MA (2018) Patterns of biologics utilization and discontinuation before and during pregnancy in women with autoimmune diseases: a population-based cohort study. Arthritis Care Res 70(7):979–986

[40] Andreoli L, Bazzani C, Taraborelli M, Reggia R, Lojacono A, Brucato A et al (2010) Pregnancy in autoimmune rheumatic diseases: the importance of counselling for old and new challenges. Autoimmun Rev 10(1):51–54

[41] Conduit C, Yew S, Jose S, Jayne J, Kirkland G (2017) A case of de novo diagnosis antineutrophil cytoplasmic antibody negative pauci-immune necrotising glomerulonephritis in pregnancy. Intern Med J 47(5): 593–600

[42] Arce-Salinas CA, Rodríguez-García F, Gómez-Vargas JI (2012) Long-term efficacy of anti- CD20 antibodies in refractory lupus nephritis. Rheumatol Int 32(5): 1245–1249

[43] Bröms G, Haerskjold A, Granath F, Kieler H, Pedersen L, Berglind IA (2018) Effect of maternal psoriasis on pregnancy and birth outcomes: a population-based cohort study from Denmark and Sweden. Acta Derm Venereol 98(8):728–734

[44] Fotiadou C, Lazaridou E, Sotiriou E, Ioannides D (2012) Spontaneous abortion during ustekinumab therapy. J Dermatol Case Rep 6(4):105–107

[45] Lund T, Thomsen SF (2017) Use of TNF-inhibitors and ustekinumab for psoriasis during pregnancy: a patient series. Dermatol Ther 30(3):1–5

[46] Cortes X, Borrás-Blasco J, Antequera B, Fernandez-Martinez S, Casterá E, Martin S et al (2017) Ustekinumab therapy for Crohn's disease during pregnancy: a case report and review of the literature. J Clin Pharm Ther 42(2):234–236

[47] Echeverría-García B, Nuño-González A, Dauden E, Vanaclocha F, Torrado R, Belinchón I et al (2017) A case series of patients with psoriasis exposed to biologic therapy during pregnancy: the BIOBADADERM Register and a review of the literature. Actas Dermosifiliogr 108(2):168–170

[48] Beaulieu DB, Ananthakrishnan AN, Martin C, Cohen RD, Kane SV, Mahadevan U (2018) Use of biologic therapy by pregnant women with inflammatory bowel disease does not affect infant response to vaccines. Clin Gastroenterol Hepatol 16(1):99–105

[49] Alsenaid A, Prinz JC (2016) Inadvertent pregnancy during ustekinumab therapy in a patient with plaque psoriasis and impetigo herpetiformis. J Eur Acad Dermatol Venereol. 30(3):488–490

[50] Galli-Novak E, Mook S-C, Buning J, Schmidt E, Zillikens D, Thaci D et al (2016) Successful pregnancy outcome under prolonged ustekinumab treatment in a patient with Crohn's disease and paradoxical psoriasis. J Eur Acad Dermatol Venereol 30(12):e189–e191

[51] Da Rocha K, Piccinin MC, Kalache LF, Reichert-Faria A, Silva De Castro CC (2015) Pregnancy during ustekinumab treatment for severe psoriasis. Dermatology 231(2):103–104

[52] Sheeran C, Nicolopoulos J (2014) Pregnancy outcomes of two patients exposed to ustekinumab in the first trimester. Australas J Dermatol 55(3):235–236

[53] Youngstein T, Hoffmann P, Gül A, Lane T, Williams R, Rowczenio DM et al (2017) International multi-centre study of pregnancy outcomes with interleukin-1 inhibitors. Rheumatology (Oxford) 56(12):2102–2108

[54] Smith CJF, Chambers CD (2018) Five successful pregnancies with antenatal anakinra exposure. Rheumatology (Oxford) 57(7):1271–1275

[55] Fischer-Betz R, Specker C, Schneide M (2011) Successful outcome of two pregnancies in patients with adult-onset Still's disease treated with IL-1 receptor antagonist (anakinra). Clin Exp Rheumatol 29(6):1021–1023

[56] Saito J, Yakuwa N, Takai C, Nakajima K, Kaneko K, Goto M et al (2018) Tocilizumab concentrations in maternal serum and breast milk during breastfeeding and a safety assessment in infants: a case study. Rheumatology (Oxford) 57(8):1499–1500

[57] Weber-Schoendorfer C, Schaefer C (2016) Pregnancy outcome after tocilizumab therapy in early pregnancy-case

series from the German Embryotox Pharmacovigilance Center. Reprod Toxicol 60:29–32

[58] Tan BE, Lim AL, Kan SL, Lim CH, Tsang EEL, Ch'ng SS et al (2017) Real-world clinical experience of biological disease modifying anti-rheumatic drugs in Malaysia rheumatoid arthritis patients. Rheumatol Int 37(10): 1719–1725

[59] Kaneko K, Sugitani M, Goto M, Murashima A (2016) Tocilizumab and pregnancy: four cases of pregnancy in young women with rheumatoid arthritis refractory to anti-TNF biologics with exposure to tocilizumab. Mod Rheumatol 26(5):672–675

[60] Hoeltzenbein M, Beck E, Rajwanshi R, Gøtestam Skorpen C, Berber E, Schaefer C et al (2016) Tocilizumab use in pregnancy: analysis of a global safety database including data from clinical trials and post-marketing data. Semin Arthritis Rheum 46(2):238–245

[61] Nakajima K, Watanabe O, Mochizuki M, Nakasone A, Ishizuka N, Murashima A (2016) Pregnancy outcomes after exposure to tocilizumab: a retrospective analysis of 61 patients in Japan. Mod Rheumatol 26(5):667–671

[62] Warren RB, Reich K, Langley RG, Strober B, Gladman D, Deodhar A et al (2018) Secukinumab in pregnancy: outcomes in psoriasis, psoriatic arthritis and ankylosing spondylitis from the global safety database. Br J Dermatol 179(5):1205–1207

[63] Strober B, Leonardi C, Papp KA, Mrowietz U, Ohtsuki M, Bissonnette R et al (2017) Shortand long-term safety outcomes with ixekizumab from 7 clinical trials in psoriasis: etanercept comparisons and integrated data. J Am Acad Dermatol 76:432

[64] Kumar M, Ray L, Vemuri S, Simon TA (2015) Pregnancy outcomes following exposure to abatacept during pregnancy. Semin Arthritis Rheum 45(3):351–356

[65] Ojeda-Uribe M, Afif N, Dahan E, Sparsa L, Haby C, Sibilia J et al (2013) Exposure to abatacept or rituximab in the first trimester of pregnancy in three women with autoimmune diseases. Clin Rheumatol 32(5):695–700

[66] Flint J, Panchal S, Hurrell A, van de Venne M, Gayed M, Schreiber K et al (2016) BSR and BHPR guideline on prescribing drugs in pregnancy and breastfeeding-part II: analgesics and other drugs used in rheumatology practice. Rheumatology (Oxford) 55:1698

第8章 对自身免疫性疾病女性患者月经紊乱的管理
Managing Menstrual Irregularities in AID

Rama Walia　Anshita Aggarwal　**著**

刘耀阳　**译**

摘　要

自身免疫性疾病（autoimmune rheumatological diseases，AID）会对女性月经健康和未来的生育能力产生不利影响，其潜在的病理生理学机制是多方面的，如炎症环境可抑制下丘脑 – 垂体 – 性腺轴，共同存在的其他自身免疫性疾病（如原发性甲状腺功能减退）也同时发挥作用，治疗 AID 的药物（如类固醇和环磷酰胺）亦对生殖健康产生不利影响。相关的检查包括激素水平和卵巢储备能力。口服避孕药可用于恢复规律的月经周期，而激素节制方案和促性腺激素释放激素（GnRH）类似物已用于保护卵巢功能。

关键词

自身免疫性疾病；月经不调；下丘脑 – 垂体 – 性腺轴；类固醇；环磷酰胺；GnRH 类似物

一、概述及背景

自身免疫性疾病会对女性的月经周期产生显著影响，甚至影响未来的生育能力。令人担忧的是，这类疾病通常好发于育龄期女性。由于自身免疫性风湿病包含了过多的其他系统性问题，从而使月经紊乱常常被忽视，且与疾病相关的因素和治疗都会影响月经。周期性的、可预测的月经提示规律的排卵，这关键取决于严格协调的下丘脑、垂体、卵巢和子宫内膜的功能。下丘脑在一定频率范围内脉冲式地释放 GnRH 是保证月经周期规律性的必需条件。

二、流行病学和病理生理学

根据既往研究，风湿病患者月经不调的患病率为 15%～40% [1]。一项研究报道，月经过少是系统性红斑狼疮（SLE）患者最常见的月经异常（54%）。月经不调的患者催乳素（PRL）水平更高，疾病活动度更高，孕酮水平更低 [2]。而 12%～15% 的红斑狼疮患者可出现月经过多，具体因素有很多 [3, 4]，如血小板减少、抗磷脂抗体、糖皮质激素和（或）非甾体抗炎药（nonsteroidal anti-inflammatory drug，NSAID）等药物的使用可能是其原因之一。在自身免疫性风湿病中炎性细胞因子升高，可抑制促性腺激素释放激素的分泌。在动物研究中，白细胞介素 -1β（IL-1β）已被确定是最强效的 GnRH 分泌抑制药 [5, 6]。体内研究表明，中枢输注 TNFα 后，GnRH-LH 系统会受到抑制 [6-9]。然而，这些发现却无法在体外实验中重现，TNFα 对雄性大鼠或发情前期雌性大鼠下丘脑外植体中的 GnRH 释放没有影响 [10]。GnRH 分泌的抑制导致继发性闭经和慢性无排卵。SLE 疾病的活动性与炎性细胞因子水平相关，是未接受烷基化药物治疗的患者闭经的主要危险因素 [11]。17%～25% 的患者可观察到继发性闭经。

除此之外，自身免疫性内分泌疾病可能与自身免疫性风湿病共存，参与月经紊乱的发生。研究表明，与普通人群相比，SLE 患者自身免疫性甲状腺功能减退（而非甲状腺功能亢进）的患病率更高。这两种自身免疫性疾病的共同病理机制都与 Th1 型为主的免疫紊乱相关 [12]。甲状腺功能减退可导致无排卵，进而导致孕酮水平低下。高雌激素状态随之而来，导致子宫内膜持续和不受控制的增生，引起过度、不规则和不可预测的月经大出血。这些变化可能是由于未经治疗的甲状腺功能减退引起黄体生成素（LH）分泌量减少及分泌脉冲的频率和振幅改变所致。

既往研究还报道了 SLE 患者体内的抗体能够升高 PRL 水平 [13]。从理论上来讲，这可能导致继发性性腺功能减退，从而引起继发性闭经，或者继发性多囊卵巢综合征（polycystic ovary syndrome，PCOS）及月经过少。高催乳素血症不仅可由抗体介导，还可能继发于服用某些具有 D₂ 受体激动药活性的非处方药物，如多潘立酮或质子泵抑制药。

在普通人群中，大多数月经不调的病例可归因于多囊卵巢综合征。而在风湿病患者中，针对多囊卵巢综合征患病率的大规模研究并不多。在一项小型回顾性横断面研究中，在 10—50 岁的女性中，PCOS 在风湿性疾病中的患病率与普通人群相当。然而，PCOS 在银屑病关节炎、银屑病和强直性脊柱炎中的患病率却高得多 [14]。

抗米勒管激素（AMH）是卵巢储备能力的标志物，与健康女性相比，未接受治疗的 SLE 女性的 AMH 水平较低，这可能和 SLE 患者常发生自身免疫性卵巢炎相关 [15, 16]。抗黄体抗体水平升高与红斑狼疮患者的卵巢功能障碍有关 [17]。慢性肾衰竭 [18] 和下丘脑性闭经等并发症的存在也可能导致闭经。

影响自身免疫性风湿病患者月经周期的另一个主要原因是所使用的各种治疗药物的不良反应，包括类固醇、化疗和免疫调节 / 免疫抑制药。外源性类固醇能够抑制下丘脑 - 垂体 - 性腺（HPG）轴，从而抑制 GnRH 的脉冲式释放及 LH/FSH 的分泌，进而导致月经不规则，并最终造成继发性闭经。尽管这种抑制是可逆的，但因为大多数接受类固醇治疗的患者都处于育龄期，故此会对生育能力造成很多影响。不仅如此，长期类固醇治疗还有多种其他系统性的不良反应。这使我们必须为某些患者选择"类固醇激素节制疗法"。通常，对于需要泼尼松 10mg/d 或更高剂量才能持续缓解疾病的中重度患者，应加用其他免疫抑制药以减少类固醇的使用量。硫唑嘌呤通常作为类固醇助减药应用于轻中度疾病中。新型生物药物（如利妥昔单抗、依帕珠单抗和阿巴西普）的出现有望减少此类患者的累积激素使用量。

环磷酰胺（cyclophosphamide，CYC）是治疗活动性风湿病的一种常用药物。对 SLE 患者的研究表明，在接受 CYC 治疗的女性中，卵巢衰竭的发病率很高，为 10%～83%。卵巢功能不全的发生率可能因受试者初始治疗时的年龄和接受 CYC 的累积剂量而异 [19-21]。

CYC 能够交联 DNA，从而破坏快速分裂的细胞的染色体，对卵巢中有限的生殖细胞造成永久性损伤 [20-21]。较大的卵泡、窦卵泡和排卵前卵泡首当其冲，因为它们对毒性更敏感。研究表明，随着年龄的增长，造成闭经所需的 CYC 总剂量会急剧下降，这是由于年龄相关的生理性卵巢功能下降所致。20—29 岁女性的预警剂量为 20.4g，30—39 岁为 9.3g，40—49 岁为 5.2g [22]。一项女性 SLE 患者的回顾性研究显示了 CYC 药物暴露总量的重要性 [23]，16 名仅接受糖皮质激素冲击治疗的女性患者没有一例出现持续性早期闭经，而接受 7 次 CYC（每月 1 次）冲击治疗的 16 名女性中有 2 名出现持续性早期闭经，接受 15 次或以上的 CYC（每月 1 次）冲击治疗的 23 名女性中有 9 人出现持续性早期闭经。50% 闭经发生在前 7 个月，而在 25 岁以上的女性中闭经发生得更早。在大多数病例中，闭经是永久性的，月经的恢复仅发生在接受短期 CYC 冲击治疗的案例中。在其他药物中，甲氨蝶呤通常不被认为具有促性腺毒性，但最近的研究表明，甲氨蝶呤与卵巢功能降低有关 [24, 25]。

卵巢衰竭风险的两个主要决定因素，即 CYC 治疗开始时的年龄和药物累积剂量。年龄超过 30 岁，以及总剂量超过 10g，会使卵巢衰竭风险急剧增加 [20, 21]。在一项比较 CYC 低剂量和高剂量方案治疗狼疮性肾炎的 Meta 分析中，发现与高剂量（500～1000mg/m²）治疗组相比，低剂量诱导治疗组（400～500mg/m²）发生月经紊乱的风险较低（RR=0.46，95%CI 0.31～0.69）。

在治疗风湿病的新药中，霉酚酸酯（mycophenolate mofetil，MMF）已显示出良好的前景。与 CYC 相比，MMF 对性腺细胞没有毒性作用，因此对育龄期女性患者更适用且更易被接受。但是，MMF 具有致畸性，因此建议患者在接受 MMF 治疗时务必避孕。

三、月经紊乱的管理

1. 激素水平评估

评估自身免疫性风湿病患者的月经异常需要在卵泡期（月经周期的第 2 天或第 3 天）测量促性腺激素（LH、FSH）。除此之外，还应进行血清雌二醇、二氢表雄酮（di-hydroepiandrosterone，DHEAS）、睾酮、催乳素、AMH 和甲状腺功能检查。AMH 是一种非侵入性且相当可靠的卵巢储备功能的标志物。一方面，高水平的促性腺激素，低水平的雌二醇和（或）低水平的 AMH（年龄＜ 40 岁）符合卵巢早衰（premature ovarian insufficiency，POI）的特点，这可能是由于自身免疫性卵巢炎或环磷酰胺的毒性所致。另一方面，如果促性腺激素水平降低，或者雌二醇低水平而促性腺激素"不合理的正常"，则可诊断为继发性性腺功能减退，这可能与疾病本身的活动性有关。此外，继发性性腺功能减退还可能出现轻度高催乳素血症。

2. 激素替代治疗的作用

无论何种病因，长期继发性闭经都会对骨密度产生不利影响。此外，无排卵最终会导致不育。

疾病活动度的缓解有助于月经功能的改善。然而，对于长期闭经的患者，可能必须考虑激素替代方案，但由于担心增加疾病活动性和血栓事件的风险，临床医生很少向女性患者开具雌激素 – 孕激素复方口服避孕药（combined estrogen-progestin oral contraceptive pills，COC）。患有 SLE 的女性患缺血性心脏病、脑卒中和静脉血栓栓塞症的风险更高，尤其是存在抗磷脂抗体（APLA）的情况下。

有研究表明，如果 SLE 病情轻微且稳定，抗磷脂抗体血清阴性，既往无血栓形成史，COC 对 SLE 女性患者是安全的。COC 被推荐用于无其他心血管危险因素的 SLE 患者[26]。而对于有 SLE 和抗磷脂抗体的女性，COC 是禁忌证（第 4 类）。因此，在开始实施药物避孕之前，应明确疾病活动度、是否存在 APLA 和血小板减少症。

3. GnRH 激动药的作用

GnRH 激动药（GnRH-a）可减轻接受 CYC 治疗的女性卵巢储备功能的耗竭。GnRH-a 与位于垂体上的 GnRH 受体结合，最初能导致促性腺激素释放激增，但持续应用最终能下调受体，从而降低促性腺激素和雌激素的水平。这些激素水平的变化能够减缓卵泡成熟的速度，从而降低卵泡对 CYC 毒性的敏感度[19]。一个纳入 9 项 CYC 化疗期间联合 GnRH-a 辅助治疗的 Meta 分析表明，与单纯化疗相比，在 CYC 治疗期间联合 GnRH-a 治疗能够使规律月经的持续时间显著增加 68%[27]。这些研究所用的 GnRH-a 剂量相当规范，大多数女性在化疗期间接受的 GnRH-a 为每 4 周 3.75mg。多数研究描述了在 CYC 化疗前约 2 周开始使用 GnRH-a，或者选用短效 GnRH-a，以避免在 GnRH-a 治疗后 5~10 天会出现的卵巢生长活跃期内进行化疗。一项研究显示，许多女性在初始 CYC 化疗后即接受首剂亮丙瑞林的治疗，以避开卵巢生长活跃期。

与单独接受 CYC 化疗的患者相比，接受 GnRH-a 联合治疗的患者的 AMH 水平下降幅度较小。然而，这可能不会直接转化为妊娠结局的改善，因为在所有研究中妊娠率都远低于卵巢功能的保留率。

除此之外，AID 的并发症还包括甲状腺功能减退和肾衰竭等，其治疗方案的优化也能促进月经紊乱的改善。

参 考 文 献

[1] Fatnoon NNA, Azarisman SMS, Zainal D (2008) Prevalence and risk factor for menstrual disorders among systemic lupus erythematosus patients. Singapore Med 49:413–418

[2] Shabanova SS, Ananieva LP, Alekberova ZS, Guzov II (2008) Ovarian function and disease activity in patients

with systemic lupus erythematosus. Clin Exp Rheumatol 26:436

[3] Harvey AM, Shulman LE, Tumulty PA et al (1954) Systemic lupus erythematosus: review of the literature and clinical analysis of 138 cases. Medicine (Baltimore) 33:291

[4] Wallace DJ, Dubois EL (eds) (1987) Dubois' lupus erythematosus, 3rd edn. Lea & Febiger, Philadelphia, PA

[5] Rivest S, Rivier C (1993) Central mechanisms and sites of action involved in the inhibitory effects of CRF and cytokines on LHRH neuronal activity. Ann N Y Acad Sci 697:117–141

[6] Kalra PS, Edwards TG, Xu B, Jain M, Kalra SP (1998) The antigonadotropic effects of cytokines: the role of neuropeptides. Domest Anim Endocrinol. 15:321–332

[7] Rivier C, Vale W (1990) Cytokines act within the brain to inhibit luteinizing hormone secretion and ovulation in the rat. Endocrinology 127:849–856

[8] Watanobe H, Hayakawa Y (2003) Hypothalamic interleukin-1 beta and tumor necrosis factor-alpha, but not interleukin-6, mediate the endotoxin-induced suppression of the reproductive axis in rats. Endocrinology 144: 4868–4875

[9] Yoo MJ, Nishihara M, Takahashi M (1997) Tumor necrosis factor-alpha mediates endotoxin induced suppression of gonadotropin-releasing hormone pulse generator activity in the rat. Endocr J 44:141–148

[10] Russell SH, Small CJ, Stanley SA, Franks S, Ghatei MA, Bloom SR (2001) The in vitro role of tumour necrosis factor-alpha and interleukin-6 in the hypothalamic–pituitary gonadal axis. J Neuroendocrinol 13:296–301

[11] Pasoto SG, Mendonça BB, Bonfá EF (2002) Menstrual disturbances in patients with systemic lupus erythematosus without alkylating therapy: clinical, hormonal and therapeutic associations. Lupus 11:175–180

[12] Ferrari SM, Elia G, Virili C, Centanni M, Antonelli A, Fallahi P (2017) Systemic lupus erythematosus and thyroid autoimmunity. Front Endocrinol (Lausanne) 8:138. Published 19 Jun 2017. https://doi.org/10.3389/fendo.2017.00138

[13] Blanco-Favela F, Quintal MG, Chavez-Rueda AK, Leanos-Miranda A, Berron-Peres R, Baca-Ruiz V, Lavalle-Montalvo C (2001) Anti-prolactin autoantibodies in paediatric systemic lupus erythematosus patients. Lupus 10:803–808

[14] Edens C, Antonelli M (2017) Polycystic ovarian syndrome in rheumatic disease Internet. ACR Meeting Abstracts. Available from: https://acrabstracts.org/abstract/polycystic-ovarian-syndrome-in-rheumatic-disease/

[15] Ma W, Zhan Z, Liang X et al (2013) Subclinical impairment of ovarian reserve in systemic lupus erythematosus patients with normal menstruation not using alkylating therapy. J Womens Health 22:1023–1027

[16] Ulug P, Oner G, Kasap B et al (2014) Evaluation of ovarian reserve tests in women with systemic lupus erythematosus. Am J Reprod Immunol 72:85–88

[17] Pasoto SG, Viana VS, Mendonca BB et al (1999) Anti-corpus luteum antibody: a novel serological marker for ovarian dysfunction in systemic lupus erythematosus? J Rheumatol 26:1087–1093

[18] Holley JL, Schmidt RJ (2013) Changes in fertility and hormone replacement therapy in kidney disease. Adv Chronic Kidney Dis 20:240–245

[19] Blumenfeld Z, Shapiro D, Shteinberg M, Avivi I, Nahir M (2000) Preservation of fertility and ovarian function and minimizing gonadotoxicity in young women with systemic lupus erythematosus treated by chemotherapy. Lupus 9:401–405

[20] Huong DL, Amoura Z, Duhaut P et al (2002) Risk of ovarian failure and fertility after intravenous cyclophosphamide. A study in 84 patients. J Rheumatol 29:2571–2576. Epub 5 Dec 2002

[21] Park MC, Park YB, Jung SY, Chung IH, Choi KH, Lee SK (2004) Risk of ovarian failure and pregnancy outcome in patients with lupus nephritis treated with intravenous cyclophosphamide pulse therapy. Lupus 13:569–574

[22] Mattinson DR, Nightingale MS, Shiromizu K (1983) Effects of toxic substances on female reproduction. Environ Health Perspect 48:43–52

[23] Boumpas DT, Austin HA 3rd, Vaughan EM et al (1993) Risk for sustained amenorrhea in patients with systemic lupus erythematosus receiving intermittent pulse cyclophosphamide therapy. Ann Intern Med 119:366

[24] de Araujo DB, Yamakami LY, Aikawa NE et al (2014) Ovarian reserve in adult patients with childhood-onset lupus: a possible deleterious effect of methotrexate? Scand J Rheumatol 43:503–511

[25] McLaren JF, Burney RO, Milki AA et al (2009) Effect of methotrexate exposure on subsequent fertility in women undergoing controlled ovarian stimulation. Fertil Steril 92:515–519

[26] Centers for Disease Control and Prevention (2010) U.S. medical eligibility criteria for contraceptive use, 2010. MMWR Morb Mortal Wkly Rep 59:1–86

[27] Clowse ME, Behera MA, Anders CK et al (2009) Ovarian preservation by GnRH agonists during chemotherapy: a meta-analysis. J Womens Health (Larchmt) 18:311–319. Epub 14 Mar 2009

第9章　生殖毒性药物治疗自身免疫性疾病女性的生育力保存

Fertility Preservation in Women with Autoimmune Diseases Treated with Gonadotoxic Agents

Aashima Arora 著

林　丽　译

摘　要

自身免疫性疾病常常累及的是生育期的女性群体。而这些女性患者最常需要的却是可能会造成显著性腺毒性的化疗药物。因此，在开始治疗前，应该为自身免疫性疾病的女性患者提供生育力保存技术的选项。本章详细讨论了现有可行的多种生育力保存技术及各自的优缺点。

关键词

自身免疫性疾病；性腺毒性药物；生育力保存选项

自身免疫性疾病常见于育龄期的女性，并且常常接受性腺毒性药物（如环磷酰胺）的治疗。然而，这些女性的生育力保存管理却没有得到足够重视。随着生存率的提高，患者长期的需求包括生育力保存变得越来越重要[1]。

一、致性腺毒性的风险和机制

大量患有系统性自身免疫性风湿病（systemic autoimmune rheumatic diseases，SARD）的年轻女性接受性腺毒性药物治疗，这可能导致卵巢早衰和不孕。最常用的药物是环磷酰胺（cyclophosphamide，CYC），主要用于威胁生命或器官功能的自身免疫性疾病，如 SLE 伴肾脏受累或 ANCA 相关性血管炎[2]。CYC 对雄性和雌性性腺都有毒性。治疗前必须向年轻患者解释这些免疫抑制药的风险和益处，因为与生育有关的问题可能是他们非常关注的一个重要问题。

CYC 是一种烷化剂，通过与多种大分子的共价结合和交联阻止细胞分裂而发挥作用[3]，烷化剂具有严重的潜在不良反应（如骨髓抑制、性腺毒性，以及增加感染及恶性肿瘤的概率）。这种损害通常在细胞快速分裂的组织中是可逆的，如骨髓、胃肠道和胸腺。然而，对卵巢的毒性是渐进性且不可逆的，因为生殖细胞的数量自胎儿时期就已确定且不能再生。烷化剂不是细胞周期特异性的，它作用于原始卵泡中未发育的卵母细胞和前颗粒细胞，这种毒性是由代谢产物磷酰胺芥末介导的[4]。

CYC 的性腺毒性主要取决于 2 个因素：①暴露年龄；②累积剂量。

卵巢早衰和不孕的风险与药物暴露的年龄成正相关。月经初潮前，CYC 似乎不会引起明显的卵巢毒性。研究表明，年龄小于 30 岁的患者闭经的风险约为 10%，而 40 岁以上女性闭经的风险则＞ 50%（图 9-1）。一般来说，药物暴露时卵巢储备功能越强大，造成的损害就越小。数据表明，CYC 初始暴露年龄小于 20 岁的女性卵巢早衰概率＜ 5%，而年龄大于 30 岁的风险为 25%～50%，大于 40 岁则为 75%[5-8]。

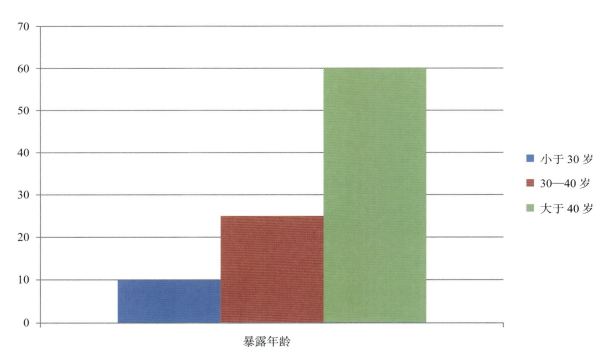

▲ 图 9-1　药物暴露与年龄的关系

性腺功能障碍的程度也取决于女性患者接受 CYC 的剂量。不管采用何种用药方案，CYC 的累积剂量都是卵巢毒性的独立危险因素。累积剂量 ≥ $12g/m^2$ 相比于 $8g/m^2$，卵巢毒性显著增加[9]。然而，CYC 治疗持续时间及基线时疾病的严重程度对卵巢毒性的影响，则缺少确实可信的依据。

二、生育力保存的措施

对于接受化学治疗的女性，可以采用以下 4 种生育保护策略。

- 给予促性腺激素释放激素（GnRH）激动药。
- 胚胎冷冻保存。
- 卵巢组织冷冻保存。
- 未受精的卵细胞冷冻保存。

每种方法在可行性、疗效、成本、对男性伴侣的需求及对原发疾病的影响等方面各有优缺点，我们随后予以讨论。

1. 给予促性腺激素释放激素激动药

应用 GnRH 激动药保护卵巢免受化疗毒性的作用已经被评估了 20 多年。GnRH 类似物是如何发挥这种保护作用的，可能有以下 3 种机制。

- 降低循环促性腺激素水平，从而使卵巢处于人工青春期前状态。这种低促性腺激素的环境减少了进入脆弱分化阶段的原始卵泡数量。
- 卵巢血供减少导致卵巢组织中化疗药物浓度较低。
- GnRH 激动药上调性腺内抗凋亡分子（如 1- 磷酸鞘氨醇）的水平。

多年来 GnRH 在保持生育能力方面的功效一直存在争议。十年前，大多数数据都还来自于对患有乳腺癌或淋巴瘤的年轻绝经前女性进行的观察研究，而并非随机对照试验，因此缺乏确凿可信的结论。然而，近 10 年来，全球范围内开展了多项随机对照试验，GnRH 激动药联合化疗应用于恶性肿瘤和 SLE，这些研究的 Meta 分析证明了其在保护卵巢功能方面的功效 [10]。虽然早期的文献认为 GnRH 在预防卵巢功能早衰（premature ovarian failure，POF）方面表现得更为有效，而就提高妊娠率而言并不太令人信服，最近一项国际三期随机对照研究 POEMS/S0230 试验将 GnRH 的益处扩展到促进妊娠率提高（21% vs. 11%）[11]。此外，最近的来自绝经前早期乳腺癌患者的系统回顾和 Meta 分析数据表明，化疗同时联合使用和不联合使用 GnRH 激动药治疗的女性 POF 比率分别为 14% 和 30%，妊娠率分别为 10% 和 5% [12]。2019 年 3 月 Cochrane 数据库系统性回顾（Cochrane Database Systematic Review）认为，GnRH 激动药通过维持与恢复月经、减少治疗相关的卵巢功能早衰以维持排卵，可以在化疗期间能有效地保护卵巢。该研究的作者认为 GnRH 激动药保护生育能力的证据仍不充分，故需进一步研究 [13]。

值得强调的是，使用 GnRH 激动药对 SLE 的病程没有显著影响。此外，卵巢功能保存本身对于 SLE 患者是至关重要的，这是由于 POF 会导致动脉粥样硬化过早发生，而动脉粥样硬化是造成 SLE 患者死亡的主要原因。据报道，在致性腺毒性药物化疗前和化疗期间接受 GnRH 激动药治疗的女性患者中，将周期性卵巢功能得以保存与 POF 相比，优势比高达 6.8 [14]。

2. 胚胎冷冻保存

卵巢刺激后进行体外受精（in vitro fertilization，IVF）和胚胎冷冻保存被认为是年轻女性在恶性肿瘤化疗前保存生育能力的金标准技术。然而，对于患 SLE 的女性来说，疾病本身的病理生理学可能会影响是否采用该技术。虽然 SLE 的确切病因尚不清楚，但由于 90% 的患者为女性，因此多年来女性激素的作用一直被提及。据报道，绝经后女性接受雌激素 + 孕激素（Estrogen + Progestin，E+P）替代治疗会增加疾病复发率。此外，在患有 SLE 的男性中也发现激素水平发生了改变，拥有更高的雌激素 / 雄激素比值，这些证据都表明雌激素在疾病发病机制中的作用。因此，IVF 过程中卵巢过度刺激会导致雌二醇水平显著升高，使 IVF 的安全性受到质疑[15]。

SLE 患者在疾病活动期（及发作后 6～12 个月）和既往有严重血栓性事件、控制不佳的高血压病、肺动脉高压、晚期肾病和严重瓣膜病 / 心脏病的情况下，建议不要过度刺激卵巢[16]。如果病情稳定可以进行 IVF，但需要专家与夫妻进行详细沟通后进行操作。这些女性在 IVF 过程中需要接受密切而持续的监测。在 SLE 女性患者中，与卵巢刺激相关的最大风险是血栓形成。目前，尚无特定类型的促性腺激素在预防血栓形成方面具有突出优势。然而，由于大多数血栓形成均与卵巢过度刺激综合征（ovarian hyperstimulation syndrome，OHSS）有关，因此可采用一切预防手段以避免 OHSS，如温和刺激方案、coasting 疗法、使用 GnRH 激动药触发排卵、胚胎冷冻等。

3. 卵巢组织冷冻保存

卵巢组织冷冻保存是一种可能的生育力保存技术，特别是对于没有男性伴侣的年轻未婚女孩，她们不能选择胚胎冷冻[17]。尽管移植的卵巢组织存活时间可能有限，卵巢组织自体移植为恢复体内雌激素活性提供了额外益处。然而，这项技术需要两个手术，一是切除卵巢组织，二是自体移植。这在某些国家（如印度）的贫困患者中难以广泛应用。

4. 未受精的卵细胞冷冻保存

抽吸和保存成熟和未成熟的卵母细胞，已被证实是计划接受性腺毒性药物女性保留生育能力的有效替代技术。一般抽吸成熟卵母细胞需要促性腺激素刺激卵巢（类似于 IVF 的过程），而未成熟卵母细胞可以在自然月经周期中抽吸而无须任何激素刺激。这种未成熟卵子体外成熟培养（in vitro maturation，IVM）技术为病情复发和亟须接受化疗的患者提供了希望，因为后者不可采用引起雌二醇升高的其他技术。虽然截至目前，这些技术的成功均为病例报道和小型病例系列研究报道，但不失为一个不错的机会。有文献报道，在体外和体内低温保存 / 玻璃化冷冻成熟卵母细胞，每周期的临床妊娠率为 25%～45%[18, 19]。

三、生育力保存技术的比较（表 9-1）

总之，在所有年轻患者接受致性腺毒性药物治疗前，必须认真考虑和商讨保持生育能力的可选方案。这些技术方案能让年轻女性保留生育的希望，从而以更好的心态接受治疗。

表 9-1　生育力保存技术的比较

	选　择	优　点	缺　点
1	GnRH 激动药	• 简单易用 • 价格实惠 • 不需要男性伴侣 • 不良反应极小 • 无 SLE 复发风险 • 高效 • 具有保存卵巢功能的潜力	• 治疗期间雌激素水平低下 • 并非对所有女性有效
2	IVF 和胚胎冷冻	• 高效 • 许多中心均可实施 • 不昂贵	• 需要男性伴侣 • 可能导致病情加重
3	卵巢组织冷冻保存	• 潜力大 • 保存生育能力的同时恢复内分泌功能	• 需要外科手术 • 不易获得 • 昂贵
4	卵母细胞保存	• 潜力大	• 研究性阶段 • 昂贵 • 未广泛应用

参 考 文 献

[1] Katsifis GE, Tzioufas AG (2004) Ovarian failure in systemic lupus erythematosus patients treated with pulsed intravenous cyclophosphamide. Lupus 13(9):673–678

[2] Austin HA, Klippel JH, Balow JE et al (1986) Therapy of lupus nephritis. Controlled trial of prednisone and cytotoxic drugs. N Engl J Med 314:614–619

[3] Hall AG, Tilby MJ (1992) Mechanisms of action of, and modes of resistance to, alkylating agents used in the treatment of haematological malignancies. Blood Rev 6(3):163–173

[4] Bines J, Oleske DM, Cobleigh MA (1996) Ovarian function in premenopausal women treated with adjuvant chemotherapy for breast cancer. J Clin Oncol 14(5):1718–1729

[5] Huong DLT, Amoura Z, Duhaut P et al (2002) Risk of ovarian failure and fertility after intravenous cyclophosphamide. A study in 84 patients. J Rheumatol 29:2571–2576

[6] Mok CC, Ho CTK, Chan KW, Lau CS, Wong RWS (2002) Outcome and prognostic indicators of diffuse proliferative lupus glomerulonephritis treated with sequential oral cyclophosphamide and azathioprine. Arthritis Rheum 46:1003–1013

[7] Mok CC, Lau CS, Wong RWS (1998) Risk factors for ovarian failure in patients with systemic lupus erythematosus receiving cyclophosphamide therapy. Arthritis Rheum 41:831–837

[8] Wetzels JFM (2004) Cyclophosphamide induced gonadal toxicity: a treatment dilemma in patients with lupus nephritis? Neth J Med 62(10):347–352

[9] Ioannidis JPA, Katsifis GE, Tzioufas AG, Moutsopoulos HM (2002) Predictors of sustained amenorrhoea from pulsed intravenous cyclophosphamide in premenopausal women with systemic lupus erythematosus. J Rheumatol 29:2129–2135

[10] Ben-Aharon I, Gafter-Gvili A, Leibovici L, Stemmer SM (2010) Pharmacological interventions for fertility preservation during chemotherapy: a systematic review and meta-analysis. Breast Cancer Res Treat 122(3):803–811

[11] Moore HCF, Unger JM, Phillips K-A et al (2015) Goserelin for ovarian protection during breast-cancer adjuvant chemotherapy. N Engl J Med 372:923–932

[12] Lambertini M, Moore HCF, Robert CF et al (2018) Gonadotropin-releasing hormone agonists during chemotherapy for preservation of ovarian function and fertility in premenopausal patients with early breast cancer: a systematic review and meta-analysis of individual patient-level data. J Clin Oncol 36:1981–1990

[13] Chen H, Xiao L, Li J, Cui L, Huang W (2019) Adjuvant

gonadotropin-releasing hormone analogues for the prevention of chemotherapy-induced premature ovarian failure in premenopausal women. Cochrane Database Syst Rev 3:CD008018

[14] Blumenfeld Z, Zur H, Dann EJ (2015) Gonadotropin-releasing hormone agonist cotreatment during chemotherapy may increase pregnancy rate in survivors. Oncologist 20(11):1283–1289

[15] Askanase AD, Buyon JP (2002) Reproductive health in SLE. Best Pract Res Clin Rheumatol 16:265–280

[16] Bellver J, Pellicer A (2009) Ovarian stimulation for ovulation induction and in vitro fertilization in patients with systemic lupus erythematosus and antiphospholipid syndrome. Fertil Steril 92(6):1803–1810

[17] Meirow D, Levron J, Eldar-Geva T et al (2005) Pregnancy after transplantation of cryopreserved ovarian tissue in a patient with ovarian failure after chemotherapy. N Engl J Med 353:318–321

[18] Oktay K, Cil AP, Bang H (2006) Efficiency of oocytes cryopreservation: a meta-analysis. Fertil Steril 86:70–80

[19] Chian RC, Huang JY, Gilbert L et al (2009) Obstetric outcomes following vitrification of in vitro and in vivo matured oocytes. Fertil Steril 91(6):2391–2398

第 10 章　对自身免疫性疾病患者的备孕辅导及咨询

Preconception Care and Counseling in Autoimmune Disorders

Bharti Sharma　Shinjini Narang　**著**

林　丽　译

摘　要

孕前保健是一个识别危险因素和优化现有情况以获得更好围产期结局的机会。本章回顾了常见自身免疫性疾病的孕前保健和咨询。

关键词

孕前保健；孕前咨询；系统性红斑狼疮

孕前保健是指计划妊娠前提供的任何形式的医疗方面、行为方面和社会层面的卫生健康干预。它为患有（包括自身免疫性疾病在内的女性）慢性疾病的患者提供了一个优化妊娠结局的机会。在临床实践中遇到的常见自身免疫性疾病有系统性红斑狼疮、系统性硬化症、类风湿关节炎、硬皮病和抗磷脂综合征等。以下 5 点是与女性妊娠相关的主要问题。

- 母体疾病复发的风险。
- 流产、早产、死产、先天畸形、新生儿死亡和病态等方面的不良胎儿结局。
- 致畸风险。
- 孕期多学科团队管理的可行性。
- 提供有效的避孕措施。

理想情况下，这些女性从诊断自身免疫性疾病开始就需要多学科管理，而不仅仅是为了确保妊娠期安全才启动。因此，基于女性的特殊需求，如避孕建议、孕前咨询，产科医生应始终参与女性自身免疫性疾病患者的病程管理。

一、系统性红斑狼疮

系统性红斑狼疮（SLE）不是妊娠的禁忌证，但潜在的慢性高血压、间质性肺病、肺动脉高压和肾脏受累是孕产妇疾病复发和死亡的独立风险因素。

重要的是讨论潜在的并发症和风险，并在多学科背景下制订管理计划。SLE 与自然流产、宫内胎儿死亡、先兆子痫、宫内生长受限和早产风险的增加有关。

据报道，13.5%～65% 的 SLE 女性妊娠患者会出现狼疮复发。妊娠前 6 个月 SLE 疾病活动，与狼疮发作和不良妊娠结局的风险增加有关，应建议这些女性患者避免妊娠。

尽管环磷酰胺治疗是不孕症的危险因素，但没有证据表明 SLE 或其他结缔组织病会影响生育能力。诱导排卵似乎增加了疾病发作和血栓形成的机会，尤其是抗磷脂抗体存在的情况下。女性 SLE 患者的孕前评估应始终包括临床检查和血清学检查（表 10-1）。

除非潜在的母体益处大于胎儿风险，否则应指导女性避免服用 FDA 妊娠 X 类和 D 类药物。妊娠期安全使用的药物包括泼尼松龙、硫唑嘌呤、环孢素 A 和羟氯喹。甲氨蝶呤、霉酚酸酯和环磷酰胺因其致畸作用在妊娠期被禁用。在妊娠前 3～6 个月，服用这些药物的女性应改用更安全的替代药物，降低突然撤药引起红斑狼疮病情加剧的风险。降压药也应从血管紧张素转化酶抑制药（angiotensis converting enzyme，ACEI）和血管紧张素受体拮抗药（angiotensin receptor blockers，ARB）转换为更安全的替代药物（如拉贝洛尔和硝苯地平），以防在妊娠中、晚期用药暴露时会有胎儿肾功能不全和宫内发育迟缓（IUGR）的相关风险。

如果女性患者有血栓栓塞事件的风险（如抗磷脂综合征），则应开始预防血栓。妊娠前可加用小剂量阿司匹林预防先兆子痫和血栓形成。

女性 SLE 患者的并发症发生率接近于无活动性疾病、高血压、肾脏受累或抗磷脂抗体阳性的一般人群。

还应意识到这些女性妊娠有新生儿红斑狼疮的风险，特别是先天性心脏传导阻滞（CHB），这是一种不可逆的、危及生命的并发症。在抗 SSA/Ro 抗体阳性的女性中，CHB 的风险为 1%～2%。当抗 SSB/La 与抗 SSA/Ro 同时存在时，CHB 的风险增加至 5%。CHB 复发的风险也很高，出生后为 5%～50%。这就是为什么在抗 Ro/SSA 和抗 La/SSB 抗体阳性的女性中，建议在妊娠第 16～18 周进行多次超声心动图和产科超声检查，以检测胎儿心率的原因。

表 10-1　SLE 女性患者的孕前评估

临床评估 / 病史	实验室检查
• SLE 样颊部红斑、光敏感、盘状红斑、雷诺现象、荨麻疹和血管炎等皮肤表现 • 血压 • 尿量 • 当前用药的详细信息	• 狼疮血清学（抗双链 DNA 抗体和抗核抗体） • 抗 Ro 抗体和抗 La 抗体滴度 • 抗磷脂抗体滴度 • 血清补体水平（在妊娠期间意义不大） • 肾功能［肌酐、肌酐清除率、24h 尿蛋白定量（血清肌酐＞ 2.8mg/dl 时成功妊娠的概率＜ 30%）］

二、类风湿关节炎

妊娠期，类风湿关节炎（RA）患者的疾病活动通常有所改善，多达 60% 的女性症状好转。在可能的情况下，孕前咨询的重要性在于根据药理学转换成更安全的药物。在疾病好转的情况下，妊娠期间可以安全地停用潜在有害药物。甲氨蝶呤应在妊娠前 3～4 个月停用以防止胎儿暴露。来氟米特（leflunomide，LEF）可能在体内持续存在 2 年，应在备孕前 3 个月使用考来烯胺从体内清除。妊娠期间可安全使用的药物有羟氯喹、磺胺类药物、糖皮质激素和抗肿瘤坏死因子抑制剂。非甾体抗炎药在妊娠期间是安全的，但在妊娠第 32 周后应避免使用，因为它们对胎儿肾脏的影响会导致羊水过少。它们也有导致动脉导管过早闭合的风险。

尽管 RA 不会直接影响生育能力，但在患病女性中可以看到低生育力，这可能归因于疾病对心理和生育选择的影响。一些研究报道了妊娠期高血压、早产、剖宫产和 IUGR 的发生率增加。RA 在产后 6 个月内复发很常见。

三、系统性硬化症

在系统性硬化症（SSc）患者中，适时、有计划地妊娠并进行适当的监测可以最大限度地提高良好妊娠结局的可能性。SSc 的发病平均年龄为四十多岁，因此在妊娠期并不常见，与该病妊娠相关的数据也有限。肾危象、严重心肌病（射血分数＜ 30%）、肺动脉高压和严重限制性肺疾病等并发症的发生率在发生 SSc 后 4 年内妊娠的女性中更为常见，因此建议女性 SSc 患者在这段时间后妊娠。

雷诺现象在妊娠期间会有所改善，但食管反流、气短（由于肺容量增加）和肾功能在妊娠期间容易恶化，尤其是在妊娠晚期。Mallory-Weiss 综合征（又称食管贲门黏膜撕裂综合征）可出现在累及食管的女性 SSc 患者发生呕吐时。抗组胺药和质子泵抑制药在妊娠期可安全用于治疗反流性食管炎、恶心和呕吐。一些研究报道，这些女性流产、早产、IUGR 和妊娠高血压疾病的发生率较高。妊娠期间用羟氯喹和类固醇皮质激素治疗是安全的，而环磷酰胺则是禁忌。

四、抗磷脂综合征

抗磷脂综合征（APS）是一种获得性自身免疫性血栓性疾病，诊断依据其临床特征包括血栓形成、产科并发症和特定水平的循环抗磷脂抗体。

产科并发症包括复发性妊娠早期胎儿丢失和妊娠中晚期胎儿死亡、先兆子痫、IUGR 和早产。在 APS 中，与妊娠相关的高凝风险（包括动脉和静脉血栓栓塞）增加。除了深静脉血栓形成的风险外，患有 APS 的女性妊娠期和产褥期还有肺栓塞、脑卒中和肝梗死的风险。

APS 的治疗需要整个妊娠期和产后应用低分子肝素或普通肝素联合小剂量阿司匹林。建议从孕前开始服用小剂量阿司匹林。对于有血栓病史或脑血管事件服用华法林衍生物的女性 APS

患者，建议在孕前或早孕检测阳性的情况下改用肝素（LMWH 或普通肝素）。产后再开始使用华法林衍生物。

五、结论

自身免疫性疾病在育龄女性中很常见，这些患者围产期（胎儿、新生儿）并发症为高风险。需要产科医生、风湿科医生和肾脏科医生进行多学科协调管理，以获得最佳的产科结局。通过孕前咨询，应制订备孕计划，以预测可能出现的并发症，并在并发症发生时及时干预。

推 荐 阅 读

[1] American College of Obstetricians and Gynecologists (2018) Group prenatal care. ACOG Committee Opinion No. 731. Obstet Gynecol 131:e104–e108

[2] Brucato A, Frassi M, Franceschini F, Cimaz R, Faden D, Pisoni MP et al (2001) Risk of congenital complete heart block in newborns of mothers with anti-Ro/SSA antibodies detected by counter immunoelectrophoresis: a prospective study of 100 women. Arthritis Rheum 44:1832–1835

[3] Buyon JP, Waltock J, Kleinman C, Copel J (1995) In utero identification and therapy of congenital heart block. Lupus 4:116–121

[4] Chakravarty EF, Colon I, Langen ES et al (2005) Factors that predict prematurity and preeclampsiain pregnancies that are complicated by systemic lupus erythematosus. Am J Obstet Gynecol 192:1897–1890

[5] Chung L, Flyckt RL, Colon I, Shah AA, Druzin M, Chakravarty EF (2006) Outcome of pregnancies complicated by systemic sclerosis and mixed connective tissue disease. Lupus 15:595–599

[6] Friedman DM, Rupel A, Buyon JP (2007) Epidemiology, etiology, detection, and treatment of autoantibody associated congenital heart block in neonatal lupus. Curr Rheumatol Rep 9:101–108

[7] Friedman DM, Kim MY, Copel JA, Davis C, Phoon CK, Glickstein JS et al, For the PRIDE Investigators (2008) Utility of cardiac monitoring in fetuses at risk for congenital heart block. The PR Interval and Dexamethasone Evaluation (PRIDE) prospective study. Circulation 117:485–493

[8] Golding A, Haque UJ, Giles JT (2007) Rheumatoid arthritis and reproduction. Rheum Dis Clin N Am 33:319–343, vi–vii

[9] Heit JA, Kobbervig CE, James AH, Petterson TM, Bailey KR, Melton LJ 3rd (2005) Trends in the incidence of venous thromboembolism during pregnancy or postpartum: a 30–year population-based study. Ann Intern Med 143:697–706

[10] Khamashta MA (2006) Systemic lupus erythematosus and pregnancy. Best Pract Res Clin Rheumatol 20:685–694

[11] Nassar AH, Uthman I, Khamashta MA (2012) Autoimmune and connective tissue disorders

[12] Opatrny L, David M, Kahn SR, Shrier I, Rey E (2006) Association between antiphospholipid antibodies and recurrent fetal loss in women without autoimmune disease: a metaanalysis. J Rheumatol 33:2214–2221

[13] Petri M (2007) The Hopkins Lupus Pregnancy Center: ten key issues in management. Rheum Dis Clin N Am 33:227–235 v

[14] Reed SD, Vollan TA, Svec MA (2006) Pregnancy outcomes in women with rheumatoid arthritis in Washington State. Matern Child Health J 10:361–366

[15] Steen VD (2007) Pregnancy in scleroderma. Rheum Dis Clin N Am 33:345–358, vii

第 11 章　妊娠对自身免疫性疾病的影响
Effect of Pregnancy on Autoimmune Rheumatic Diseases

Hafis Muhammed　Amita Aggarwal　著

叶玲英　译

摘　要

妊娠会产生多个器官显著的生理变化，也包括免疫系统。为了维持胎儿稳定，免疫系统会出现耐受或者避免排异胎儿。这些改变包括抑制子宫 NK 细胞，增加免疫调节的巨噬细胞、树突状细胞和 T 细胞。这些变化很可能是通过孕期激素变化来介导。妊娠对自身免疫性疾病的疾病活动有不同的影响，如可能出现 RA 活动度下降，增加 SLE 发病风险，而对其他疾病的影响目前数据还不充足。

关键词

妊娠；自身免疫性疾病；免疫调节

一、概述

妊娠是一种生理状态，同种异体胎儿在子宫内停留 9 个月没有引起免疫反应。妊娠期间发生的多种免疫变化可以保护胎儿免受免疫攻击。目前至少提出了以下 3 种相关机制。

1. 胎儿和免疫系统的物理分离。

2. 胎儿抗原性降低。

3. 母体免疫抑制。

由于妊娠期间会导致免疫系统变化，所以由免疫活化导致的自身免疫紊乱在此期间可能会出现改变。本章回顾了在妊娠期间发生的免疫系统变化，这些变化可以使胎儿产生免疫耐受及随之而来的对各种风湿病的影响。

二、妊娠期间的免疫变化

1. 细胞因子和免疫细胞

着床前，多种细胞因子影响着胚胎的生长，这些细胞因子包括 GM-CSF、肝素结合表皮生长因子（HB-EGF）、胰岛素样生长因子 – Ⅰ、胰岛素样生长因子 – Ⅱ（IGF-Ⅰ和 IGF-Ⅱ）。相反，肿瘤坏死因子和 IFNγ 损害胚胎生长[1,2]。HLA-G 在胚胎上的表达是这一时期的重要因素。

着床约发生在妊娠后 1 周。在各种激素的影响下，子宫与发育的胚胎发生复杂的分子相互作用，从而导致胚胎成功着床。合胞滋养层细胞的顶端表面有大量的微绒毛，这些微绒毛与子宫上皮相似的突起（胞饮突）相互交叉。除激素外，各种细胞因子、趋化因子、黏附分子、先天免疫和适应性免疫细胞也参与了精心策划的着床。

子宫自然杀伤细胞（natural killer，NK）是人蜕膜内最丰富的免疫细胞之一。尽管这些细胞在形态上与循环中的 NK 细胞相似，但它们表达不同的细胞表面标记及独特的颗粒。子宫 NK 细胞为 CD56 阳性 CD16 阴性，而循环 NK 细胞为 CD56 弱阳性 CD16 阳性。子宫 NK 细胞通过 NK2GDR 等受体发挥抑制作用，在维持妊娠中发挥重要作用。子宫 NK 细胞也具有血管生成功能，可以产生蜕膜血管系统而促进胎盘发育[3,4]。

蜕膜巨噬细胞是蜕膜中主要的抗原呈递细胞，占蜕膜白细胞总数的 20%～25%。在妊娠期间，巨噬细胞具有 M2 表型。也就是说，它们是交替激活的巨噬细胞。M2 巨噬细胞产生 IL-10 和 TGFβ1 等具有抑制作用的细胞因子，这可以导致对异体胎儿产生免疫耐受，而这些细胞对滋养细胞侵袭也有一定的作用[5]。

与其他树突状细胞（dendritic cell，DC）相比，蜕膜树突状细胞 CD80/86 和 IDO 表达增加，IL-12 的表达降低。因此，这些树突状细胞可作为免疫调节 DC，促进调节性 T 细胞的增殖[6]。

妊娠早期蜕膜组织中 T 细胞占白细胞总数的 10%。它们与外周 T 细胞的区别在于激活标记物的表达，如 CD45RO、CD69、HLA-DR 和 CD25 等，但其功能和胎儿特异性免疫识别机制尚不清楚[7]。经典的"Th1/Th2"假说提示在妊娠期间相对 Th1 免疫，Th2 免疫更占据主导，这可能是因为母亲的耐受性。然而，Th1/Th2 比例失衡并不足以解释在系统性自身免疫性疾病中出现的各种妊娠并发症。Th17 细胞产生 IL-17 并介导炎症的产生，而诱发较高水平的 Th17 细胞与流产和早产有关。调节性 T 细胞的激活是成功完成妊娠和母胎耐受性的关键因素。妊娠并发症（如复发性流产和先兆子痫）被发现与调节性 T 细胞的低水平有关。总的来说，严密调控 Th1、Th2、Th17 和 Treg 细胞是维持妊娠所必需的[8]。自身抗体及 B 细胞在维持妊娠中的作用目前还不明确。产生 IL-10 的调节性 B 细胞很可能在维持妊娠中发挥重要作用[9]。

免疫系统这些改变机制很可能与妊娠后体内激素水平变化相关。大部分免疫细胞都有雌激素受体。人绒毛膜促性腺激素（hCG）保证了卵巢中黄体酮的持续供应，并有助于维持妊娠。黄体酮最初由黄体产生，后来由胎盘产生，是维持妊娠最重要的因素。与雌激素一样，hCG 在免疫细胞的转运和调节性 T 细胞的发育中发挥着重要的作用。

2. 促进免疫耐受的胎盘因素

胎盘和早期胎儿组织缺乏经典的 HLA 分子，它们表达 HLA-G、HLA-E 和 HLA-C [10]。这些 HLA 分子与子宫 NK 细胞上的抑制性受体相互作用，从而抑制其细胞毒性。此外，胎盘还高表达抑制性受体 PDL1 来抑制 T 细胞增殖和激活，有助于维持胎儿免疫耐受 [11]。

3. 胎儿微嵌合体

在妊娠期间，细胞能通过胎盘屏障双向转移，可以导致遗传上不同的非宿主细胞在宿主中生存和增殖，这被称为微嵌合。在许多自身免疫性疾病的发病机制中，微嵌合体的作用被提出，并可能部分解释妊娠对结缔组织病的影响 [12]。

三、妊娠和风湿性疾病

1. 类风湿关节炎

类风湿关节炎（rheumatoid arthritis，RA）好发于育龄期中年女性。因此，相当多的 RA 患者需要面临妊娠问题。RA 患者通常在妊娠期间关节炎会有所改善。数据显示妊娠期间 48%～62% 的 RA 患者关节症状减轻，16%～27% 则完全缓解 [13, 14]。至少有 50% 的患者在整个孕期前三个月经历了症状缓解。血清阴性 RA 患者关节炎的改善（75%）比血清阳性患者（RF 或 ACPA 阳性）更明显 [15]。在血清学阳性患者中，关节炎的临床改善与 RF 或 CCP 水平没有相关性。研究还发现，母体和胎儿 HLA Ⅱ 类分子差异程度越高，改善的机会越大 [16]。

产后 RA 关节症状发作的风险增加，可在产后 3～6 个月发生，近 90% 的患者会出现临床恶化。RA 发生的风险在妊娠后也会增加，在产后 12 个月风险最大。妊娠期类风湿因子的存在可预测产后新发 RA。

2. 血清阴性脊柱关节病

血清阴性脊柱关节病（spondyloarthritis，SpA）是一组在男性中发病率更高且更严重的疾病，其特征是炎性腰背痛。此病被认为是由先天免疫系统激活导致，因此对妊娠的影响较小。

SpA 患者在妊娠期间没有明显的关节症状改善或恶化，目前也没有关于妊娠期 SpA 发作的数据。活动性关节炎患者的病情，在孕早期和孕中期仍会继续活跃，但在晚期会有些改善 [17]。SpA 病程较长的患者，盆腔尺寸的变化可能会影响分娩，需要考虑剖宫产。

在妊娠期间，银屑病的皮肤损伤可以有显著改善。40%～60% 的女性患者皮损改善，10%～20% 的女性出现恶化，其余的女性患者在妊娠期间保持稳定 [18]。产后皮肤复发及妊娠的各个阶段银屑病关节炎并没有很好地被阐述清楚。

3. 系统性红斑狼疮

关于妊娠期系统性红斑狼疮（systemic lupus erythematosus，SLE）的数据存在争议，主要是因为在定义复发方面缺乏一致性、人群异质性及各种研究中的多重混杂因素都导致了无法得出明确的结论。通常很难将狼疮疾病活动与先兆子痫的临床特征区分开来。最近的研究发现，在妊娠期间 SLE 活动度增加了 2～3 倍 [19-21]。妊娠期间所有发作的风险为 35%～70%，中度至重度发作的风险为 15%～30%。肾脏复发比其他表现更为常见（占所有复发比例的 43%）[20, 21]，关节炎发作不太常见。以下 4 点为预测妊娠复发的因素。

(1) 妊娠前 6 个月期间的疾病活动。

(2) 既往有肾炎。

(3) 停止羟氯喹治疗。

(4) 初次妊娠的女性。

妊娠前缓解期延长可降低复发的可能性。在最近的一项研究中发现，晚期妊娠狼疮的复发率降低是因为雌激素水平降低导致 IL-6 反应减弱。1/3 的患者在产后出现症状。

4. 混合性结缔组织病

混合性结缔组织病（mixed connective tissue disease，MCTD）是一种罕见的疾病，影响年轻女性，可表现为雷诺现象、指硬化症、间质性肺病、肺动脉高压、关节炎和肌炎[22]。在 10 例 MCTD 患者中，有 3 例在妊娠期间出现疾病复发，出现蛋白尿、肌炎和滑膜炎。然而，目前还没有大规模的数据得出明确的结论。间质性肺炎（interstitial lung disease，ILD）和肺动脉高压患者可能会因妊娠期间需求增加及胎儿生长导致肺呼吸功能受限而出现症状恶化。

5. 干燥综合征

干燥综合征（sjogren syndrome，SS）表现为眼干、口干和其他外分泌腺症状。在妊娠期 SS 患者中，只有新发肾脏疾病和心包炎的病例报道。为了解妊娠对 SS 的实际影响，需要进行涉及更大样本的研究，并使用有效的工具来评估测量疾病活动。

6. 抗磷脂综合征

抗磷脂综合征（antiphospholipid syndrome，APS）、子痫和 HELLP 综合征等产科问题在本书其他章讨论。灾难性抗磷脂综合征、血管血栓形成和严重血栓性血细胞减少症在 APS 孕妇中有报道，妊娠是否会增加这些问题的出现尚不清楚。

7. 系统性硬化症

与其他结缔组织病不同，很难评估妊娠期系统性硬化症（systemic sclerosis，SSc）的疾病活动性，包括皮肤 mRSS 评分在内的监控工具，对短时间内出现的病情变化并不敏感。一些症状（如关节痛、胃食管反流、四肢浮肿），可以出现在正常妊娠期间，因此很难将这些归因于疾病发作。

一般情况下，妊娠期 SSc 无加重。在一项涉及 99 名 SSc 孕妇的大型研究中，大多数患者的情况保持稳定。4 例患者均为 Scl-70 阳性，分娩后 1 年内出现疾病进展[23]。硬皮病女性患者妊娠和未妊娠的 10 年累积生存率类似[24]。

雷诺症状在妊娠期间一般会改善，可能是由于血流增加。胃食管反流症状会加重。明显的肺动脉高压是妊娠禁忌，因为这些患者可能无法耐受妊娠期间的液体转移。

妊娠期肾脏危象发生率无明显增加。然而，妊娠硬皮病肾危象与不良的产妇结局相关，临床上很难区分子痫前期和硬皮病肾危象。

8. 特发性炎症性肌病

一般来说，病情稳定的情况下妊娠期复发风险较低。然而，妊娠期间疾病发作可伴有严重的并发症，包括横纹肌溶解和肌红蛋白尿 [25]。

9. 血管炎

ANCA 相关性血管炎发生妊娠相对较少，因为疾病本身罕见及好发的年龄为非孕龄。因此，在肉芽肿性血管炎（granulomatosis with polyangiitis，GPA）、显微镜下多血管炎（microscopic polyangiitis，MPA）或嗜酸性肉芽肿性血管炎（eosinophilic granulomatosis with polyangiitis，EGPA）中没有关于妊娠和妊娠结局的大规模数据。20%～40% 的患者会在妊娠期间发病 [26]。在控制良好的 ANCA 相关性血管炎患者中，妊娠通常是平稳的，并有显著的缓解。那些活动期妊娠的患者疾病仍然活跃。

监测妊娠期间的疾病活动可能是一个真正的挑战，因为急性期的反应物可能会受到妊娠期间生理变化的影响。在妊娠期间肺部病变的影像学检查也非常困难。

妊娠对结节性多动脉炎（polyarteritis nodosa，PAN）的影响尚不清楚。然而，PAN 有一个自然的过程，极少复发，缓解的 PAN 在妊娠期间复发可能性较小。

大动脉炎（takayasu arteritis，TA）是一种年轻女性易患的疾病。因此了解妊娠期间疾病的自然病程是很重要的。在大血管炎中，妊娠似乎对疾病活动没有显著影响。不到 5% 的大动脉炎患者在妊娠期发作 [26]。然而，在 TA 中，妊娠不同阶段的血流动力学变化会对已经受损的血管区域产生影响，充血性心力衰竭、急性肾损伤、动脉瘤破裂和脑出血都曾被描述过。并发症主要发生在分娩时，因为此时液体转移和心血管负荷最大。

与其他血管炎相比，高达 60% 的白塞病在妊娠期间保持稳定或改善，也有一些妊娠期间发生血栓的报道。然而，白塞病血栓形成的归因风险尚不清楚，因为妊娠本身就是一种高凝状态。

四、总结

妊娠期间的免疫变化似乎对 RA 的疾病活动带来有益的影响，这可能与免疫反应偏向 Th2 和调节性 T 细胞有关。相比之下，SLE 患者一般在妊娠期间疾病活动性增加。对于大多数结缔组织疾病，关于妊娠期间疾病发展的资料不足（表 11–1）。

表 11–1　妊娠对常见风湿疾病的影响

疾　病	妊娠期疾病活动度	评　论
类风湿关节炎	50%～60% 患者关节炎症状改善	• 血清阴性的患者缓解率更高 • 产后疾病活动度恶化高达 90% • 10% 在产后容易新发 RA
脊柱关节病	没有明显变化	
银屑病	60% 的患者皮损改善	关节炎方面没有大规模数据
系统性红斑狼疮	10%～30% 的患者复发	• 妊娠时处于活动期、狼疮性肾炎、停止羟氯喹 • 1/3 患者产后复发

（续表）

疾　病	妊娠期疾病活动度	评　论
系统性硬化症	• 妊娠期无加重 • 肾危象发生率无增加	• 反流性食管炎反流可加重 • 硬皮病肾危象与妊娠结局不良相关
ANCA 相关血管炎	20%～40% 复发	－
大动脉炎	＜ 5% 复发	妊娠并发症发生率增加

参 考 文 献

[1] Yockey LJ, Interferons IA (2018) Proinflammatory cytokines in pregnancy and fetal development. Immunity 49(3):397–412

[2] Leach RE, Khalifa R, Ramirez ND et al (1999) Multiple roles for heparin-binding epidermal growth factor-like growth factor are suggested by its cell-specific expression during the human endometrial cycle and early placentation. J Clin Endocrinol Metab 84(9):3355–3363

[3] Moffett-King A (2002) Natural killer cells and pregnancy. Nat Rev Immunol 2(9):656–663

[4] Rätsep MT, Felker AM, Kay VR, Tolusso L, Hofmann AP, Croy BA (2015) Uterine natural killer cells: supervisors of vasculature construction in early decidua basalis. Reproduction 149(2):R91–R102

[5] Ning F, Liu H, Lash GE (2016) The role of decidual macrophages during normal and pathological pregnancy. Am J Reprod Immunol 75(3):298–309

[6] Gardner L, Moffett A (2003) Dendritic cells in the human decidua. Biol Reprod 69(4):1438–1446

[7] Saito S, Nishikawa K, Morii T, Narita N, Enomoto M, Ichijo M (1992) Expression of activation antigens CD69, HLA-DR, interleukin-2 receptor-alpha (IL-2R alpha) and IL-2R beta on T cells of human decidua at an early stage of pregnancy. Immunology 75(4):710–712

[8] Feyaerts D, Benner M, van Cranenbroek B, van der Heijden OWH, Joosten I, van der Molen RG (2017) Human uterine lymphocytes acquire a more experienced and tolerogenic phenotype during pregnancy. Sci Rep 7(1):2884

[9] Guzman-Genuino RM, Diener KR (2017) Regulatory B cells in pregnancy: lessons from autoimmunity, graft tolerance, and cancer. Front Immunol 8:172

[10] Hunt JS, Langat DK, McIntire RH, Morales PJ (2006) The role of HLA-G in human pregnancy. Reprod Biol Endocrinol 4(Suppl 1):S10

[11] Petroff MG, Kharatyan E, Torry DS, Holets L (2005) The immunomodulatory proteins B7–DC, B7–H2, and B7–H3 are differentially expressed across gestation in the human placenta. Am J Pathol 167(2):465–473

[12] Kinder JM, Stelzer IA, Arck PC, Way SS (2017) Immunological implications of pregnancy-induced microchimerism. Nat Rev Immunol 17(8):483–494

[13] Ince-Askan H, Hazes JMW, Dolhain RJEM (2017) Identifying clinical factors associated with low disease activity and remission of rheumatoid arthritis during pregnancy. Arthritis Care Res (Hoboken) 69(9):1297–1303

[14] Barrett JH, Brennan P, Fiddler M, Silman AJ (1999) Does rheumatoid arthritis remit during pregnancy and relapse postpartum? Results from a nationwide study in the United Kingdom performed prospectively from late pregnancy. Arthritis Rheum 42(6):1219–1227

[15] de Man YA, Bakker-Jonges LE, Goorbergh CM et al (2010) Women with rheumatoid arthritis negative for anti-cyclic citrullinated peptide and rheumatoid factor are more likely to improve during pregnancy, whereas in autoantibody-positive women autoantibody levels are not influenced by pregnancy. Ann Rheum Dis 69(2):420–423

[16] Zrour SH, Boumiza R, Sakly N et al (2010) The impact of pregnancy on rheumatoid arthritis outcome: the role of maternofetal HLA class II disparity. Joint Bone Spine 77(1):36–40

[17] Østensen M, Villiger PM, Förger F (2012) Interaction of pregnancy and autoimmune rheumatic disease. Autoimmun Rev 11(6–7):A437–A446

[18] Murase JE, Chan KK, Garite TJ, Cooper DM, Weinstein GD (2005) Hormonal effect on psoriasis in pregnancy and postpartum. Arch Dermatol 141(5):601–606

[19] Clowse MEB, Magder LS, Witter F, Petri M (2005) The impact of increased lupus activity on obstetric outcomes. Arthritis Rheum 52(2):514–521

[20] Doria A, Ghiradello A, Iaccarino L et al (2004) Pregnancy, cytokines, and disease activity in systemic lupus erythematosus. Arthritis Rheum 51:989–995

[21] Petri M (2007) The Hopkins Lupus Pregnancy Center: ten key issues in management. Rheum Dis Clin North Am 33(2):227–235, v

[22] Kitridou RC (2005) Pregnancy in mixed connective tissue disease. Rheum Dis Clin N Am 31(3):497–508

[23] Taraborelli M, Ramoni V, Brucato A et al (2012 Jun) Brief report: successful pregnancies but a higher risk of preterm births in patients with systemic sclerosis: an Italian multicenter study. Arthritis Rheum 64(6):1970–1977

[24] Steen VD, Conte C, Day N et al (1989) Pregnancy in women with systemic sclerosis. Arthritis Rheum 32(2):151–157

[25] Kofteridis DP, Malliotakis PI, Sotsiou F, Vardakis NK, Vamvakas LN, Emmanouel DS (1999) Acute onset of dermatomyositis presenting in pregnancy with rhabdomyolysis and fetal loss. Scand J Rheumatol 28(3):192–194

[26] Gatto M, Iaccarino L, Canova M, Zen M et al (2012) Pregnancy and vasculitis: a systematic review of the literature. Autoimmun Rev 11(6–7):A447–A459

第 12 章　妊娠期红斑狼疮发作的处理
Management of Lupus Flare During Pregnancy

Rajeswari Sankaralingam　著

叶玲英　译

摘　要

系统性红斑狼疮 / 红斑狼疮就像是一个"十头怪兽",在诊断和管理中都存在巨大挑战,特别是妊娠期间,因为这段时期病情容易复发。复发可能是轻度、中度或重度。通常需要调整治疗方案。目前有许多疾病活动指数,其中一些经适当修正后可用于妊娠期评估。红斑狼疮是一个很好的伪装者,当它发作时,我们必须把它与其他症状区分开,本章的表格清楚地阐述了这些症状。文章还进一步讨论了不良预后标志物和妊娠计划。为了便于阅读和理解,也对不同病情疑难复发管理进行了说明。

关键词

狼疮发作;妊娠;结果测量指标;APLA;模拟

系统性红斑狼疮(SLE)/ 红斑狼疮就像是一个"十头怪兽",在诊断和管理都存在巨大挑战,特别是在妊娠期间,因为这段时期病情容易复发,复发可能是轻度、中度或重度。对复发的定义和描述也是不同的。简而言之,它意味着"一个或多个器官系统疾病活动度显著增加,涉及新的、恶化的临床体征、症状和实验室检查"。评估者认为有临床意义后通常会考虑调整治疗方案。这个定义是由 2006 年美国狼疮协会制定的[1]。Fortin 及其同事对"主要"复发的实际定义,包括新增或增加使用免疫抑制疗法、新增或增加使用皮质激素超过 0.5mg/(kg·d) 及因 SLE 疾病活动而住院或死亡[2,3]。

许多疾病活动指数(disease activity index,DAI)、反应指数(responder index,RI)和健康相关生活质量指数(health-related quality of life,HRQOL)已经过长期的临床验证。其中 SLE 疾病活动指数(systemic lupus erythematosus disease activity index,SLEDAI)也已得到验证,目前也有修订版本。

SLEDAI 2K 应答指数 50（52K RI 50）与基线疾病活动指数（SELENA-SLEDAI）、SLEDAI 一样，评估的是过去 28～30 天疾病活动度变化情况，即 24 个描述项中有 50% 的改善 [4]。

系统性红斑狼疮国际合作诊所（Systemic Lupus International Collaboratin Clinic，SLICC）开发了系统性红斑狼疮损害指数（SLE damage index，SDI），该指数计算了为期 6 个月的疾病活动度、药物使用和共病所造成的损害。

妊娠期使用的指标是系统性红斑狼疮妊娠疾病活动指数（systemic lupus erythematosus pregnancy disease index，SLEPDAI）、妊娠期狼疮活动指数（lupus activity index in pregnancy，LAI-P）和改良系统性狼疮活动指数（modified systemic lupus activity measure，MSLAM）。SLEDAI 有 24 个描述项目，其中 15 个被修改。LAI-P 的敏感性和特异性均＞ 90%，其中，医生的全面评估和乏力已经被删除。乏力被发热取代，CNS 评分为 3 分，抗 ds-DNA 和补体评分最高为 2 分。

由于 SLE 是一种可能会反复发作的疾病，导致器官损伤，早期累积的损害可以反映预后差及死亡率增加。不同器官有不同的 SLEDAI 和 SDI（表 12-1）[5]。

详尽的病史、细致的体检及相应的实验室检查将有助于确定器官发作的类型，并评估疾病活动。在活动性疾病中，妊娠期红斑狼疮发作率增加到 60%（表 12-2）。

本章将介绍以下 10 个方面的重点内容。

1	• 狼疮妊娠复发的定义 • 提前咨询 • 禁忌证
2	• 正常妊娠和狼疮妊娠的区别 • 不良的预后因素
3	• 妊娠时不同器官复发的症状 • 不良结果的类型
4	• 在妊娠期间，复发的类型取决于严重程度
5	• 狼疮妊娠症状和相关症状的鉴别，如 TTP、子痫、狼疮性肾炎复发、妊娠脂肪肝、HELLP、灾难性抗磷脂综合征
6	• 如何识别复发信号
7	• 复发的管理
8	• 母体和胎儿并发症
9	• 产后管理
10	• 最新进展

SLE 病情稳定的女性患者不良妊娠已减少到 17% [7]。根据 PROMISSE 研究，333 名女性中有 80% 的妊娠结局良好（定义为没有胎儿 / 新生儿死亡）。妊娠后期也会出现病情反复，孕晚期的复发率最低。

妊娠期 SLE 复发率为 13.5%～65%。在妊娠期间疾病活动度增加了 2～3 倍。常见受累的器官是皮肤、肾脏、血液系统和关节，其中肾脏和血液系统受累是最常见的。

表 12-1 SLEPDAI [5]

分 数	描 述	妊娠修正	注意事项
8	癫痫	是	需排除的问题，如子痫
8	精神失常	否	
8	器质性脑综合征	否	
8	视觉障碍	否	高血压已经被认为是 SELENA-SLEDAI 和 SLEDAI 的排除因素
8	颅神经疾病	是	需排除的问题，如 Bell 麻痹
8	狼疮性头痛	是	
8	CVA	是	需排除的问题，如子痫
8	血管炎	是	考虑手掌红斑
4	关节炎	是	考虑轻度膝关节积液
4	肌炎	否	
4	尿管型	否	
4	血尿	是	需排除的问题，如胎盘问题引起的膀胱炎和阴道分泌物检出红细胞
4	蛋白尿	是	需排除的问题，如子痫
4	脓尿	是	需排除的问题，如感染
2	皮疹	是	考虑黄褐斑
2	脱发	是	考虑正常产后脱发
2	黏膜溃疡	否	
2	胸膜炎	是	换气过度可能继发于孕酮，呼吸困难继发于增大的子宫
2	心包炎	否	
2	低补体	是	补体在妊娠时通常会上升
2	ds-DNA 增加	否	
1	血小板减少	是	需排除的问题，如子痫前期、HELLP 综合征、妊娠时偶然血小板减少症
1	白细胞减少	是	妊娠时白细胞数量增加
1	发热	否	

识别妊娠期间的狼疮发作很困难，因为它与正常妊娠的一些表现很类似。表 12-3 已经列出了发病的多种预测因素，如妊娠时的疾病活动、狼疮性肾炎、停药，特别是停用羟氯喹。

妊娠期间血清补体水平下降与不良妊娠结局相关。SLE 疾病活动指数不包括妊娠变化（表 12-4 和表 12-5）。

表 12-2　红斑狼疮活动指数 – 妊娠[6]

组　别	参　数	分　值				计算 LAI–P 值
1	发热	0	1			（a）中等
	皮疹	0		2		
	关节炎	0		2	3	
	浆膜炎	0	1	2	3	
2	神经	0			3	（b）最大
	肾	0		2	3	
	肺	0			3	
	血液	0	1	2	3	
	血管炎	0			3	
	肌炎	0			3	
3	泼尼松、NSAID、HCQ	0	1	2	3	（c）中等
	免疫抑制药	0			3	
4	蛋白尿	0	1	2	3	（d）中等
	抗 –DNA	0	1	2		
	C3、C4	0	1	2		

LAI-P 值＝（a+b+c+d）/4；HCQ. 羟氯喹；LAI–P. 妊娠狼疮活动指数；NSAID. 非甾体抗炎药

表 12-3　识别妊娠期间红斑狼疮复发

器　官	正　常	原　因	红斑狼疮	原　因
皮肤：面部红斑（图 12-1）	在脸颊、前额、上唇、鼻子、下巴、颧骨、下颌骨的正中		水肿、细屑红斑，无萎缩	
手掌红斑	是	雌激素相关的血管舒张	是	血管炎
肌肉骨骼	<ul><li>疲劳</li><li>后背痛</li><li>膝关节积液</li></ul>		<ul><li>乏力</li><li>嗜睡</li><li>炎症</li><li>关节炎</li></ul>	
呼吸系统	呼吸困难	中枢效应，如黄体酮	胸膜炎	
血液系统	轻度贫血	血液稀释	<ul><li>溶血性贫血、Coomb 试验（+）</li><li>网织红细胞计数升高</li><li>LDH 升高</li></ul>	

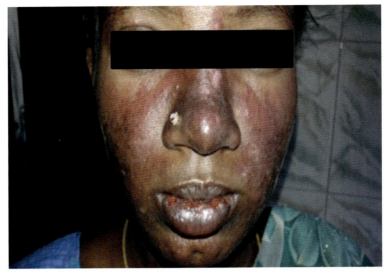

▲ 图 12-1　面部红斑

表 12-4　正常妊娠和红斑狼疮的鉴别研究

	正　常		红斑狼疮
早期妊娠	白细胞升高		
30 周	平稳	中性粒细胞	淋巴细胞减少＜ 1000/mm
	血小板减少	（100～150）×10⁹/L（轻度）	↓血小板（不包括 PET/EC）
血沉	轻度升高		炎症指标升高
蛋白尿	生理性＜ 300mg/d		活动的尿液沉积物，蛋白尿＞ 300mg/d
肾小球滤过率	升高＞ 50%		
尿素氮	降低		＞ 13mg/dl
血肌酐	降低		＞ 0.8mg/dl
补体	升高	肝脏合成增加	正常或者补体 C3、C4、CH50 下降 25%
抗双链 DNA	阴性		• 阳性 • 妊娠中期 • 不良妊娠

一、比较红斑狼疮患者妊娠和正常妊娠

如表 12-6 所示，红斑狼疮患者妊娠与正常妊娠在激素和免疫反应方面的相似与不同之处 [8]。

正常妊娠与血液稀释有关。黄体酮诱导平滑肌松弛及妊娠子宫压迫输尿管，可导致肾盂肾炎和尿路刺激症状。其他类似狼疮的表现包括关节痛、肌痛、皮疹（面部和掌部）、水肿（面部、手和腿）、听力丧失、气促和腕管综合征。

表 12-5　正常妊娠和红斑狼疮发作的区别

特　征	提示狼疮发作的症状	正常妊娠的结果，可能与突然发作相似
临床症状	• 活动性红斑狼疮皮疹 • 关节炎 • 淋巴结病	• 乏力 • 关节痛 • 膝关节轻度积液
	发热＞ 38℃（与感染或药物无关）	• 肌痛 • 颊部和手掌红斑 • 产后脱发
	胸膜炎	• 腕管综合征 • 手肿、腿肿、脸肿 • 静息状态下轻微的呼吸困难
	心包炎	
ESR	增加	• 18～46mm/h（妊娠＜ 20 周） • 30～70mm/h（妊娠＞ 20 周）
贫血	Hb ＜ 10.5g/dl	• Hb ＞ 11g/dl（妊娠前 20 周） • Hb ＞ 10.5g/dl（妊娠后 20 周）
血小板减少	血小板计数＜ 95 000/μL	轻度变化在 8% 范围内
尿液分析	血尿或者细胞管型	由阴道污染引起的罕见血尿
蛋白尿	≥ 300mg/d	＜ 300mg/d
dsDNA 抗体	滴度上升	阴性或者滴度稳定
补体	降低≥ 25%	通常升高

二、SLE 患者辅导及妊娠计划核对表 [8]

1. 风险评估，包括年龄、既往妊娠史、疾病活动度评估、不可逆损伤。

2. 自身抗体，包括抗磷脂抗体、抗 Ro/La 抗体。

3. 对目前的治疗进行调整。

4. 以下情况为妊娠禁忌，如 SLE 疾病活动指数（SLEDAI ＞ 8）、严重的不可逆损害。

5. 孕期禁忌的药物要用安全的药物来替代，需待病情缓解至少 2～3 个月。

6. 治疗活动性疾病。

7. 其他方面如下。

(1) 低剂量阿司匹林：从妊娠前三个月开始直到分娩，以减少子痫，尤其是狼疮性肾炎患者。

(2) 预防：抗磷脂阳性患者易发生子痫前期和血栓形成。

(3) 妊娠：疾病在临床和实验室检查均有所缓解至少 6 个月时才计划妊娠。

(4) 甲状腺功能：SLE 患者应评估甲状腺功能，甲状腺减退与不良预后相关。

表 12-6　比较狼疮患者妊娠和正常妊娠的激素水平及免疫反应

序　列	参　数	妊　娠		结　局
		正　常	红斑狼疮	
1	TH17-IL17	升高	升高	子痫前期、不良妊娠
2	雌二醇＋孕酮（妊娠中期和晚期）	升高	降低	损害胎盘功能和不良妊娠
3	IL10	• 妊娠早期下降 • 妊娠晚期升高	整个孕期都升高	B 细胞刺激
4	调节性 T 细胞	升高	下降	疾病活动度
5	趋化因子 CXCL-8、IL8 CXCL-9、MIG CXCL-10、IP-10	下降	升高	复发和并发症
6	Ficolin 3	下降	升高	溶血
7	IFN-α	下降	升高	先兆子痫
8	C4d	下降	升高	胎盘重量减少
9	泌乳素	下降	升高	
10	IL-6	下降 / 正常	上升	
11	sTNFαR	下降	上升	

三、不建议妊娠的情况 [8]

1. 严重肺动脉高压（肺动脉压＞ 50mmHg ）。

2. 严重限制性肺病（用力肺活量＜ 1L ）。

3. 晚期肾功能不全（血清肌酐＞ 2.8mg/dl ）。

4. 24h 尿蛋白＞ 0.5g。

5. 进展的心力衰竭。

6. 有严重子痫前期或溶血病史、肝酶升高、治疗后血小板计数仍减少。

四、妊娠期子痫前期与狼疮性肾炎的差异

如表 12-7 所示，区分妊娠期子痫前期和狼疮性肾炎是尤为重要的。

表 12-7　妊娠期子痫前期与狼疮性肾炎的差异

序　号	参　数	正　常	子痫前期	狼疮性肾炎
1	高血压	——	孕期后 20 周	任何时候
2	溶血	——	严重	本身存在
3	血小板	降低	正常或者偏低	正常或者偏低
4	GFR	升高		
5	肌酐清除率	升高 30%		
6	血肌酐	＜0.9（下降）	正常或者升高	正常或者升高
7	LFT	正常期望↑	升高	升高
8	尿酸	下降	↑＞5.5mg/dl	正常
9	抗 ds-DNA	缺失	缺失	升高
10	24h 尿 • 钙 • 蛋白		＜195mg/dl –	＞195mg/dl 前期的数值翻倍或者＞3g/d
11	尿沉渣		失活	活细胞 红细胞管型，多形性
12	其他器官		偶发性的 CNS HELLP	活动性的非肾脏 +
13	激素反应		否	是
14	血清 sFLT-1		↑	——
15	胎盘生长因子		+	——

五、不良预后指标 [8]

1. 妊娠前 6 个月有活动性疾病。

2. 母亲高血压。

3. 之前有不良妊娠。

4. 活动的狼疮性肾炎。

5. 血清肌酐＞2.8mg/dl。

6. SLE 在妊娠期间发病。

7. 存在 APS。

8. 抗 dsDNA 浓度高。

9. 低补体。

10. 蛋白尿。

11. 血小板减少症。

12. 共患病情况，如糖尿病、高血压、肺动脉高压、妊娠年龄较大、肾衰竭、子痫前期（30%）、子痫、HELLP、血栓倾向、败血症、肺炎、贫血、产前和产后出血、深静脉血栓形成（0.4%）、脑卒中（0.32%）、肺血栓栓塞。

六、定义

有必要记住某些定义来理解 SLE 孕期相关问题。

1. 孕产妇复发

任何需要改变治疗方法的疾病活动引起的临床事件。

2. 既往有狼疮性肾炎

经肾活检证实，有蛋白尿记录，妊娠前服用大剂量激素，妊娠 4 个月内服用＞ 15mg 泼尼松龙。

3. 肾复发

新发蛋白尿＞ 0.5g/d，分娩后（从妊娠到产后 1 个月）尿细胞管型或通过肾活检明确。

4. 急性肾损伤

血清肌酐比基线增加 1.5 倍，血清肌酐超过 0.9mg/dl。

5. 子痫前期（毒血症）

母亲妊娠 20 周后出现妊娠并发症，表现为新发高血压＞ 140/90mmHg 和蛋白尿＞ 0.3g/d，无高血压，基线时＜ 0.3g/d。

6. 器官复发 [8]

SLE 患者孕期特别是当有活动性疾病时，常出现多器官复发。约 50% 的人妊娠期间会有这种症状。然而，肾复发很难与子痫前期、HELLP 和妊娠诱发高血压（pregnancy-induced hypertension，PIH）进行区分。SLE 的复发率为 7%～33%。在活动期妊娠 SLE 复发率增加到 60%。产后症状也会出现。一些研究发现皮肤黏膜、肌肉骨骼容易受累，最明显的是肾和血液系统。血小板减少的活动性 SLE 的患者中，有 44% 的人在前 3 个月出现不良妊娠。高血压和子痫前期在 35% 的狼疮性肾炎患者中出现。30%～50% 的红斑狼疮患者在妊娠早期（第 15～20 周）发生 HELLP 综合征。如果在妊娠前 6～12 个月处于疾病缓解阶段，病情复发则较少。

7. 狼疮性肾炎

肾复发与蛋白尿、高血压、血尿、低补体和抗 ds-DNA 抗体有关。肾复发持续时间是一个独立的慢性肾脏疾病预测因素，已有的狼疮性肾炎更容易出现肾脏复发，在肾病综合征中，肝素（或者低分子肝素）可以用来预防血栓 [9]。

　　重叠子痫前期与高血压恶化相关，并且在那些基线有高血压和蛋白尿＞ 0.3g/d 的患者中，100% 会出现蛋白尿的增加。如果 6 个月时蛋白尿减少 50%，那么完全缓解的可能性为 4 倍。65%～92% 的狼疮性肾炎患者妊娠成功[10]。他克莫司（tacrolimus，TAC）在妊娠期肾脏受累时使用是安全的。图 12-2（运算法则）给出了狼疮性肾炎患者妊娠时的处理建议。

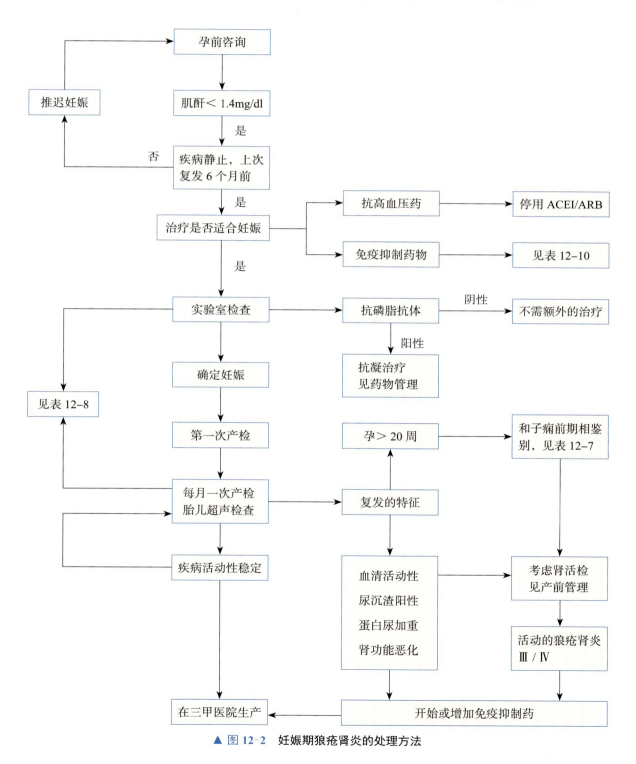

▲ 图 12-2　妊娠期狼疮肾炎的处理方法

8. Ⅳ型狼疮性肾炎

见图 12-3。

七、肾脏移植

肾移植受者有可能成功妊娠，但子痫前期、低出生体重和早产的发生率增加。在前 3 个月使用羟氯喹、低剂量阿司匹林（子痫前期的初级预防）、临床缓解的 SLE、血清肌酐＜ 1.5mg/dl、蛋白尿＜ 500mg/d 及高血压控制稳定的 SLE 患者妊娠结局较好。

八、其他器官复发

多项研究表明，SLE 孕期大多是在妊娠前 6 个月出现各种症状，包括肾炎、浆膜炎、血液病、皮肤和肌肉骨骼炎症。

九、红斑狼疮妊娠和 HELLP 综合征

美国田纳西州分级系统诊断 HELLP 的标准为溶血伴乳酸脱氢酶升高（＞ 600U/L）、天冬氨酸转氨酶升高（＞ 70U/L）和血小板＜ 10 万 /μl。凝血酶原时间保持正常，除非有弥散性血管内凝血或严重肝损伤的证据[7]。

根据Ⅳ级证据，HELLP 综合征的治疗是妊娠 34 周后快速分娩。

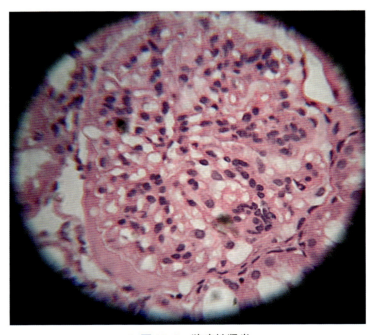

▲ 图 12-3　狼疮性肾炎

十、血液学的复发

SLE 中的血小板减少症是众所周知的。妊娠期血栓性血小板减少症是最常见的类型（75%），其次是子痫前期 /HELLP 综合征（15%~22%）和自身免疫性血小板减少症。妊娠血小板计数低的另一个重要原因是血栓性血小板减少性紫癜（thrombotic thrombocytopenic purpura，TTP），靶向治疗可以预防脑出血和器官衰竭等并发症，但是治疗非常棘手。在 TTP 中，存在 ADAMTS 13 缺乏，而在溶血性尿毒综合征（hemolytic uremic syndrome，HUS）中，这种缺乏非常严重。

在获得性 TTP 中，根据Ⅲ级证据，治疗是在 4~8h 进行血浆置换，这可以将产妇死亡率降低 90%。

在治疗自身免疫性血小板减少症时，应避免采用侵入性分娩方法，应立即在产后及产后 1 周检查新儿脐带血血小板。如果低于 50 000/dl，需要做颅脑超声。如果低于 20 000/dl，无论是否出血，都应给新生儿注射免疫球蛋白或激素，同时酌情输注血小板。在分娩前后，对母亲的治疗需要静脉输注免疫球蛋白（IVIg）和泼尼松龙增加血小板数量到 20 000~30 000/dl[11]。

十一、妊娠期急性脂肪肝

妊娠期急性脂肪肝是一种肝细胞微泡性脂肪浸润，常出现在妊娠后半期。这是一种罕见的并发症，与 Reye 综合征相似，表现为呕吐、低血糖、乳酸酸中毒、高血氨、肝转氨酶升高、黄疸和弥散性血管内凝血。高血压、蛋白尿和血小板减少在某些情况下存在，引起了人们对子痫前期和（或）HELLP 综合征的关注。然而，低血糖的发生强烈提示急性脂肪肝的诊断。

妊娠期急性脂肪肝的治疗包括输液、补充葡萄糖、纠正凝血功能和立即分娩。血浆交换的作用存在争议 [7]。

十二、外周涂片：裂细胞

裂细胞涂片见图 12-4，相关鉴别诊断见表 12-8 和表 12-9。

十三、抗磷脂综合征

抗磷脂抗体综合征（APS）的存在增加了血栓和产科并发症的风险。虽然在妊娠期间没有正式的研究，但三阳性患者在妊娠期间需接受阿司匹林和低分子肝素治疗。由于华法林有导致胎儿华法林综合征的风险，应禁止使用华法林，特别是在妊娠早期（前 3 个月）。可靠的数据已经提出 Xa 因子直接抑制药（磺达肝癸钠）不会通过胎盘。建议使用羟氯喹。他汀类药物的作用仍在讨论中。

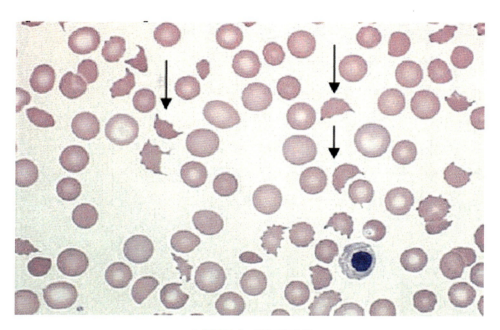

▲ 图 12-4 裂细胞涂片

表 12-8 妊娠微血管病变与血小板减少症的鉴别诊断

参　数	子痫前期	HELLP 综合征	TTP	aHUS	AFLP	APS	SLE
高血压	+++	+++	+	++	+	+/-	++
蛋白尿	+++	+++	+/-	+++	+/-	+/-	+++
上腹痛	+/-	+++	+/-	+/-	++	+/-	+/-
神经系统症状	+	+	++	+/-	+	+	+
血小板减少	+	+++	+++	+++	+	+	+
溶血	+/-	+++	+++	+++	+	+/-	+
肾功能不全	+/-	+	+	+++	++	+/-	++
转氨酶升高	+	+++	+/-	+/-	+++	+/-	+
弥散性血管内溶血	+/-	+	+/-	+/-	+++	+/-	+/-
发病高峰	妊娠晚期	妊娠晚期 / 产后	妊娠中期 / 妊娠晚期	产后	妊娠晚期		

HELLP. 溶血、肝酶升高、血小板降低；aHUS. 非典型溶血尿毒综合征；AFLP. 妊娠急性脂肪肝；APS. 抗磷脂综合征；TTP. 血栓性血小板减少性紫癜

表 12-9 子痫前期、HELLP 综合征与狼疮性肾炎活动的鉴别诊断

	子痫前期	HELLP 综合征	狼疮性肾炎活动
孕期发生的时间	孕 20 周后	孕 20 周后	整个孕期
补体（C3、C4）	正常	正常	通常减少
血小板减少	阴性	阳性	阳性
中性粒细胞减少	阴性	阴性	阳性
尿沉渣	阴性	阴性	膜性狼疮性肾炎
其他器官受累	阴性	阴性	阳性
抗 ds-DNA 抗体	阴性	阴性	阳性
抗 C1-q 抗体	正常	正常	可能升高
肝功能异常	阴性	阳性	阴性
血尿酸	升高	升高	正常（可能随着肌酐升高而升高）
血压（140/90mmHg）	阳性	10%～15% 的患者阴性	可变性
血肌酐升高（1.2mg/dl）	通常阴性	可能在 10% 的患者中升高	通常升高

HELLP. 溶血、肝酶升高、血小板降低

十四、感染

高疾病活动度可能容易感染，反之亦然。感染的治疗应积极主动。在病情稳定期间，必须接种疫苗，如肺炎球菌（PCV13、PPSV23）和流感疫苗。带状疱疹疫苗在红斑狼疮中的作用尚未明确。目前采用经过验证的评分体系，如快速 SOFA(收缩压＜ 100mmHg,RR ＞每分钟 22 次，改变精神评分和 Glasgow 昏迷评分＜ 15)。新发感染发病时≥ 2 分表明预后差，死亡率较高。

十五、模拟

除妊娠变化外，类似 SLE 的症状还包括药物诱发的皮肌炎、银屑病、干燥综合征及其并发症、纤维肌痛、血管炎、Kikuchi 病等。表 12-10 和表 12-11 给出了孕期和哺乳期安全的药物。

十六、糖皮质激素

对于患有先天性心脏传导阻滞的胎儿，应尽可能使用最低剂量药物，即地塞米松或倍他米松（4～8mg/d），直到妊娠结束，但可引起一些不良反应（如唇裂、腭裂），两者都可能与妊娠早期使用糖皮质激素有关。在妊娠的前 3 个月应避免高剂量使用。高剂量会导致早产、胎儿生长受限和儿童期行为问题。对母亲来说，高血压、水肿、妊娠期糖尿病和骨质疏松都是

不良反应。围产期已使用激素治疗的患者应在分娩时给予应激剂量的激素治疗（氢化可的松24～48h）。

十七、最新进展

最近美国风湿病学会（ACR）和欧洲抗风湿病联盟（EULAR）对 SLE 分类标准的更新重申了几乎所有的患者都是 ANA 阳性。新的分类标准中，这部分有额外的权重。国际上关于缓解的共识，提出了泼尼松剂量不超过 5mg/d 且无炎症表现。报道还指出，使用羟氯喹的患者视力受损很罕见。贝利尤单抗和阿尼鲁单抗（anifrolumab；译者注：原书拼写错误，已修改）的安全性还有待进一步研究。

十八、关键信息

SLE 妊娠本身仍然是一个巨大挑战。因此，考虑到母亲和胎儿都必须被同等重视以保证正常生存，处理妊娠期红斑狼疮发作就显得非常困难。先天性心脏传导阻滞等灰色区域、对新生儿的其他影响及靶向治疗的发展仍是挑战。不过，未来也依然充满希望。

表 12-10　狼疮患者孕期及产后药物建议

序　数	阶　段	名　称	FDA	哺乳期安全
1	产前没有 APS	HCQ 200～400mg	C	是
	产前有 APS	HCQ、小剂量阿司匹林		
		肝素、低分子肝素		是
2	复发	泼尼松 10mg/d		是
		泼尼松＜ 20mg/d	C	是
		服用对乙酰氨基酚 28 周后避免服用 NSAID	C	是
	严重复发	激素冲击疗法	C	是
3	哺乳	口服糖皮质激素（4h 后开始哺乳）	C	
4	严重的免疫抑制			
	硫唑嘌呤	2mg/(kg·d) 安全	D	否
	环孢素	最低有效剂量	C	否
	他克莫司	最终选择		
	IVIg		C	是
	环磷酰胺		D	否

IVIg. 静脉注射丙种球蛋白；APS. 抗磷脂综合征；HCQ. 羟氯喹；NSAID. 非甾体抗炎药

表 12-11　妊娠期抗炎和免疫抑制药物

药物名称	评　论	FDA 推荐等级	哺　乳
糖皮质激素	使用的风险往往超过潜在疾病的风险。患口面部裂（3‰）和早产的风险	C	通常可以兼容
羟氯喹	在妊娠期间服用 200～400mg/d 是安全的。妊娠期停药会增加狼疮发作的风险。可用于维持期或轻度复发	未指定	通常可以兼容
非甾体抗炎药	妊娠 28 周后避免使用，因为抑制前列环素抑制对胎儿心血管系统（动脉导管闭合）有影响	C	通常 NSAID可以兼容
环孢素	妊娠期可维持最低有效剂量。先天性畸形发生率没有明显增加	C	不推荐
他克莫司	妊娠期可维持最低有效剂量。具有新生儿高钾血症和肾功能不全的潜在风险	C	不推荐
利妥昔单抗	有限的安全数据。可能会改变胎儿和新生儿 B 细胞	C	不推荐
静脉注射免疫球蛋白	对于难治的狼疮性肾炎，资料尚缺乏，但可能有帮助	C	可以兼容
硫唑嘌呤	妊娠期间复发可使用。可作为霉酚酸酯的替代品，剂量建议低于 1.5～2mg/（kg·d），以降低新生儿造血抑制的风险	D	不推荐
霉酚酸酯	妊娠期因致畸性禁用	D	不推荐
环磷酰胺	当母体疾病危及生命时很有用。有很高的流产风险	D	不推荐
甲氨蝶呤	高流产和先天性畸形的风险。应在妊娠前 3 个月停止治疗	X	不推荐

参 考 文 献

[1] Ruperto N, Hanrahan LM, Alacorn GS et al (2011) International consensus for a definition of disease flare in lupus. Lupus 20(5):453–462

[2] Fortin P, Ferland D, Clarke A (1997) Activity and damage predicts later flares in lupus. Arthritis Rheum 40:S207

[3] Fortin P, Ferland D, Moore A (1998) Rates and predictors of lupus flares. Arthrits Rheum 41:S218

[4] Touma Z, Gladman D, Ibanez D et al (2011) Development and initial validation of the systemic lupus erythematosus disease activity index 2000 responder index 50. J Rheumatol 38(2):275–284

[5] Pastore DEA, Costa D, Parpinelli MA, Surita FG (2018) A critical review on obstetric follow- up of women affected by systemic lupus erythematosus. Rev Bras Ginecol Obstet 40:209–224. https://doi.org/10.1055/s-0038–1625951

[6] Ruiz-Irastorza G, Khamashta MA, Gordon C et al (2004) Measuring systemic lupus erythematosus activity during pregnancy: validation of the lupus activity index in pregnancy scale. Arthritis Rheum 51(1):78–82

[7] Stojan G, Baer AN (2012) Flares of systemic lupus erythematosus during pregnancy and the puerperium: prevention, diagnosis and management. Expert Rev Clin Immunol 8(5):439–453

[8] Rajeswari S (2018) Pregnancy in systemic lupus erythematosus. In: Chaturvedi V (ed) Manual of rheumatology, vol 39. CBS Publishers & Distributors Pvt Ltd, pp 363–365

[9] Stanhope TJ et al (2012) Obstetric nephrology: lupus and lupus nephritis in pregnancy. Clin J Am Soc Nephrol 7:2089–2099

[10] Rajeswari S (2018) Pregnancy in systemic lupus erythematosus. In: Chaturvedi V (ed) Manual of rheumatology, vol 39. CBS Publishers & Distributors Pvt Ltd, pp 365–366

[11] Myers B (2012) Diagnosis and management of maternal thrombocytopenia in pregnancy. Br J Haematol 158:3–15

第13章　狼疮性肾炎与妊娠管理
Lupus Nephritis and Pregnancy

Manish Rathi　**著**

叶玲英　**译**

摘　要

与一般健康人群相比，红斑狼疮患者的生育能力被认为是没有变化的。虽然系统性红斑狼疮/狼疮性肾炎（SLE/LN）患者的妊娠结局有显著改善，但这些患者妊娠并发症的风险仍然很高。妊娠可能对 LN 的病程造成短期（复发）和长期（进展为终末期肾病）的影响。此外，红斑狼疮增加了妊娠期间母亲和胎儿并发症的风险。因此，红斑狼疮患者的妊娠应该仔细计划，对这类患者需要多学科协同管理。

关键词

妊娠；狼疮性肾炎；系统性红斑狼疮

典型病例

28 岁女性，结婚 3 年，因全身肿胀、皮疹、偶有低热 3 个月，就诊于肾脏门诊。入院评估，患者血压为 150/90mmHg；有面颊部皮疹，贫血，血小板、白细胞总数正常，红细胞沉降率（ESR）为 60mm/h。抗核抗体（ANA）+++、斑点型，抗 ds-DNA 抗体阳性，补体 C3 和 C4 降低。尿检显示尿蛋白 +++，红细胞 10～15/HPF，24h 尿蛋白定量 3.2g，血清白蛋白为 3.1g/dl，肌酐为 0.8mg/dl，肝功能和凝血功能检查正常。符合 SLE 的临床和实验室标准。肾活检显示为Ⅳ型 LN，活动指数为 12/24，慢性指数为 0/12。开始诱导治疗，口服泼尼松 1mg/kg，霉酚酸酯 2g/d。辅助治疗包括羟氯喹 5mg/（kg·d）、血管紧张素受体拮抗药（替米沙坦 40mg/d）、钙 – 维生素 D 补充、他汀类药物（阿托伐他汀 10mg/d）。6 个月后，蛋白尿降至 0.1g/d，血清肌酐为 0.8mg/dl，血清白蛋白为 4.1g/dl，血清抗 ds-DNA 阴性，C3 和 C4 水平正常。继续服用泼尼松 5mg/d 和吗替麦考酚酯（MMF）1g/d，并继续辅助治疗，在此期间完全缓解 1 年。她希望规划好自己的家庭，并渴望知道妊娠的结果和风险。

一、狼疮性肾炎是否会影响生育

系统性红斑狼疮（SLE）、狼疮性肾炎（lupus nephritis，LN）主要发生在育龄期的女性。狼疮患者的生育能力被认为与一般健康人群类似，但是使用烷化剂治疗的患者、抗磷脂抗体阳性的患者、晚期肾功能不全的患者与正常人相比仍有差异[1]。SLE 患者出现 LN 会通过两种方式降低生育能力：①疾病严重程度需要更频繁地使用烷化剂（环磷酰胺）治疗；②肾功能不全，导致激素环境改变，下丘脑分泌的催乳素升高和促性腺激素释放激素减少。芬兰的一项观察性研究发现，SLE 合并 LN 患者的平均妊娠次数低于未合并 LN 的患者[2]。LN 患者大多为育龄期女性，使用相对安全的免疫抑制药诱导缓解，可以使这些患者成功妊娠[3]。

二、妊娠对狼疮性肾炎的影响

虽然 SLE/LN 患者的妊娠结局显著改善，但这些患者的妊娠并发症风险仍然很高。妊娠伴随的显著激素变化和免疫功能改变，从 Th1 细胞介导的免疫反应转向 Th2 抗体介导的免疫反应，以适应异体胎儿（胎儿耐受）。妊娠可能对 LN 的病程造成短期（复发）和长期（进展为终末期肾病）的影响。目前已知 SLE 活动与雌激素水平增加及 Th2 介导的免疫反应[4]相关，在这些因素影响下，SLE 发作风险增加。据报道，妊娠期 LN 发作的发生率是有争议的。一项涉及 1842 名 SLE 和肾功能不全女性患者的系统回顾和 Meta 分析显示，其中 26% 的女性有狼疮发作（任何形式）[5]。据报道，患有 LN 的孕妇在妊娠期和产后的 LN 发生率为 30%～46%[6, 7]。虽然在妊娠期间狼疮复发的发生率略有增加，但严重程度通常不高，且大多数对药物有反应。除了 LN 复发，狼疮性肾炎孕妇有肾功能恶化的风险；但即使是那些有狼疮性肾炎活跃的孕妇[8]，进展到终末期肾脏疾病的报道也很少。

妊娠期 LN 发作有以下 6 种危险因素[6-10]。

- 妊娠前 6 个月疾病活动。
- 近期狼疮性肾炎复发。
- 部分缓解。
- 停用羟氯喹。
- 妊娠时低补体血症。
- 妊娠时抗 ds-DNA 滴度高。

三、狼疮性肾炎对妊娠的影响

1. 孕产妇的结果

在对 1842 例 SLE 患者的系统回顾中，妊娠时疾病活动和既往狼疮性肾炎病史均与母体高血压相关，只有既往狼疮性肾炎与子痫前期风险增加相关[5]。在 8%～25% 的 SLE/LN 患者中观察到子痫前期，这些患者的病情在基础检查时控制良好，并在产前保持高度警惕[10, 11]。与 SLE 非狼疮性肾炎患者相比，SLE 和 LN 患者发生子痫前期的时间更早。在一项研究中发现Ⅲ型和（或）Ⅳ型狼疮性肾炎比Ⅱ型或Ⅴ型更容易发生高血压和先兆子痫[12]。然面，在一项包含 9 个研究的系统性回顾中并未发现狼疮性肾炎类型与孕产妇并发症及妊娠失败有相关性[5]。尽管如此，由于系统综述的缺陷和非妊娠状态增生性 LN 的侵袭性病程，在妊娠期仔细监测病情很重要。国际肾脏病学会 / 肾病理学会（International Society of Nephrology/Renal Pathology Society, ISN/RPS）2003 年的狼疮性肾炎病理分型在 2018 年进行了修订[13, 14]，其主要是基于肾小球损伤，见表 13-1 和图 13-1。28%～58% 的 LN 患者会出现早产[10, 11]，蛋白尿、LN 活动性、LN 复发和妊娠时动脉高血压与早产密切相关[10]。产妇死亡（主要由败血症和疾病活动所致）的报道很少。

表 13-1　国际肾脏病学会 / 肾病理学会 2003 年的狼疮性肾炎（LN）分类

类　型	光　镜	免疫荧光 / 电镜
Ⅰ型 轻微系模型狼疮性肾炎	正常	主要指免疫复合物在系膜区的沉积
Ⅱ型 系膜增生性狼疮性肾炎	可以看到任何程度的系膜细胞增生、系膜基的增生	系膜上有免疫沉积，并有少量内皮下或上皮下沉积
Ⅲ型 局灶增生性狼疮性肾炎	50% 的肾小球可见局部或整体增生性病变	内皮下免疫沉积伴或不伴系膜受累
Ⅲ（A）	局灶增殖性狼疮性肾炎	
Ⅲ（A/C）	局灶增殖性和硬化性狼疮性肾炎	
Ⅲ（C）	局灶硬化性狼疮性肾炎	
Ⅳ型 弥漫增生性狼疮性肾炎	肾小球受累范围较广，通常＞50%	内皮下免疫沉积伴或不伴系膜受累
Ⅳ-S（A）	弥漫性节段性增生性狼疮性肾炎	
Ⅳ-G（A）	弥漫性全身性增生性狼疮性肾炎	
Ⅳ-S（A/C）	弥漫性节段性增生性和硬化性狼疮性肾炎	
Ⅳ-G（A/C）	弥漫性、全身性、增生性和硬化性狼疮性肾炎	
Ⅳ-S（C）	弥漫性节段性硬化性狼疮性肾炎	
Ⅳ-G（C）	弥漫性硬化性红斑狼疮性肾炎	
Ⅴ型 膜性狼疮性肾炎	50% 的肾小球基底膜呈全性或节段性增厚	有或没有系膜受累的上皮下免疫沉积
Ⅵ型 硬化性狼疮性肾炎	≥90% 的肾小球整体硬化，无残余活性	

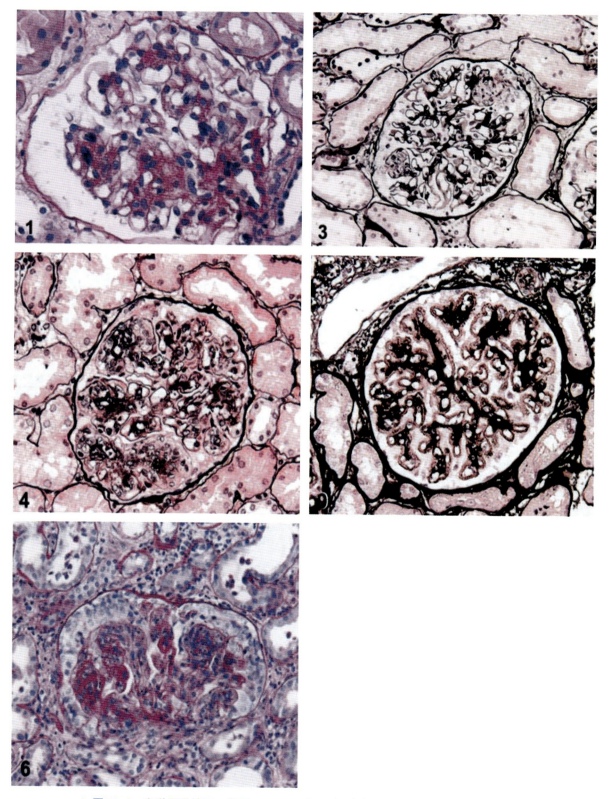

▲ 图 13-1　光学显微镜下，基于 ISN/RPS（2003）分类系统的狼疮性肾炎的各种分型

2. 胎儿的结局

385 例疾病稳定的 SLE 患者（包括 120 例 LN 患者）的妊娠结局良好，其中 81% 的妊娠无并发症，胎儿死亡很少见。抗凝血药的使用、白种人、控制良好的高血压、血小板计数超过 $100 \times 10^9/L$ 及医生的整体评估得分 ≤ 1 与胎儿 / 新生儿死亡率较低（4%）相关；若没有这些因素则胎儿丢失率 / 新生儿死亡率较高（22%）[11]。控制稳定的 LN 胎儿丢失率 / 新生儿死亡率为 8.4%～13%，而活动性 LN 患者为 35%；这可以通过基础检查时的低补体血症、未使用低剂量阿司匹林、产妇高血压和抗磷脂抗体来预测[7, 10, 15]。有肾损害的患者预后更差，血清肌酐 > 1.5mg/dl 的 LN 患者有 60% 胎儿丢失。27%～46% 的活动期 LN 患者妊娠时胎儿出生体重过低[7, 16]。新生儿红斑狼疮综合征与胎儿中母体抗体的存在有关，最重要且永久性的是 15%～30% 的胎儿在母体存在抗 Ro 抗体、母体甲状腺功能减退和胎儿遗传多态性时发生先天性心脏传导阻滞[17]。

LN 患者母胎结局总体不良，主要包括以下危险因素[7, 10, 15 - 19]：①活动性狼疮性肾炎；②之前有狼疮性肾炎；③部分缓解；④高血压；⑤肾功能不全程度；⑥抗磷脂抗体；⑦血小板减少症；⑧低补体血症。

血肌酐为 > 2.1mg/dl 时，母胎并发症的发生率随蛋白尿程度和肾功能不全程度的增加而增加，成功妊娠的机会则很小[19]。

3. 孕前检查表

LN 患者处理妊娠最重要的原则是在家庭、产科医生和肾脏科医生的咨询下制订计划。首先，对活动性疾病患者提供有效的避孕咨询，对疾病控制良好的患者提供孕前咨询，至少 6 个月使用最小剂量的免疫抑制药。

(1) 孕前咨询：一旦做出妊娠决定，就必须进行适当的孕前咨询。在此期间，肾脏科医生要检查肾脏受累类型和程度，以及患者是否适合妊娠。在 LN 控制良好的情况下，妊娠的风险和结果（见上文）需要与患者和家属讨论。

(2) 临床评估：详细的临床病史和体格检查，包括血压，应评估终末器官损害及妊娠前 6 个月有无临床活动性疾病。

(3) 实验室评估：至少在妊娠之前 6 个月内有 LN 完全缓解的记录。具体评估内容包括血清肌酐、血清白蛋白、24h 尿蛋白和血肌酐、尿红细胞、白细胞、管型、补体 C3 和 C4、抗dsDNA 滴度、完整的血细胞计数、肝功能、凝血全套、抗磷脂抗体、抗 Ro 和抗 La 抗体，以及心电图（electrocardiogram，ECG）+ 2D 超声心动图（疑似肺动脉高压患者）。

(4) 药物综述：环磷酰胺、霉酚酸酯、甲氨蝶呤和利妥昔单抗在妊娠时禁用，这些药物妊娠前应该至少停用 3 个月，利妥昔单抗妊娠前至少停用 1 年。硫唑嘌呤［最大 2mg/(kg·d)］、羟氯喹［5mg/(kg·d)］、泼尼松（< 20mg/d）和钙调磷酸酶抑制药（环孢霉素和他克莫司）对胎儿都是安全的。泼尼松龙被胎盘酶 11β- 羟激素脱氢酶 2 降解为非活性形式，可以保护胎儿避免接受高浓度的药物。另外，抗高血压药物血管紧张素转化酶抑制药和血管紧张素受体拮抗药需停用，所以在有轻微蛋白尿的患者中，妊娠之前需要先考虑停用此类药物，并监测蛋白尿和血压；如果没有停用，一旦妊娠需立刻停用。替代降压药如氨氯地平、硝苯地平、拉贝洛尔及甲

基多巴可以安全使用。他汀类药物是妊娠期间的禁忌。如果 LN 患者在不用任何免疫抑制药或者小剂量激素情况下可以达到完全缓解，在妊娠之前不建议开始使用或增加激素，因为没有证据证明这样可以防止复发。

典型病例（续 1）

前述病例符合上述孕前检查条件，并进行了孕前咨询。抗磷脂抗体和抗 Ro/ 抗 La 抗体呈阴性。她将 MMF 替换为用硫唑嘌呤［2mg/(kg·d)］，泼尼松（5mg/d）和羟氯喹继续使用。血管紧张素受体拮抗药（替米沙坦）和他汀类药物（阿托伐他汀）停用。应用氨氯地平（10mg/d）控制血压，血压控制可，也没有蛋白尿的增加。同时叶酸和钙剂也开始补充。病情稳定 3 个月后，建议她实施妊娠计划，5 个月后被证实妊娠。

---

4. 分娩前的管理

由产科医生、风湿病专家和肾脏病专家组成的多学科团队定期和密切的产前随访是管理妊娠期间 LN 的主要策略。该团队应至少每月进行 1 次临床复查，复查次数可根据临床活动或症状增加。每次就诊时，应进行尿液检查、血清肌酐检查，同时每 3 个月检查 1 次血细胞计数、补体水平、抗 ds-DNA 水平和肝功能。孕期 7～13 周的胎儿应进行超声检查，16 周开始进行胎儿畸形筛查和生长监测。对于抗 Ro 或抗 La 抗体阳性的孕妇，建议在第 16～26 周每周进行 1 次胎儿超声心动图检查，之后每 2 周进行 1 次[20]。所有 LN 患者一旦确认妊娠，应立即服用低剂量阿司匹林。如果患者因血栓形成或抗磷脂综合征（APS）已经在服用华法林，应在妊娠确认后立即或（最好）在妊娠 6 周之前开始以非分离肝素或低分子肝素进行抗凝治疗。

5. LN 病灶与子痫前期的鉴别

LN 发作可以是肾病 / 蛋白尿、肾炎或肾病 – 肾炎型，可发生在妊娠或产褥期的任何阶段[19]。蛋白尿发作有时与子痫前期难以分别，特别是发生在妊娠 20 周后，而且这两种情况可能是叠加的。补体水平偏低或下降、抗 ds-DNA 抗体升高或增加、尿中活性沉积物的存在及其他症状（如关节痛和皮疹等）可能有利于判断疾病活动。高血压和血小板减少均可见。血尿酸升高和肝功能紊乱在 LN 发作中不常见，通常是子痫前期的表现[17, 20]。对于可疑病例，特别是早期妊娠和（或）有快速进展性肾衰竭的病例，肾活检将有助于确诊和处理。超过 28～32 周的妊娠（确认生存能力后），如果患者高血压恶化并伴有蛋白尿和（或）肾功能不全，分娩可能是最合适的治疗方法，这将有助于子痫前期和 LN 复发的管理[20]。

6. 妊娠期狼疮性肾炎发作的处理

LN 复发的治疗有限，主要是因为大多数有效的免疫抑制药物都有致畸性，可以考虑增加口服激素的剂量、静脉注射甲泼尼龙、增加硫唑嘌呤的剂量和（或）钙调磷酸酶抑制药。最好的选择应该根据肾炎复发的严重程度来判断。对难治性病例可尝试静脉注射免疫球蛋白。虽然妊娠期禁用环磷酰胺，但在迅速进展的肾衰竭、神经系统损害或任何其他危及生命的发作中使用环磷酰胺也是合理的。若胎儿能够存活，分娩是处理肾炎复发的最佳方案。蛋白尿＞3g/d 及血清白蛋白＜3g/dl 的患者应在妊娠期间使用未分离或低分子肝素进行血栓预防[20]。妊娠期需要透析时，强度至少为每周 20h、次数至少为每周 6～7 次，以达到血尿素＜20mmol/L。

7. 产时管理

在大多数情况是自然分娩，剖宫产只适用于有困难的患者。如果患者在产前服用 7.5mg 泼尼松＞2 周，无论采用何种分娩方式，都必须使用肠外激素来达到分娩所需的应激量[19]。应在分娩前 6 小时停止抗凝治疗，分娩后可再重新启动抗凝治疗。

8. 产后管理

产后随访（每个月 1 次）很重要，因为皮疹（免疫重建后）和血栓栓塞可发生在分娩后，直到 6 个月后。应提倡母乳喂养，所有孕期安全的药物也可在母乳喂养期间服用[17, 20]。

> **典型病例（续 2）**
>
> 前述患者第 1 次产前检查时，LN 控制良好、单一降压药控制高血压效果也较好。没有额外的危险因素，如血小板减少症、低补体血症、高滴度抗 ds-DNA 抗体或抗磷脂抗体。在继续服用上述药物的同时开始服用低剂量阿司匹林。多学科小组的方法为每月进行随访。定期随访期间胎儿生长正常。孕 37 周时经阴道自然分娩一名体重 3kg 的健康婴儿。产后随访不复杂，她继续使用硫唑嘌呤和低剂量泼尼松龙维持治疗，羟氯喹辅助治疗，并在服用上述药物的情况下进行了 6 个月的纯母乳喂养。

四、结论

虽然 LN 孕产妇和新生儿发病率及死亡率有所增加，但是孕前仔细评估、孕期定期随访，以及多学科团队的精细管理，可以大大改善孕产妇及新生儿的预后。

参 考 文 献

[1] Chighizola CB, Raimondo MG, Meroni PL (2017) Does APS impact women's fertility? Curr Rheumatol Rep 19:33

[2] Ekblom-Kullberg S, Kautiainen H, Alha P, Helve T, Leirisalo-Repo M, Julkunen H (2009) Reproductive health in women with systemic lupus erythematosus compared to population controls. Scand J Rheumatol 38(5):375–380

[3] Stanhope TJ, White WM, Moder KG, Smyth A, Garovic VD (2012) Obstetric nephrology: lupus and lupus nephritis in pregnancy. Clin J Am Soc Nephrol 7:2089–2099

[4] Zen M, Ghirardello A, Iaccarino L et al (2010) Hormones, immune response, and pregnancy in healthy women and SLE patients. Swiss Med Wkly 140:187–201

[5] Smyth A, Oliveira GH, Lahr BD, Bailey KR, Norby SM, Garovic VD (2010) A systematic review and meta-analysis of pregnancy outcomes in patients with systemic lupus erythematosus and lupus nephritis. Clin J Am Soc Nephrol 5:2060–2068

[6] Saavedra MA, Cruz-Reyes C, Vera-Lastra O et al (2012) Impact of previous lupus nephritis on maternal and fetal outcomes during pregnancy. Clin Rheumatol 31(5):813–819

[7] Imbasciati E, Tincani A, Gregorini G et al (2009) Pregnancy in women with pre-existing lupus nephritis: predictors of fetal and maternal outcomes. Nephrol Dial Transplant 24:519–525

[8] Clowse ME (2007) Lupus activity in pregnancy. Rheum Dis Clin N Am 33:237–252

[9] Rahman FZ, Rahman J, Al-Suleiman SA, Rahman MS (2005) Pregnancy outcome in lupus nephropathy. Arch Gynecol Obstet 271:222–226

[10] Moroni G, Doria A, Giglio E et al (2016) Fetal outcome and recommendations of pregnancies in lupus nephritis in the 21st century. A prospective multicentre study. J Autoimmun 74:6–12

[11] Buyon JP, Kim MY, Guerra MM et al (2015) Predictors of pregnancy outcomes in patients with lupus: a cohort study. Ann Intern Med 163:153–163

[12] Carmona F, Font J, Moga I et al (2005) Class III-IV proliferative lupus nephritis and pregnancy: a study of 42 cases. Am J Reprod Immunol 53:182

[13] Weening JJ, D'Agati VD, Schwartz MM et al (2004) The classification of glomerulonephritis in systemic lupus erythematosus revisited. J Am Soc Nephrol 15(2): 241–250

[14] Bajema IM, Wilhelmus S, Alpers CE et al (2018) Revision of the International Society of Nephrology/ Renal Pathology Society classification for lupus nephritis: clarification of definitions, and modified National Institutes of Health activity and chronicity indices. Kidney Int 93(4):789–796

[15] Soubassi L, Haidopoulos D, Sindos M et al (2004) Pregnancy outcome in women with preexisting lupus nephritis. J Obstet Gynaecol 24(6):630–634

[16] Wagner SJ, Craici I, Reed D et al (2009) Maternal and foetal outcomes in pregnant patients with active lupus nephritis. Lupus 18(4):342–347

[17] Lateef A, Petri M (2013) Managing lupus patients during pregnancy. Best Pract Res Clin Rheumatol 27(3):435–447

[18] Gladman DD, Tandon A, Ibanez D, Urowitz MB (2010) The effect of lupus nephritis on pregnancy outcome and fetal and maternal complications. J Rheumatol 37(4): 754–758

[19] Germain S, Nelson-Piercy C (2006) Lupus nephritis and renal disease in pregnancy. Lupus 15:148–155

[20] Bramham K, Soh MC, Nelson-Piercy C (2012) Pregnancy and renal outcomes in lupus nephritis: an update and guide to management. Lupus 21:1271–1283

第 14 章　系统性血管炎与妊娠管理
Pregnancy in Systemic Vasculitis

Puneet Mashru　Chetan Mukhtyar　著

卢红娟　译

摘　要

受孕、妊娠和分娩是自然的生理过程，是一种独特、与生俱来的权利，但患有血管炎的女性患者却无法将其视为理所当然。影响这一人群的疾病主要是大动脉炎和白塞病，而抗中性粒细胞胞质抗体（ANCA）相关性血管炎和 IgA 血管炎也与其相关。系统性血管炎的诊断意味着不稳定的社会关系，生育率较低、受孕率较低和更差的胎儿结局。系统性血管炎或其治疗可通过直接影响生殖器官、致畸性、诱导不孕症或产生一种导致母体无法分娩胎儿的状态而影响生育能力。不幸的是，有时甚至需要进行医疗终止。诊断为血管炎的女性患者妊娠结局较差，在大动脉炎中相较于白塞病更是如此。尽管在管理患有系统性血管炎的孕妇方面存在一些挑战，我们还是在本章提出一些基本原则来改善母婴结局。这在很大程度上是一个无证据领域，诊疗策略需考虑母亲、婴儿和危及生命的罕见疾病并常常混杂情感因素，因此困难重重，需要临床医生提供最佳方案来管理这一部分特殊人群。

关键词

系统性血管炎；妊娠；产妇结局；胎儿结局；多学科团队

一、概述

系统性血管炎是一种以血管壁炎症为特征的多系统疾病，可导致狭窄或动脉瘤、缺血或出血的临床表现。临床表现取决于受累血管的大小。小血管疾病最容易引起器官特异性表现，大血管疾病最容易引起全身症状和缺血表现。为了完整地描述血管炎的分类，我们将引导读者阅读 2012 年 Chapel Hill 共识会议的命名法 [1]。血管炎临床病程因人而异，但对个体都会非常迅速地造成严重的器官损伤。小分子口服免疫抑制药物（如环磷酰胺）和大分子肠外生物抑制药的使用显著改善了系统性血管炎患者的生存率 [2]。大多数系统性血管炎患者可以实现临床缓解 [3]，但是疾病本身和治疗仍会造成不可逆的损害 [4]，对生活质量产生不利的影响 [5]。

原发性系统性血管炎的发病率呈双峰分布。在这一章中，我们将主要关注大动脉炎和白塞病，与其他血管炎相比，这两种疾病更容易影响育龄期女性。该人群中其他相关血管炎，包括 IgA 血管炎和抗中性粒细胞胞浆抗体相关血管炎（antibody-associated vasculitis，AAV）[6]。继发性血管炎作为 SLE 的一部分，在这群患者中也需要考虑。

妊娠被认为是与生俱来的权利，也是女性的特权。传统上，任何自身免疫性疾病（不仅是系统性血管炎）的诊断都意味着更差的社会关系、生育率较低、受孕率较低和更差的胎儿结局，主要原因基于疾病本身及用于治疗疾病的细胞毒性药物 [7, 8]。即使是现在，这些仍然是该类疾病患者要面临的主要难题，但充分的计划和治疗可以最大限度地帮助患者实现胎儿分娩的可能性。

二、妊娠期间免疫变化

妊娠期间女性身体会经历一些生理变化，如心排血量增加、血容量增大、心动过速、外周血管阻力降低导致血压降低等。在妊娠期也有一些正常的免疫变化 [9]，这些变化对胎儿的存活是必要的，否则每次妊娠都会以自然流产告终。毕竟，妊娠是一个女性身体学会容忍 50% 外来组织的过程。在辅助性 / 诱导性 T 细胞（或抑制性 / 细胞毒性 T 细胞）数量不变的情况下，T 细胞总数似乎有所下降，甚至可能会增加调节性 T 细胞提高对"非自身"抗原的耐受性。已有证据表明，在正常妊娠中，淋巴细胞对有丝分裂活性的反应潜力增加，但这种潜力的增加实际上并没有导致活性的自然增加，这表明其中存在耐受机制 [9]。

那么，子宫内的异体组织是如何影响自身免疫性疾病，尤其是血管炎的呢？目前我们还没有确切的答案。但从对其他自身免疫性疾病的研究中，我们可以找到一些相关生理机制的线索。在一项对 RA 孕妇的研究中，HLA Ⅱ类分子与胎儿不相容程度较高的女性对该病的耐受性更高，从而导致分娩后的情况更好 [10]。这表明，母体免疫系统发生的变化可能与通过胎儿组织暴露的"非自身"抗原的数量相关。这是怎么发生的？孕妇的 Th1/Th2 细胞因子平衡似乎发生了基本的改变，这可能在患有自身免疫性疾病的女性中发生的程度更大。妊娠过程中胎盘和母体激素的变化导致常见细胞因子谱发生 Th2 转变，同时可能存在 Th1 细胞因子的主动下调，有助于疾病改善 [11, 12]。虽然继续妊娠不是一个可行的治疗选择，但认识到这些变化肯定有助于了解风湿病的免疫学机制，甚至可能有助于开发新的治疗靶点。

三、系统性血管炎对生育能力的影响

要了解其对生育能力的影响，我们必须首先定义不孕。按照惯例，不孕症被定义为在 1 年内无避孕性交后仍未妊娠。据认为，约 10% 的正常夫妇会出现这种情况。生育能力还可以进一步定义为孕育胎儿至足月的能力。连续 2～3 次妊娠流产被定义为复发性流产，另有 1% 的夫妇患有这种并发症。自身免疫性疾病是不孕和反复流产的罕见原因。

系统性血管炎可能以不同的方式影响生育能力。

1. 生殖器官直接受累

系统性血管炎可直接影响卵巢和睾丸。疾病有可能模拟生殖器官肿瘤的临床表现，在混淆病情后可导致手术干预，并由此产生不育或不孕 [13, 14]。即使在明确疾病的患者中，也可能已对组织细胞造成不可逆损害，从而导致长期低生育力或不孕。由血管炎引起的睾丸炎症在大多数情况下可以逆转，很少会导致睾丸坏死和不孕 [15]。

2. 致畸药物毒性

环磷酰胺被细胞色素酶 P_{450} 激活，产生其活性代谢物磷酰胺氮芥。磷酰胺氮芥破坏细胞 DNA 连接导致细胞凋亡。这是其化疗和免疫调节作用的作用机制。然而，这也是高度致畸的。环磷酰胺胚胎病通常会导致神经和骨骼畸形，如颅面畸形、腭裂、脑积水、小颌畸形、听力缺陷、颅缝早闭、肢体缺损和手指缺损及脊椎融合，这些都与产前孕妇接触环磷酰胺有关 [16]。

3. 药物毒性诱导不孕

既往使用环磷酰胺治疗女性血管炎导致卵巢储备减少，其表现为抗米勒管激素（anti-Müllerian hormone，AMH）水平下降 [17]。AMH 是生长中的卵泡颗粒细胞产生的一种激素，有助于卵母细胞的成熟。AMH 下降实际上意味着卵巢储备的丧失 [18]。因为年长女性与年轻女性相比有较少的活卵母细胞，环磷酰胺对年长女性卵巢的影响可能比年轻女性更大，只需要较小的环磷酰胺累积剂量就能使其不孕。环磷酰胺、来氟米特和甲氨蝶呤都会损伤精子形成，但这可能是可逆的 [19]。作者没有常规地讲述冷冻保存卵子或精子的方法，但这仍然是一个值得讨论的话题，如果准父母在充分了解这些治疗方法的缺陷和当地冻存成功率的情况下想要进行冷冻保存，就应该提供。

4. 因胎儿无法足月导致不孕

一个患病的身体无法承受妊娠到足月的压力。妊娠期血管炎复发的患者，仅使用大剂量糖皮质激素治疗，也有自然流产的风险 [20]。即使没有明显的复发，流产风险很小但依然存在 [21]。在一项研究中，10 名女性大动脉炎患者进行 26 次妊娠，其中 5 次（妊娠 19%）自然流产 [22]。这与患有女性血管炎患者混合队列的研究结果相当。Sangle 等发现，与对照组 17% 的流产率（27/156 例）相比，25% 女性血管炎患者（13/51 例）妊娠出现了自然流产 [23]。值得注意的是，大动脉炎的结果比 ANCA 相关性血管炎更糟。Croft 等研究了英国 5 个中心 13 名女性血管炎患者的 15 次妊娠，其中 13 次是单胎，1 次是双胞胎，1 次是意外妊娠并药物终止 [24]。至少在一定程度上，这可能与大动脉炎患者体内的抗磷脂抗体有关。Jordan 等发现，大动脉炎患者具有持续存在的抗磷脂抗体，当出现抗磷脂抗体时妊娠结局会恶化 [25]。

5. 因危及产妇 / 胎儿健康需要医疗干预终止妊娠

口服避孕药与静脉血栓栓塞的高风险相关，血管炎的存在加剧了这一风险。在女性伴侣患血管炎的夫妇中，更大程度上依赖其他形式的避孕措施。这就增加了意外妊娠的风险，从而增加了接触致畸药物的风险。因此，至少在理论上，由于胎儿接触致畸药物而需要医疗终止妊娠的风险增加。心力衰竭、肺动脉高压和子痫都是公认的心脏和（或）肾脏受累女性的并发症，母体可能无法承受生理上血容量和心排血量的增加，从而需要医疗终止妊娠。

四、产前和产前护理

我们建议血管炎孕妇的计划和护理有以下原则。

1. 患有血管炎的育龄期女性应该在能够提供多学科护理的中心接受治疗，这应该包括血管炎领域的临床医生、照顾复杂女性医疗问题的产科医生，以及具有照顾有合并症孕妇经验的医生提供的护理或助产信息 [24]。

2. 只有在疾病缓解时才应该计划妊娠。然而，合并有严重损害的女性患者，如充血性心力衰竭、终末期肾病、呼吸储备不足、顽固性高血压、肺动脉高压等，应在计划阶段就告知其可能面临的生命危险和不良胎儿结局。

3. 所有致畸药物应在计划受孕前 3 个月左右停用。关于避免使用药物的详细指导可以从英国风湿病学会获得 [26]。硫唑嘌呤、羟氯喹、泼尼松龙和静脉注射免疫球蛋白对妊娠是安全的。

4. 孕前评估应包括一般健康评估、接种疫苗、吸烟和饮酒状况，并寻找危险因素（如糖尿病、动脉高血压、肥胖和甲状腺疾病）。

5. 孕后护理必须包括对母亲和胎儿的常规监测。在母亲发病前应多加警惕，防止病情复发、子痫和妊娠糖尿病，以及胎儿宫内生长受限和先天性畸形。

6. 在可能的情况下，必须有计划地进行运动。分娩时要注意控制血压。应该事先讨论和计划器械与剖宫产的需要，并有书面的手术转换计划。

五、妊娠结局

一般来说，血管炎的存在对妊娠结局有不良影响。患血管炎的女性有更多的妊娠相关并发症。英国一项研究将 29 名女性系统性血管炎患者的 51 次妊娠和年龄、体重指数与种族匹配的 62 名健康对照的 156 次妊娠结果进行比较 [23]，发现在 51 次妊娠中，女性血管炎患者有 13 次流产、3 次先兆子痫和 2 次宫内死亡。在对照组 156 次妊娠中，20 例有 27 次流产，1 例有先兆子痫，1 例有产前出血。血管炎母亲分娩时中位胎龄为 36 周，对照组为 40 周（$P < 0.03$）。血管炎母亲的新生儿出生体重较健康对照组轻 0.5kg（3.0kg vs. 3.5kg）。同样，意大利一项前瞻性队列研究中，50 名女性系统性血管炎患者的 65 次妊娠的结局也不尽人意，表现为早产的风险更高，剖宫产干预的风险更高。

虽然说血管炎的存在会产生不良后果，但这主要取决于血管炎的性质。如果我们考虑影响育龄女性的两种重要血管炎（大动脉炎和白塞病），得到的结果略有不同。印度关于大动脉炎

（TA）妊娠结局的数据，在一项病例对照研究中，Mandal 等描述了 16 例 TA 患者的 29 次妊娠，并与 60 例对照组的结果进行了比较[27]。与对照组相比，产妇并发症明显增多。20 例孕妇通过剖宫产分娩（71%）。产妇并发症包括早产（17% vs. 3%，$P < 0.001$）、产后出血（17% vs. 2%，$P < 0.001$）、妊娠高血压（100% vs. 2%，$P < 0.001$）和子痫前期（93% vs. 0%，$P < 0.001$）。有 26 例活产婴儿存在宫内生长受限增加的风险（52% vs. 2%，$P < 0.001$），更多的新生儿需要重症监护（59% vs. 5%，$P < 0.001$）。据报道，有 1 名产妇死于脑血管意外。在一个更大的法国队列研究中，96 位女性患者有 240 次妊娠，观察产妇结局取决于疾病诊断是在妊娠前还是在妊娠期间。52 名女性的 98 次妊娠与妊娠前已确诊的女性患者进行了比较（52 名女性中 142 次妊娠）[28]。值得注意的是，在合并诊断为 TA 的女性中，产科并发症的风险增加了 13 倍，包括宫内胎儿生长受限、胎儿死亡、先兆子痫 / 子痫和早产的产科并发症发生率为 40%。

如果患大动脉炎的女性患者情况如此糟糕，那么在系统回顾 11 篇相关病例文献和 21 个病例报道中，患有白塞病的女性患者似乎没有受到影响[29]。事实上，疾病甚至可能在妊娠期间改善，潜在原因在上文描述过。法国一项对 76 例女性白塞病患者的研究发现，妊娠期平均年复发率（标准差）为 0.49（0.72），而非孕期为 1.46（2.42）[30]。大动脉炎孕期的预后差异可能与大动脉炎合并更大的损害负担有关，尤其是心血管疾病。这也可能是有深静脉血栓病史的白塞病母亲发生产科并发症风险较高的原因（OR=7.25，95%CI 1.21～43.46，$P=0.029$）。秋水仙碱的使用可能在预防静脉血栓复发和改善妊娠期间疾病活动方面具有保护作用。

六、妊娠对系统性血管炎的影响及药物治疗

妊娠似乎不会对系统性血管炎的病程产生不利影响。有证据表明，白塞病在妊娠期会改善[30]。正如本章前面所讨论的，这可能是因为疾病机制孕期变化所导致。然而，妊娠对疾病复发和妊娠并发症的鉴别诊断带来了独特的挑战。高血压和蛋白尿与血管炎或子痫前期有关吗？这具有挑战性。因此，重要的是有一个多学科团队来管理这些患者，至少包括一个血管炎专家和一个有经验的产科医生来共同处理这样复杂的病例。由于大多数常规免疫抑制药不能使用，妊娠期复发的管理是一个挑战。在大多数情况下，经常增加糖皮质激素的剂量是不够的，还需要其他药物[31]。2016 年，英国风湿病学会指南详细描述了可以用于妊娠和哺乳的药物[26]。

糖皮质激素：泼尼松龙和甲泼尼龙在孕期和哺乳期都可以使用。使用糖皮质激素可能会增加宫内发育迟缓（IUGR）的风险。患有高血压、肾病和液体潴留的母亲应仔细监测。母亲服用大剂量泼尼松龙的婴儿应监测肾上腺抑制。

甲氨蝶呤、来氟米特和霉酚酸酯在孕期和哺乳期禁用。

由于环磷酰胺对胎儿有毒性，在妊娠和母乳喂养中也禁止使用。当疾病复发危及器官或生命且无法使用利妥昔单抗时，则不得不使用环磷酰胺控制病情。妊娠时使用该药物的病例报道极少[32]。

利妥昔单抗已成功用于妊娠[33]。在妊娠早期的意外接触可能相对安全，但如果在妊娠中期和晚期使用，可能导致新生儿 B 细胞衰竭，因此需要适当的疫苗接种预防措施。

TNFα 抑制药是妊娠期安全的药物 [34]。因为赛妥珠单抗的结构被阻止穿过胎盘，所以它是最安全的。妊娠 16 周后应避免使用英夫利昔单抗，妊娠晚期应避免使用阿达木单抗和依那西普，如果有必要使用，则会影响婴儿的疫苗接种计划。TNFα 抑制药不影响母乳喂养。

妊娠期间静脉注射免疫球蛋白是安全的。在临床它可用于复发性和间歇性疾病 [35]。在危及生命的情况下，如肺泡出血和快速进展的肾小球肾炎，它不能取代利妥昔单抗（rituximab）和环磷酰胺的使用。

硫唑嘌呤在妊娠和哺乳期间均安全，并且在受孕计划阶段也可以转换。

血浆置换有时可以是一种安全有效的方法来度过由体液免疫介导的血管炎危机及抗体高滴度的情况。

七、结论

受孕、妊娠和分娩是自然的生理过程，是女性一种独特、与生俱来的权利。然而，如果没有多学科团队的帮助，女性血管炎患者也不能想当然地认为这是理所应当。尽管它是一个物种存在的原因，但仍是尚未被完全理解的免疫学实体。炎症前有真正的改善，否则每一次妊娠都可能以自然流产告终。这种改善导致了血管炎和母体生理的短暂停火。然而，对于已经遭受损害，特别是不可逆转心血管损害的女性患者来说，结局依然很差。

目前非常需要多学科团队，为患血管炎的准妈妈提供全程管理。孕产期规划、药物选择、产前监测、纠正危险因素等来进行早期干预，可以改善妊娠结局。不幸的是，一些肺部、心血管或肾脏严重受累的孕妇可能不得不被告知无法妊娠，这不仅是为了她们自身的健康，也是为了胎儿的健康。妊娠期复发很难诊断。当它们发生时，糖皮质激素将成为主要治疗用药，但也可以使用硫唑嘌呤、抗 TNF-α 抑制药、静脉注射免疫球蛋白等药物，如果绝对需要，甚至环磷酰胺或利妥昔单抗也可以使用。

对于女性血管炎患者的妊娠，我们可能永远无法获得高质量的妊娠结局数据。这类疾病很少见，且在这些患者中研究设计需要考虑很多伦理问题，但这不应阻止我们考虑建立强制性的登记系统。在像印度这样一个拥有多个活跃研究机构的大国，在合作研究的精神下，这些数据可以很容易产生。但无论在这一领域做了多少研究，诊疗策略需考虑母亲、婴儿和危及生命的罕见疾病并常常混杂情感因素，因此困难重重，需要临床医生提供最佳方案来管理这一部分特殊人群。

参 考 文 献

[1] Jennette JC, Falk RJ, Bacon PA, Basu N, Cid MC, Ferrario F et al (2013) 2012 Revised International Chapel Hill Consensus Conference Nomenclature of Vasculitides. Arthritis Rheum 65(1):1–11

[2] Guillevin L, Mukhtyar C, Pagnoux C, Yates M (2018)

Conventional and biological immunosuppressants in vasculitis. Best Pract Res Clin Rheumatol 32(1):94–111

[3] Mukhtyar C, Hellmich B, Jayne D, Flossmann O, Luqmani R (2006) Remission in antineutrophil cytoplasmic antibody-associated systemic vasculitis. Clin Exp Rheumatol

24(6):S93

[4] Mukhtyar CB, Flossmann O, Luqmani RA (2006) Clinical and biological assessment in systemic necrotizing vasculitides. Clin Exp Rheumatol 24(2 Suppl 41):S92–S99

[5] Walsh M, Mukhtyar C, Mahr A, Herlyn K, Luqmani R, Merkel PA et al (2011) Health-related quality of life in patients with newly diagnosed antineutrophil cytoplasmic antibody-associated vasculitis. Arthritis Care Res (Hoboken) 63(7):1055–1061

[6] Pathak H, Mukhtyar C (2016) Pregnancy and systemic vasculitis. Indian J Rheumatol 11(6):145

[7] McDuffie FC (1985) Morbidity impact of rheumatoid arthritis on society. Am J Med 78(1A):1–5

[8] Pagnoux C, Mahendira D, Laskin CA (2013) Fertility and pregnancy in vasculitis. Best Pract Res Clin Rheumatol 27(1):79–94

[9] MacLean MA, Wilson R, Thomson JA, Krishnamurthy S, Walker JJ (1992) Immunological changes in normal pregnancy. Eur J Obstet Gynecol Reprod Biol 43(3):167–172

[10] van der Horst-Bruinsma IE, de Vries RR, de Buck PD, van Schendel PW, Breedveld FC, Schreuder GM et al (1998) Influence of HLA-class II incompatibility between mother and fetus on the development and course of rheumatoid arthritis of the mother. Ann Rheum Dis 57(5):286–290

[11] Østensen M, Förger F, Nelson JL, Schuhmacher A, Hebisch G, Villiger PM (2005) Pregnancy in patients with rheumatic disease: anti-inflammatory cytokines increase in pregnancy and decrease post-partum. Ann Rheum Dis 64(6):839–844

[12] Wegmann TG, Lin H, Guilbert L, Mosmann TR (1993) Bidirectional cytokine interactions in the maternal-fetal relationship: is successful pregnancy a TH2 phenomenon? Immunol Today 14(7):353–356

[13] Kariv R, Sidi Y, Gur H (2000) Systemic vasculitis presenting as a tumorlike lesion. Four case reports and an analysis of 79 reported cases. Medicine (Baltimore) 79(6):349–359

[14] Suo L, Perez LC, Finch CJ (2019) Testicular granulomatous vasculitis mimicking testicular torsion in an anti-neutrophil cytoplasmic antibody-associated vasculitis patient. SAGE Open Med Case Rep 7. https://doi.org/10.1177/2050313X18823451

[15] Barber TD, Al-Omar O, Poulik J, McLorie GA (2006) Testicular infarction in a 12–year-old boy with Wegener's granulomatosis. Urology 67(4):846.e9–846.10

[16] Rengasamy P (2017) Congenital malformations attributed to prenatal exposure to cyclophosphamide. Anti-Cancer Agents Med Chem 17(9):1211–1227

[17] Clowse ME, Copland SC, Hsieh TC, Chow SC, Hoffman GS, Merkel PA et al (2011) Ovarian reserve diminished by oral cyclophosphamide therapy for granulomatosis with polyangiitis (Wegener's). Arthritis Care Res (Hoboken) 63(12):1777–1781

[18] Slater CA, Liang MH, McCune JW, Christman GM, Laufer MR (1999) Preserving ovarian function in patients receiving cyclophosphamide. Lupus 8(1):3–10

[19] Ding J, Shang X, Zhang Z, Jing H, Shao J, Fei Q et al (2017) FDA-approved medications that impair human spermatogenesis. Oncotarget 8(6):10714–10725

[20] Kumar A, Mohan A, Gupta R, Singal VK, Garg OP (1998) Relapse of Wegener's granulomatosis in the first trimester of pregnancy: a case report. Br J Rheumatol 37(3):331–333

[21] Pagnoux C, Le Guern V, Goffinet F, Diot E, Limal N, Pannier E et al (2011) Pregnancies in systemic necrotizing vasculitides: report on 12 women and their 20 pregnancies. Rheumatology (Oxford) 50(5):953–961

[22] Hidaka N, Yamanaka Y, Fujita Y, Fukushima K, Wake N (2012) Clinical manifestations of pregnancy in patients with Takayasu arteritis: experience from a single tertiary center. Arch Gynecol Obstet 285(2):377–385

[23] Sangle SR, Vounotrypidis P, Briley A, Nel L, Lutalo PM, Sanchez-Fernandez S et al (2015) Pregnancy outcome in patients with systemic vasculitis: a single-centre matched case-control study. Rheumatology (Oxford) 54(9):1582–1586

[24] Croft AP, Smith SW, Carr S, Youssouf S, Salama AD, Burns A et al (2015) Successful outcome of pregnancy in patients with anti-neutrophil cytoplasm antibody-associated small vessel vasculitis. Kidney Int 87(4):807–811

[25] Jordan NP, Bezanahary H, D'Cruz DP (2015) Increased risk of vascular complications in Takayasu's arteritis patients with positive lupus anticoagulant. Scand J Rheumatol 44(3):211–214

[26] Flint J, Panchal S, Hurrell A, van de Venne M, Gayed M, Schreiber K et al (2016) BSR and BHPR guideline on prescribing drugs in pregnancy and breastfeeding—part I: standard and biologic disease modifying anti-rheumatic drugs and corticosteroids. Rheumatology (Oxford) 55(9):1693–1697

[27] Mandal D, Mandal S, Dattaray C, Banerjee D, Ghosh P, Ghosh A et al (2012) Takayasu arteritis in pregnancy: an analysis from eastern India. Arch Gynecol Obstet 285(3):567–571

[28] Comarmond C, Mirault T, Biard L, Nizard J, Lambert M, Wechsler B et al (2015) Takayasu arteritis and pregnancy. Arthritis Rheumatol 67(12):3262–3269

[29] Ben-Chetrit E (2014) Behcet's syndrome and pregnancy: course of the disease and pregnancy outcome. Clin Exp Rheumatol 32(4 Suppl 84):S93–S98

[30] Noel N, Wechsler B, Nizard J, Costedoat-Chalumeau N, Boutin d LT, Dommergues M et al (2013) Behcet's disease and pregnancy. Arthritis Rheum 65(9):2450–2456

[31] Yates M, Watts RA, Bajema IM, Cid MC, Crestani B, Hauser T et al (2016) EULAR/ERA-EDTA recommendations for the management of ANCA-associated vasculitis. Ann Rheum Dis 75(9):1583–1594

[32] Dayoan ES, Dimen LL, Boylen CT (1998) Successful treatment of Wegener's granulomatosis during pregnancy: a case report and review of the medical literature. Chest 113(3):836–838

[33] Sangle SR, Lutalo PM, Davies RJ, Khamashta MA, D'Cruz DP (2013) B-cell depletion therapy and pregnancy outcome in severe, refractory systemic autoimmune diseases. J Autoimmun 43:55–59

[34] Diav-Citrin O, Otcheretianski-Volodarsky A, Shechtman S, Ornoy A (2014) Pregnancy outcome following gestational exposure to TNF-alpha-inhibitors: a prospective, comparative, observational study. Reprod Toxicol 43:78–84

[35] Jayne DR, Chapel H, Adu D, Misbah S, O'Donoghue D, Scott D et al (2000) Intravenous immunoglobulin for ANCA-associated systemic vasculitis with persistent disease activity. QJM 93(7):433–439

第 15 章　抗磷脂综合征与妊娠管理
Managing APLA During Pregnancy

Arghya Chattopadhyay　Varun Dhir　著

卢红娟　译

摘　要

抗磷脂综合征（anti-phospholipid syndrome，APS）是一种系统性自身免疫性疾病，导致血管血栓形成和影响母亲和胎儿的病态妊娠。在产科 APS 中，管理的目标是通过定期监测确保充分的抗凝和母婴健康。围产期咨询非常重要，可以使夫妇放心，通过适当的监测和风湿科、产科团队的定期随访，有可能获得良好的结局。对于血栓性 APS，一旦发现妊娠需要立即改用肝素，而对于产科 APS，明确诊断就需开始使用肝素。与产科 APS 相比，血栓性 APS 妊娠患者肝素的使用剂量是不同的。两种方案一般都加入低剂量阿司匹林。在产后，血栓性 APS 仍需使用肝素持续 6 周，而产科 APS 则可停药。相反，血栓性 APS 应重新开始口服维生素 K 拮抗药，因为其在哺乳期是安全的。

关键词

妊娠；抗磷脂；抗凝；抗磷脂抗体；抗心磷脂抗体

一、概述

抗磷脂综合征是一种系统性自身免疫性疾病，导致血管血栓形成和影响母亲和胎儿的病态妊娠。该疾病广泛存在两种不同的表型或临床亚型，具有不同的临床过程和结果，即产科 APS 和血栓性 APS[1, 2]，其使用的是 2006 年悉尼 APS 分类标准的最新定义[3]。此外，在上述两种临床亚型亚组中，经常会增加第 3 型，即非标准表现且抗磷脂抗体（APLA）阳性的患者（图 15-1）。

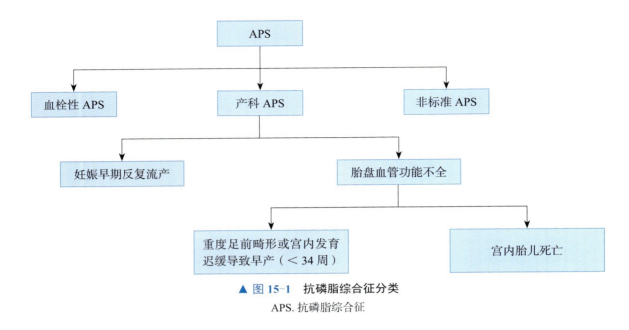

▲ 图 15-1　抗磷脂综合征分类
APS. 抗磷脂综合征

与其他自身免疫性疾病一样，APS 诊断也需要两个要素，即自身抗体（抗磷脂抗体）和临床特征（血栓或产科事件）。此外，还需证明其自身抗体的持久性（除其他自身免疫性疾病外）——那就是至少 12 周后通过重复测试。需要重申的是，仅仅存在自身抗体（即使持续存在）并不足以将患者诊断为 APS。

在健康志愿者中发现 APLA 并不罕见。在一项研究中，10% 的健康献血者抗心磷脂抗体（antivardiolipin antibodies，aCL）阳性，1% 的狼疮抗凝物（lupus anticoagulant，LA）阳性。然而，只有 1% 的人在 1 年后保持不变。此外，20%～30% 的红斑狼疮患者、6% 的妊娠并发症女性、10% 的静脉血栓者、11% 的心肌梗死患者和 17% 的年轻脑卒中患者（＜ 50 岁）的 APLA 也是阳性（图 15-2）[4]。

这种疾病女性居多（女∶男 =5∶1），通常影响中年人（欧洲磷脂队列的平均年龄为 34 岁）。这些因素会造成巨大影响，因为她们是最有可能妊娠的群体。因此，为了将母亲和胎儿的风险降到最低，在妊娠期对该病进行管理至关重要。

二、妊娠期或妊娠前女性应何时进行 APLA 检测

一般的 APLA 抗体筛查并不可取。根据国际血栓和止血协会科学和标准化小组委员会（Scientific and Standardization Subcommittee of the International Society of Thrombosis and Haemostasis，SSC-ISHT）的指南，APS 抗体检测可应用于无原因的静脉或动脉血栓形成、异常部位血栓形成和妊娠并发症的受试者[5]。妊娠并发症由标准表现来定义，包括妊娠 10 周或 10 周后出现 1 例或多例原因不明的胎儿死亡，因严重先兆子痫前期、子痫、严重胎盘功能不全而在妊娠期或妊娠期＜ 34 周时发生 1 次或多次早产，妊娠 10 周或以下连续 3 次以上不明原因的自然流产。若存在超标准的产科临床表现，如晚期先兆子痫（＞ 34 周）、晚期早产、胎盘早剥、

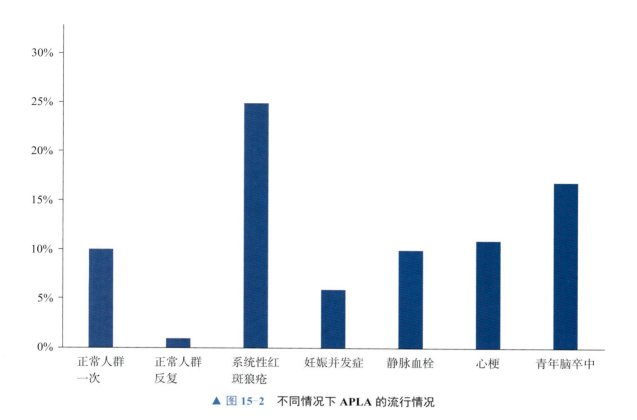

▲ 图 15-2　不同情况下 **APLA** 的流行情况

三次非连续流产、2 次或 2 次以上不明原因的流产与体外受精失败 [6]，也可以根据医生的判断进行 APS 抗体检测。所有被诊断为狼疮的女性患者都应该在计划妊娠时进行 APLA 检测，因为它具有判断预后价值。具体来说，这些患者更容易发生子痫前期和宫内发育迟缓（intrauterine growth retardation，IUGR），因此在妊娠期间需要更密切的监测胎儿和母亲孕期安全。

三、妊娠期抗磷脂综合征或 APLA 阳性的处理

　　管理的目的是确保充分的抗凝（根据不同分类管理，包括产科 APS 或血栓性 APS），并通过监测确保产妇和胎儿的健康（图 15-3）。前期主要由风湿病专家 / 医师负责，后期由产科医生负责，而孕期则由两个专业的医生共同负责。我们将从以下几个方面来讨论管理问题：①孕前管理；②妊娠期风险分层及一般措施；③妊娠期 APS 的处理；④妊娠难治性 APS；⑤分娩管理；⑥产后管理。

1. 孕前管理

　　孕前管理包括与患者和其配偶进行谈话，重点是让他们知道，即便使用抗凝血药也只有70%～80% 的概率成功妊娠。此外，还要让他们了解抗凝的风险，即每年有 1%～3% 的出血事件发生。若该女性患者已经在服用维生素 K 拮抗药（如华法林、醋硝香豆醇），那么她要了解一旦发现妊娠应立即改用肝素，她需要计划妊娠并持续关注月经周期的变化，及时进行尿妊娠检查以防意外妊娠，这将使胚胎尽可能少地接触致畸的维生素 K 拮抗药。

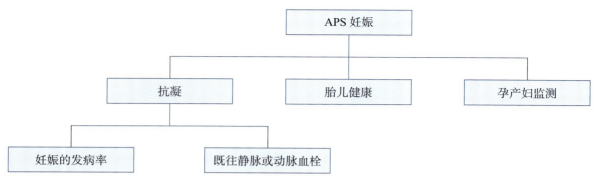

▲ 图 15-3　APS 妊娠管理的主要目标

这也是让他们知道可以立即采取措施的好时机。如果他们有妊娠计划，女性患者就可以开始服用低剂量的阿司匹林。此外，孕妇需要定期检查，并与产科医生进行计划妊娠和纠正任何其他可能影响成功妊娠的因素（如贫血、甲状腺状态、高血压和糖尿病等）。

2. 风险分层和一般措施

确诊为"产科 APS"的女性应接受孕前咨询，以进行风险评估，评估其是否存在"APS 非标准表现"[7]、其他相关结缔组织病、任何主要器官损伤、其他并发症、生活方式风险因素（如吸烟和饮酒），以及影响胎儿生长发育的药物。危险因素（如多次妊娠失败、血栓性 APS、狼疮、妊娠时低补体血症、LA 阳性和三倍体阳性）与不良妊娠结局相关。APS 评分（globe APS score，GAPSS）是一个综合评分[8]，可用于预测血栓形成（首次 / 复发）的风险和妊娠发病率。

建议密切随访，最好每月 1 次，并增加妊娠晚期超声检查（从妊娠晚期开始每月 1 次），以便早期发现发育迟缓并计划分娩[7]。肾脏受累的患者应定期监测血压和 24h 尿蛋白。

所有患者都应该服用叶酸，最好在妊娠前 3 个月服用，同时补充钙和维生素 D。在产褥期，如果有血栓形成史，应鼓励早期活动，同时穿压缩袜。

3. 妊娠期 APS 的处理[1, 9, 10]（**表 15-1**）

妊娠期 APS 的处理分为 4 类。

(1) 符合产科 APS 标准：目前的治疗标准是预防剂量的普通肝素（unfractionated Heparin，UFH）或低分子肝素（LMWH）与低剂量的阿司匹林（low-dose Aspirin，LDA）（75～100g/d）。LDA 可在妊娠前开始，LMWH/UFH 可在确认妊娠时开始。做任何治疗前应进行血小板计数检查，轻微的血小板减少症（$> 50 \times 10^9$/L）不存在其他出血的危险因素时，抗血栓治疗继续进行（风险评估），但如果血小板低于 50×10^9/L，需要避免任何一种形式的抗血小板治疗或肝素治疗。应进行基线凝血试验以评估任何先前的异常（可能有出血风险）。

低分子肝素相对于 UFH 有一定优势，即每日使用 1 次，减少肝素诱导的血小板减少和骨质疏松的风险。然而，UFH 明显更便宜（成本低 10 倍），需要每天 2 次，没有任何监测（表 15-2）。如果使用低分子肝素，必须在分娩前 1 周转换为 UFH，必须停止服用阿司匹林。UFH 通常在分娩前后 12 小时停止使用。

(2) 符合血栓性 APS 的标准："血栓性 APS"患者通常妊娠时，口服维生素 K 拮抗药预防继

表 15-1 妊娠期 APS 各种情况的处理

	妊娠前	妊娠期	孕产期	产后
产科 APS	加用低剂量阿司匹林	开始使用预防剂量肝素加低剂量阿司匹林	36~37 周，改用依诺肝素，并停用阿司匹林	在分娩后 12h，直到产后 6~12 周重新使用肝素，母乳喂养
血栓 APS	继续服用华法林，警惕妊娠	改用治疗剂量的肝素并加低剂量阿司匹林	36~37 周，改用依诺肝素，并停用阿司匹林 [a]	重新使用华法林（与肝素重叠使用），可以母乳喂养
SLE 合并 APS	继续羟氯喹，按照上面的规定休息	同样	同样	同样
不符合标准，但是心磷脂抗体阳性	确保安全，可以考虑在高风险的情况下使用低剂量的阿司匹林	考虑低剂量的阿司匹林	产前 1~2 周停止服用阿司匹林	—

a. 根据最近美国妇产科学院委员会的意见，可能不会停止服用阿司匹林；APS. 抗磷脂综合征

表 15-2 妊娠前或妊娠期间常用抗凝血药剂量

使用的药物	剂 量
肝素预防剂量	UFH[a]=5000U，SC BD 依诺肝素 [b]，1mg/kg，SC OD；或 0.5mg，SC BD
肝素全剂量（治疗剂量）	UFH=500U/(kg·d)，2 剂，SC BD →滴定保持 APTT60~90s（保持 1.5~2 倍范围内）；通常从 10 000SC BD 或 12 500SC BD 开始，依诺肝素 1mg/kg SC BD
低剂量的阿司匹林	75~100mg/d
华法林 [c]	开始剂量为 5mgOD，2~3 天后和 7 天后重复测量 INR，保持 INR 为 2~3

UFH. 普通肝素；APTT. 活化部分促凝血酶原激酶时间

a. 依诺肝素的强度通常为 5000U/ml 或 10 000U/ml（首选）或 1000U/ml；b. 预充的注射器，通常为 0.4ml（40mg）或 0.6ml（60mg）剂量；c. 在妊娠早期致畸

发血栓（如华法林、醋硝香豆醇），建议计划妊娠的患者尽早进行尿妊娠测试，以避免胎儿长时间接触 VKA。一般来说，在大多数情况下，在妊娠前转换是不可行的，因为这会增加成本，并使女性在妊娠前一段不确定的时间内面临较高的出血风险。

重要的是，一旦确认妊娠，需立即停用 VKA（如华法林、醋硝香豆醇），并转换为治疗剂量的低分子肝素或 UFH，以避免胎儿华法林综合征。其主要致畸作用发生在器官发生期（妊娠第 6~12 周）。首选的药物是低分子肝素（基于上述原因），必须根据患者的体重给予低剂量阿司匹林 75~100mg/d（表 15-2）[依诺肝素 1mg/(kg·d) BD 或达肝素钠]，做任何治疗前应该进行血小板计数检查，轻微的血小板减少症（> 50×10⁹/L）不存在其他出血的危险因素时，抗血栓治疗继续进行（风险评估），但是如果血小板低于 $50×10^9$/L，需要避免任何一种形式的抗血小板治疗或肝素治疗。然而，不建议对低分子肝素进行监测。

由于这种治疗必须进行 9 个月，而低分子肝素成本很高［每天成本为 500~1000 卢比（相

当于人民币 43～85 元），每月为 15 000～30 000 卢比（译者注：原书有误，已修改）］，与此相比，UFH 至少便宜 10 倍。UFH 的常规治疗剂量为 500U/(kg·d)，对于 60kg 的女性约为 30 000U，通常可以从 20 000～25 000U/d 开始并逐步提高剂量。皮下注射分 2 次给药。在这种情况下，需要监控 APTT，使其保持在 60～90s（控制 40s 或 1.5～2 倍范围内）。此外，考虑到剂量大，需要使用浓度较高的肝素（5000～10 000U/ml），而不是浓度较低的肝素（1000U/ml），以保证皮下注射的可行性。

如果使用低分子肝素，必须在分娩前数天转换为 UFH，分娩前和分娩后 12h 必须保留 UFH，尤其是要进行任何脊髓麻醉时。当财务和物流问题妨碍肝素使用时，另一种选择是在第 13～36 周重新口服维生素 K 拮抗药（如华法林、醋硝香豆醇）。然而，这需要定期监测 INR 以达到治疗剂量，这可能与妊娠前使用的剂量不同。

(3) APS 伴狼疮：对狼疮患者进行 APS 治疗需要按照上述方法添加（或继续）羟氯喹［5～6mg/(kg·d)］。

(4) APLA 携带者 / 不符合产科 APS 标准：对 APLA 携带者或不符合标准的患者治疗取决于基线风险分层。高危女性可通过添加 LDA 进行管理。

4. 产科 APS

尽管进行了治疗，但仍有 20%～30% 的病例未能成功妊娠。对于难治性产科 APS 的治疗，目前尚无明确的指南。没有标准的循证治疗方法。第一种选择应该是严格抗凝（强度高于以前妊娠时的抗凝血药）。

在对标准抗凝反应不佳的极少数情况下，可能会考虑使用试验性的超说明书用药，然而必须仔细考虑它们的益处和风险。糖皮质激素已被使用，但需要注意的是，在随机对照研究中，糖皮质激素的使用与不良妊娠结局有关。免疫球蛋白（IVIg）［400mg/(kg·d)，连续 5 天或 1g/(kg·d)，连续 2 天］或血浆置换（3～5 天）也已尝试。羟氯喹［5～6mg/(kg·d)］、普伐他汀（20mg/d）和赛妥珠单抗在初始试验中均显示出益处。

5. 分娩期间抗血栓治疗

抗血小板和抗凝治疗是围产期治疗的重要组成部分。停用低剂量阿司匹林的时间（妊娠期）有争议，这取决于麻醉师的经验和医院的规程。低分子肝素应在妊娠 36～37 周时转为 UFH，应在择期引产、脊髓麻醉或剖宫产前 12h 停止。分娩后可尽快重新使用肝素，咨询产科医生，一般在 12h 左右。

6. 产后管理

(1) 母亲的管理：在产后期间，应继续进行与妊娠期间相同的治疗，再持续 4～6 周。有血栓性 APS（既往有血栓形成）的患者可以继续使用低分子肝素治疗剂量，也可以转换为 VKA，这在母乳喂养期间同样安全。

(2) 胎儿管理：APS 母亲所生的孩子由于经胎盘转移可具有 IgG 同型抗体阳性。aCL 通常在 12 个月前消失，但 β_2GPI 可能持续阳性，没有任何临床意义。虽然 APS 母亲生下的孩子有正常的身体发育和智力，但他们可能需要特别注意神经发育和额外的学习支持。

四、一些常见的病例场景

场景 1：第一次妊娠伴 SLE 且 APLA 阳性

结婚 1 年的 N 女士（25 岁）正在准备妊娠。既往有近 3 年 SLE 病史，主要以颧部红斑、光敏、关节炎等形式累及皮肤与关节。在过去的 2 年里，她接受小剂量泼尼松龙和羟氯喹治疗效果良好。她担心的是，她的 APLA 检查显示抗心磷脂 IgG 持续偏高（分别为 30 和 45GPL，间隔 12 周）。她从未出现过血管问题。适当的治疗方法是什么？

在这种情况下，适当的治疗方法是安抚。必须让患者确信，多达 40% 的 SLE 患者体内存在抗磷脂抗体，但只有 5%～10% 的患者出现抗磷脂综合征。此外，从总体来说，存在的抗体与先兆子痫、IUGR 和不成熟的风险较高相关。然而，对于单个患者（而且在大多数情况下），它们不会导致任何问题。目前还没有强有力的证据证明任何治疗方法都是可行的。然而，在完成基线血小板计数后，可以加入低剂量的阿司匹林。如果决定启动这个程序，就需要在妊娠后期停止，以防出血。不过，美国妇产科学院在一个委员会意见中认为不需要停用低剂量阿司匹林，因为它不会导致分娩时过多出血。

场景 2：第二次妊娠，7 周流产 1 次，APLA 阳性

3 年前结婚的 P 某（27 岁）是第二次妊娠。在她第一次妊娠的时候，在第 7 周自然流产了。她对现在的妊娠感到焦虑。她在其他地方进行了检测，抗 β_2GPI 抗体阳性（40U）。她无任何既往病史。你会给她什么建议？

适当的治疗将使人安心。早期妊娠流产非常常见（占所有妊娠的 30%），其原因多种多样。在这个阶段，让她最好不要担心她的"阳性抗体"，而是接受抗体阳性。如果阳性（持续阳性）不需要治疗，那么重复检测 APLA 也是没有必要的。显然，如果再次阳性，会增加患者的精神痛苦！

场景 3：妊娠时曾多次流产且 APLA 阳性

A 女士，30 岁，曾多次妊娠早期流产。她被转去做风湿检查，并进行了 APLA 检测，结果发现 LAC、β_2GPI 和 ACL 都阳性。12 周后重复检测，LAC 和 ACL 持续阳性。应如何管理她的情况？

这位女士符合产科 APS 标准。当她试图妊娠时，可以开始服用低剂量的阿司匹林，每天 75～100mg（在血小板计数后）。一旦确认妊娠，她就应该开始使用肝素，可以是低分子肝素每天 1 次（1mg /kg 依诺肝素）或普通肝素（价格便宜得多）5000U 每天 2 次皮下注射。她需要整个孕期持续治疗，直到产后 6～12 周。除了血小板计数在基线和使用肝素

6 周后重复检测外，不需要其他任何测试。她的产科医生和风湿科医生需要讨论并决定切换到 UFH（如果使用低分子肝素）的最佳时间，通常是分娩前 1 周或 36 周，并在同一时间停止服用阿司匹林。UFH 需要在分娩后开始，它可以用于母乳喂养。

场景 4：血管性 APS 妊娠

　　Z 女士，25 岁，1 年前深静脉血栓形成，两次抗心磷脂抗体阳性，现正计划妊娠。她在服用华法林。她的产科医生已经向风湿病专家提出进一步治疗的建议。我们的计划是什么？

　　这位女士在妊娠期间需要全剂量抗凝。由于华法林具有致畸性，因此必须在发现妊娠时停用华法林，转而使用全剂量肝素。医生建议她计划妊娠，并对月经周期保持警惕，这样她就可以发现任何月经延迟，并尽早进行尿检，以避免胎儿长期接触华法林。

　　一旦妊娠，建议她改用低分子肝素（1mg/kg，每天 2 次依诺肝素）或普通肝素（10 000～15 000U，每天 2 次，价格低廉，由于容量较大，疼痛感更强，需要测试）。如果她选择后者，需要将她的 APTT 保持在 60～90s（通常控制在 40s），这将需要重复测试，并适当调整剂量。一般在皮下注射后 6h 检测 APTT。

五、各种问题讨论

　　本章未讨论的一些问题将在此简要提及。新的抗凝血药，如直接凝血酶抑制药和直接 Xa 因子抑制药（达比加群、利伐沙班等），最近已经被引入，其主要优势是不需要根据凝血酶原时间和 INR 进行滴定（与华法林等维生素 K 拮抗药相比）。然而，它们在 APLA 中的作用尚不清楚，特别是在产科 APS 中。其中很多可能是致畸的。另一个问题是灾难性 APS。灾难性 APS 是这种疾病的一种加速形式，发生率为 1%，通常由感染或在已知 APS 患者中突然停止抗凝引起。它表现为多器官功能障碍，应考虑与败血症、TTP、HELLP 等鉴别。特征是轻度血小板减少、微血管病性溶血性贫血和多个器官微血管血栓形成（根据定义，每周至少有 3 个）。其治疗包括抗凝血药和免疫抑制药，即脉冲激素治疗。

六、结论

　　抗磷脂综合征是一种从血栓表现到产科表现兼具的疾病。不建议对那些不符合 APS 临床标准的患者进行检测，因为如果检测结果为阳性，也不会改变治疗，但会增加患者的精神痛苦。重要的是要认识到，尽管产科和血栓性 APLA 的治疗都将包括低剂量的阿司匹林，但使用的肝素剂量将有显著不同，前者是预防剂量，后者是全剂量。

虽然低分子肝素是最方便（可能也是最安全）的选择，但它明显昂贵，因此 UFH（至少便宜 10 倍）经常在发展中国家使用。UFH 在预防性剂量下使用非常方便，但它需要监测治疗剂量。重要的是，在计划分娩前 1 周调整肝素和阿司匹林的类型。分娩时，UFH 通常在分娩前 12h 停止，12h 后恢复。对于产科 APS 应持续 6～12 周，对于血栓性 APS 应改为华法林。

参 考 文 献

[1] Gerardi MC, Fernandes MA, Tincani A, Andreoli L (2018) Obstetric anti-phospholipid syndrome: state of the art. Curr Rheumatol Rep 20(10):59

[2] Meroni PL, Borghi MO, Grossi C, Chighizola CB, Durigutto P, Tedesco F (2018) Obstetric and vascular antiphospholipid syndrome: same antibodies but different diseases? Nat Rev Rheumatol 14(7):433–440

[3] Miyakis S, Lockshin MD, Atsumi T, Branch DW, Brey RL, Cervera R et al (2006) International consensus statement on an update of the classification criteria for definite antiphospholipid syndrome (APS). J Thromb Haemost 4(2):295–306

[4] Garcia D, Doruk E (2018) Diagnosis and management of the antiphospholipid syndrome. N Engl J Med 378(21):2010–2021

[5] Devreese KM, Pierangeli SS, de Laat B, Tripodi A, Atsumi T, Ortel TL, For the Subcommittee on Lupus Anticoagulant/ Phospholipid/Dependent Antibodies (2014) Testing for antiphospholipid antibodies with solid phase assays: guidance from the SSC of the ISTH. J Thromb Haemost

12:792–795

[6] Uthman I, Noureldine MHA, Ruiz-Irastorza G et al (2019) Management of antiphospholipid syndrome. Ann Rheum Dis 78:155–161

[7] Andreoli L, Bertsias GK, Agmon-Levin N, Brown S, Cervera R, Costedoat-Chalumeau N et al (2017) EULAR recommendations for women's health and the management of family planning, assisted reproduction, pregnancy and menopause in patients with systemic lupus erythematosus and/or antiphospholipid syndrome. Ann Rheum Dis 76(3):476–485

[8] Sciascia S, Sanna G, Murru V, Roccatello D, Munther A (2013) GAPSS: the global anti-phospholipid syndrome score. Rheumatology (Oxford) 52(8):1397–1403

[9] Schreiber K, Sciascia S, de Groot PG, Devreese K, Jacobsen S, Ruiz-Irastorza G et al (2018) Antiphospholipid syndrome. Nat Rev Dis Primers 4:17103

[10] Antovic A, Sennströ M, Bremme K, Svenungsson E (2018) Obstetric antiphospholipid syndrome. Lupus Sci Med 5:e000197

第 16 章　系统性硬化症与妊娠管理
Managing Pregnancy in Systemic Sclerosis

Shefali K. Sharma　著

卢红娟　译

摘　要

在过去，人们鼓励系统性硬化症患者不要妊娠，因为母婴结局不佳的风险更高。然而，现在如果疾病在静止期计划妊娠，在密切监测和适当的治疗下，成功孕育可能性很大。鼓励在该病静止期计划妊娠，妊娠前需要做以下几项身体检查：①血压测量；②肾功能检查；③自身抗体检查；④超声心动图（心脏扫描）；⑤肺功能检查。

一般来说，系统性硬化症在妊娠期间不会恶化，但最可怕的并发症是硬皮病肾危象。尽管血管紧张素转化酶抑制药与先天性畸形风险增加有关，但在硬皮病的妊娠期推荐使用。因此，对于所有妊娠的患者，应密切监测心肺并发症和肾脏危象。对这些患者，多学科管理是最好的方式。

关键词

系统性硬化症；妊娠

在过去，人们鼓励硬皮病患者不要妊娠，因为母婴结局不佳的风险很高。然而，现在如果计划在疾病静止期妊娠，在密切监测和适当的治疗下，成功孕育的可能性很大。硬皮病最可怕的并发症是肾脏危象。尽管血管紧张素转化酶抑制药与先天畸形风险增加有关，但仍在硬皮病的妊娠期推荐使用。因此，对于所有妊娠的患者，应密切监测心肺并发症和肾脏危象。对这些患者，多学科管理是最好的方式。

本章讨论系统性硬化症（SSc）的生育、妊娠结局、妊娠期间并发症和妊娠期间的管理问题。

一、系统性硬化症的生育能力

这很难确定，因为涉及很多问题，如妊娠的能力及尽管患有致残疾病，仍想要妊娠的愿望。幸运的是，大多数患者在 20 多岁或 30 多岁时都有完整的家庭。

在局限性系统性硬化症中没有不孕症的病例。弥漫性不孕症的病例与生殖道纤维化有关，造成受孕困难。最近的研究没有发现 SSc 的整体生育率下降 [1-3]。

Steen 等得出结论，与其他风湿性疾病相比，SSc 患者有相当好的妊娠结局。不孕症并不常见。为了使母亲和胎儿获得良好的产科结果，妊娠应做好计划，即在疾病缓解期计划妊娠 [4, 5]。

二、妊娠结局

SSc 患者的妊娠结局是可变的。Black 和 Slate 的研究显示，SSc 患者流产率增加 [6, 7]。然而，由于这些患者属于低收入群体，可以说他们有先天流产的风险。一些研究表明，流产在 SSc 发病前就已增加了 [8]。

Steen 等的研究表明，SSc 患者的流产率为 9%，而健康对照组的流产率为 7.5%。该研究还观察到，疾病发生后流产率高于疾病发生前（15% vs. 8%），但 SSc 患者流产的风险不显著。

患有硬皮病肾脏危象的患者是否应该计划妊娠？在这种情况下，妊娠将是高风险的。换句话说，妊娠可能会带来很大的风险。如果血压没有被非血管紧张素转化酶抑制药控制，那么就必须加用血管紧张素转化酶抑制药（ACEI）。ACEI 和非 ACEI 药物需联合使用，患者必须密切监测羊水过少或其他胎儿异常迹象。

三、早产

与对照组相比，SSc 增加了早产的发病率。Steen 等的回顾性病例对照研究显示，与类风湿关节炎（4%）和正常对照组（2%）相比，SSc 患者（10%）的足月婴儿［5.5 磅（2.5kg）以下］发生率更高。

某些病例报道记载 SSc 患者的婴儿死亡率增加。大多数与硬皮病急性加重有关。已有新生儿死亡报道，但统计上不显著。

最近，西班牙、印度和巴西的研究证实，虽然流产、早产和婴儿死亡的风险增加，但这种可能性并未增大到使女性患者不愿意妊娠的程度。

四、妊娠对系统性硬化症的影响

SSc 妊娠患者主要担心的是硬皮病肾危象。硬皮病孕妇的血压升高必须及时和积极地使用 ACEI 治疗。我们知道 ACEI 在妊娠期是禁忌的，特别是在妊娠晚期，而且它与婴儿肾功能障碍有关，但是控制 SSc 妊娠患者的高血压和相关的肾危象至关重要[9]，这可能挽救生命。

如果 SSc 患者有硬皮病肾危象，只要疾病在计划妊娠前相当长一段时间内稳定，计划妊娠就不是禁忌。在这种情况下，如果其他药物无效，血管紧张素转化酶抑制药可以用来控制血压[10]。

在硬皮病妊娠合并高血压和蛋白尿的情况下，硬皮病肾危象的诊断可能与妊娠子痫前期相混淆。

严重脏器受累的患者不宜妊娠，严重心肌病（射血分数＜ 30%）、肺动脉高压、严重限制性肺疾病（用力肺活量＜ 50%）和肾功能不全与妊娠的不良结局相关[10]。

肌肉骨骼疾病，如腕管综合征、腿抽筋、关节痛和背痛是 SSc 妊娠的常见症状。

我们知道胃食管反流恶化在健康妊娠中是一个常见的问题，在 SSc 妊娠中更是如此，特别是在妊娠后期子宫增大的情况下。SSc 患者在妊娠早期或晚期均存在 Mallory-Weiss 综合征[11, 12]，这可能与危及生命的出血和反复呕吐有关，需要及时治疗和住院。

有些患者可能会出现呼吸困难和肺动脉高压。

五、妊娠的管理

SSc 的妊娠可能是平安无事的，孕产妇和胎儿预后良好。SSc 是一种多系统疾病，确实会发生并发症。所以，必须进行仔细的产前评估、讨论潜在的问题和参与监测方案，以优化结果。

1. 因为弥漫性 SSc 的女性，在疾病早期出现严重心肺和肾脏问题的风险更大，应鼓励她们推迟妊娠直到疾病稳定。

2. 在妊娠初期，SSc 患者应进行评估，以确定疾病类型、全身受累程度、类型及症状持续时间。弥漫性 SSc 患者或具有抗拓扑异构酶或 RNA 聚合酶Ⅲ抗体的患者发生严重疾病的风险更大。

3. 当出现严重的心肌病（射血分数＜ 30%）、中重度肺动脉高压、严重限制性肺疾病（用力肺活量＜预期的 50%）、肾功能不全和吸收不良等情况时，是否继续妊娠的决定是依据具体的异常情况确定，而不是因为 SSc 的原因。

4. 停用妊娠期间禁用的药物（如甲氨蝶呤和 D– 青霉胺），避免糖皮质激素。尽量减少质子泵抑制药、钙通道阻滞药和抗组胺药的使用。

5. 羟氯喹在妊娠期间是安全的。低剂量的泼尼松没有显示出增加唇裂的风险[13]或与肾危象的任何关联[14]。抗组胺药和质子泵抑制药可用于治疗食管反流、恶心和呕吐。妊娠期间可静脉注射免疫球蛋白。但是环磷酰胺在妊娠期间是禁忌的。

6. 需要更频繁地监测胎儿大小和宫缩。

7. 建议经常监测血压，必要时使用抗高血压药物进行积极治疗。如果血压升高是由于硬皮病肾危象，那么应该立即使用血管紧张素转化酶抑制药。使用 ACEI 前，硬皮病肾危象预后差，立即使用它们可以拯救母亲和胎儿。对母亲的益处大于对胎儿的毒性风险。在妊娠晚期接受

ACEI 治疗的患者会增加婴儿出现严重肾脏问题的风险。

8. ACEI 可导致胎儿畸形，包括羊水过少、肾闭锁、肺发育不全和胎儿死亡。这在妊娠后期使用时更是如此，被称为胎病[15, 16]。确切的发病率尚不清楚。如果 SSc 患者在妊娠期间出现肾危象，必须使用血管紧张素转化酶抑制药。

9. 应密切观察和治疗早产，避免使用肾上腺素能激动药。

10. 获取静脉通路。

11. 首选硬膜外麻醉。

12. 产房特殊加温，静脉输液，患者应保持温暖。

13. 首选硬膜外麻醉。

14. 应注意外阴切开术和剖宫产切口。

最糟糕的临床情况将是皮肤恶化或内脏迅速恶化。如果这种情况发生在前 3 个月，那么可以考虑终止妊娠。然而，如果早产发生在晚期妊娠，则应积极治疗。

六、分娩管理

妊娠的 SSc 患者是麻醉的挑战。厚的皮肤导致静脉通路困难。阴道收缩、腹部皮肤紧绷和挛缩都会影响分娩时的血压测量和分娩体位。

如果患者有小口畸形，应避免全身麻醉。像硬膜外阻滞这样的局部麻醉是首选，因为它不仅能麻醉，而且能舒张血管。

七、结论

妊娠并不是系统性硬化症的禁忌证。通过良好的产科和新生儿护理，早产儿和低体重儿增加的风险可以最大限度地降低。硬皮病肾危象是妊娠期间特有的风险。仔细的计划、密切的监测和积极的管理及最佳的免疫抑制治疗，可以让这些女性生下正常的婴儿。

参 考 文 献

[1] Goirdano M et al (1985) Pregnancy and systemic sclerosis. Arthritis Rheum 28:237–238

[2] Silman A, Black C (1988) Increased incidence of spontaneous abortion and infertility in women with scleroderma before disease onset. A controlled study. Ann Rheum Dis 47:441–444

[3] Wanchu A, Misra R (1996) Pregnancy outcomes in systemic sclerosis. JAPI 44(9):637–640

[4] Steen VD, Medsger TA Jr (1999) Fertility and pregnancy outcomes in women with systemic sclerosis. Arthritis Rheum 42(4):763–768

[5] Steen VD (1999) Pregnancy in women with systemic sclerosis. Obstet Gynecol 94(1):15–20

[6] Black CM, Stevens WM (1989) Scleroderma. Rheum Dis Clin N Am 15(2):193–212

[7] Slate WG, Graham AR (1968) Scleroderma and pregnancy. Am J Obstet Gynecol 101(3):335–341

[8] Siamopoulou-Mavridou A, Manoussakis MN, Mavridis AK et al (1988) Outcome of pregnancy in patients with autoimmune rheumatic disease before the disease onset.

Ann Rheum Dis 47(12):982–987

[9] Karlen JR, Cook WA (1974) Renal scleroderma and pregnancy. Obstet Gynecol 44(3):349–354

[10] Traub YM, Shapiro AP, Rodnan GP et al (1983) Hypertension and renal failure in progressive systemic sclerosis. Review of a 25–year experience with 68 cases. Medicine (Baltimore) 62(6):335–352

[11] Steen VD, Conte C, Day N et al (1989) Pregnancy in women with systemic sclerosis. Arthritis Rheum 32(2):151–157

[12] Kahl LE, Blair C, Ramsey Goldman R et al (1990) Pregnancy outcomes in women with primary Raynaud's phenomenon. Arthritis Rheum 38(8):1249–1255

[13] Altieri P, Cameron JS (1988) Scleroderma renal crisis in a pregnant women with late partial recovery of renal function. Nephrol Dial Transplant 3(5):677–680

[14] Baethge BA, Wolf RE (1989) Successful pregnancy with scleroderma renal disease and pulmonary hypertension in a patient using angiotensin converting enzyme inhibitors. Ann Rheum Dis 48(9):776–778

[15] Mehta N, Modi N (1989) ACE inhibitors in pregnancy. Lancet 2(8654):96–97

[16] Pryde PG, Barr M Jr (2001) Low dose, short acting, angiotensin converting enzyme inhibitors as rescue therapy in pregnancy. Obstet Gynecol 97(5):799–800

第 17 章 对抗 Ro/La 抗体阳性孕妇的健康管理
Management and Monitoring of Anti-Ro/La positive Mother

G. S. R. S. N. K. Naidu   M. B. Adarsh   著

陈 凌 译

摘 要

新生儿红斑狼疮是一组临床综合征，患儿的母亲抗 Ro 抗体和抗 La 抗体阳性，患儿常具有心脏和皮肤表现。母亲第一次妊娠产下新生儿红斑狼疮患儿的风险约为 2%，但对于已育有新生儿红斑狼疮患儿的母亲再次妊娠产下新生儿红斑狼疮患儿的风险则高达 18%～20%。在心脏受累中，完全性心脏传导阻滞是最可怕的，且常常是不可逆的，并与发病率和死亡率的增加有关。心脏受累最早可在妊娠 16 周时发生；因此，建议从妊娠 16 周开始对高危胎儿进行宫内心脏筛查。羟氯喹已被证实可以预防心脏受累的发展，但其他治疗方法如氟化类固醇、静脉注射免疫球蛋白和血浆置换的作用仍受到质疑。因患有完全性心脏传导阻滞的婴儿在出生后需要立即植入起搏器，因此儿童心脏病专家应同时参与管理。

关键词

新生儿红斑狼疮；抗 Ro 抗体；抗 La 抗体；先天性心脏传导阻滞

一、概述

抗 Ro/SS-A 抗体和抗 La/SS-B 抗体是针对核糖核蛋白的自身抗体，通常与干燥综合征（SS）和系统性红斑狼疮（SLE）等自身免疫性疾病相关。Ro 抗原由两种不同的蛋白质组成，Ro52 和 Ro60 kDa[1]。新生儿红斑狼疮是一种临床综合征，发生于血清抗 Ro 抗体和（或）抗 La 抗体阳性母亲的胎儿或婴儿。其特点是存在皮肤、心脏、血液和肝脏表现。

二、发病机制

妊娠 12～13 周开始，免疫球蛋白 G（immunoglobulin G，IgG）便通过胎盘从母体到达胎儿，并在妊娠晚期呈线性增加，以达到胎儿循环中的最大浓度[2]。抗 Ro IgG 抗体和抗 La IgG 抗体穿过胎盘，通过诱导炎症和纤维化对发育中的组织造成损害。这些自身抗体与暴露在凋亡细胞上的胎儿抗原形成免疫复合物，或者与 L 型钙通道通过分子模拟导致损伤[3]。尽管超过 98% 的新生狼疮患儿具有来自母体的抗 Ro 抗体和抗 La 抗体，但在有这些抗体的母亲中仅 1%～2% 会孕育出新生狼疮患儿[4]。再次妊娠的复发风险高达 18%～20%。若母亲抗 Ro 抗体阳性，先天性心脏传导阻滞（congenital heart block，CHB）的发病风险约为 2%；若母亲抗 Ro 抗体和抗 La 抗体均为阳性，则此发病风险会增加至 3.1%[5]。

三、新生儿红斑狼疮的临床特点

新生儿红斑狼疮的临床特征可分为可逆性和不可逆性表现（表 17-1）。

心脏受累，约占 25%，是最独特和最可怕的表现，且通常是不可逆的。新生儿红斑狼疮的典型心脏受累是发生一度、二度或三度先天性房室传导阻滞，而心脏本身的结构完全正常。它通常在妊娠 18～24 周出现，但有时也可早在妊娠 16 周便出现。由于房室结区的纤维化和钙化，完全性心脏传导阻滞一旦发生通常是不可逆的，在子宫内表现为心动过缓（心率 40～80 次 / 分）。其他不太常见的心脏表现包括心脏瓣膜异常、窦性心动过缓、Q-T 间期延长、心肌病、充血性心力衰竭、心内膜弹力纤维增生和胎儿水肿。自身免疫性完全性心脏传导阻滞的死亡率高达 19%，且大多数发生在子宫内[6]。胎儿水肿、心肌炎、低心室率（每分钟＜ 50 次）及确诊时胎龄较小与高死亡率相关。

约 40% 的新生狼疮患儿会出现皮肤受累，通常在出生后几天或几周内发生。病变类似于 SLE 患者的急性至亚急性皮肤病变。皮损表现为红斑，非瘢痕性，斑点状、环形或椭圆形，通常累及头部和头皮，其次累及躯干、四肢，很少累及全身。这些病变通常在几个月后消退，很少持续 1 年以上。

约 35% 的患儿会出现血液系统和肝脏受累，通常症状较轻且具有自限性。这些症状很少单独发生，且总是与心脏或皮肤症状伴随出现。神经系统受累非常罕见，表现为伴或不伴有脑积水的大头畸形，通常是可逆的。

四、抗 Ro/La 抗体阳性母亲的分娩和围产期结局

除新生儿红斑狼疮发生率外，无症状的抗 Ro/ 抗 La 抗体阳性母亲的分娩结局，包括分娩的方式，早产、生长迟缓、宫内死亡、围产期死亡率和感染的发生率都与普通人群相似。但如果母亲患有 SLE，则早产和生长迟缓的发生率会较高[7-9]，母亲的围产期结局也会更差[7-9]。

表 17-1　新生儿红斑狼疮的临床表现

不可逆表现	可逆表现	
心脏受累 • 房室传导阻滞（一度、二度、三度） • 窦性心动过缓 • QT 间期延长 • 心肌病 • 充血性心力衰竭 • 瓣膜异常 • 室间隔或房间隔缺损	皮肤受累 • 亚急性皮肤型红斑狼疮 • 光过敏 • 毛细血管扩张 • 萎缩	肝胆系统受累 • 转氨酶升高 • 胆汁淤积 • 肝大 • 脾大
	血液系统受累 • 贫血 • 中性粒细胞减少 • 血小板减少 • 再生障碍性贫血	神经系统受累 • 大头畸形 • 脑积水

很少有研究表明抗 Ro 抗体阳性母亲的孩子 SLE 发病率会增加，其发病率与抗 Ro 抗体滴度相关 [10, 11]。然而，在新生狼疮患儿中，SLE 的发病率并不高，但幼年免疫相关性关节炎和桥本甲状腺炎的发病率却较高 [12]。在 10 年的随访中发现，无症状母亲所产下的新生狼疮患儿中，有 18.6% 患上了 SLE，有 27.9% 患上了干燥综合征 [13]。随访发现，抗 Ro 抗体和抗 La 抗体均为阳性的母亲发生系统性自身免疫性疾病的风险是仅有抗 Ro 抗体阳性的母亲的两倍。

五、管理

先天性心脏传导阻滞是新生儿红斑狼疮的一种潜在的危及生命的表现，可早在妊娠 16 周在宫内发病。因此，新生儿红斑狼疮的管理需包括产前咨询、胎儿筛查、母亲评估和心脏病治疗。

1. 意见

在抗 Ro 抗体和抗 La 抗体阳性的母亲中，生育新生狼疮患儿的风险约为 2%。然而，对于先前生育过心脏受累的新生狼疮患儿的女性中，再次生育新生狼疮患儿的风险则高达 18%~20%。因此，应向准父母提供新生儿红斑狼疮风险的相关专业咨询，并开展胎儿筛查以便早期发现和及时处理胎儿的心脏异常。

2. 胎儿筛查

对所有抗 Ro 抗体和抗 La 抗体阳性的母亲，尤其是曾育有新生儿红斑狼疮患儿的母亲，都应进行胎儿心脏筛查。胎儿超声心动图是一种无创的筛查手段，能发现心脏结构异常、能评估心律和心功能。高达 80% 的病例在妊娠 16~26 周出现心脏异常。因此，在妊娠 16~26 周，建议每周筛查 1 次，在妊娠 26 周后可以减少筛查的频率。出生时没有心脏异常的新生儿应监测到 1 个月大，因为在这段时间，多达 2% 的新生儿会出现心脏传导阻滞。对于有短暂二度房室传导阻滞的无症状患儿应在 3 个月大时进行心电图和超声心动图评估，对于有一度房室传导阻滞的患儿应在 1 岁时进行心电图和超声心动图评估。

3. 母亲评估

所有患有 CHB 新生儿的母亲都应进行抗 Ro 抗体和抗 La 抗体筛查。在一项对 1416 名患儿母亲的系统回顾中，有 86% 的母亲抗 Ro 抗体阳性，而只有 55% 的母亲抗 La 抗体呈阳性[5]。抗 Ro52 抗体比抗 Ro60 抗体更常见，并且被怀疑在胎儿慢性乙型肝炎的发展中起重要作用。对于抗 Ro 抗体和抗 La 抗体阴性的母亲应进行抗 Ro52 和抗 Ro60（通过重组抗原和天然抗原）的专门测试。对这些抗体呈阳性的母亲应筛查潜在的系统性自身免疫性疾病，如 SLE 和 pSS。这些母亲中最常见的自身免疫性疾病是 SLE（高达 30%），其次是 pSS（高达 20%）。有 25% 的母亲始终无症状，有 25% 的母亲患有未分化结缔组织病。

4. 心脏病的预防

多种药物已被用于预防胎儿高度房室传导阻滞，但没有一种被证明是有效的。氟化类固醇，如地塞米松和倍他米松，可以到达胎儿循环，被认为可以减少心脏组织的炎症和纤维化，有助于预防高度心脏传导阻滞。然而，氟化类固醇在预防心脏病进展或死亡方面的功效尚未得到确凿的证明[14]。除了会引发感染、骨质疏松和糖尿病等母体并发症外，使用氟化类固醇还会增加宫内发育迟缓和羊水过少等胎儿并发症的风险。因此，目前不推荐给有新生儿红斑狼疮心脏受累风险的胎儿使用氟化类固醇来预防心脏疾病或死亡。

静脉注射免疫球蛋白（intravenous immunoglobulin，IVIg）是预防新生儿红斑狼疮心脏表现的一种潜在的治疗方案，因为 IVIg 可增加分解代谢，减少抗 Ro 抗体和抗 La 抗体通过胎盘从母体转移到胎儿。尽管病例报道显示 IVIg 也许能预防新生儿红斑狼疮心脏损害的发生，但两项前瞻性研究（各 20 名患者）未能证实静脉注射 IVIg 在预防高危胎儿出现心脏损害的有效性[15, 16]。不过，需要注意的是，这两项研究中使用的静脉注射的 IVIg 剂量均为 400mg/kg，间隔时间为 3 周。使用更高剂量的 IVIg 是否有效仍有待研究。

血浆置换有助于降低抗 Ro 和抗 La 抗体水平，并有助于预防高危胎儿的心脏损害。然而，有关血浆置换的数据仅限于少数病例报道，其结果不尽相同，并且在某些病例报道中，同时使用了类固醇和 IVIg[14]。

在少数病例对照研究中，HCQ 在减少新生儿红斑狼疮心脏损害复发方面表现出很大的潜力[17, 18]。一项小型随机对照试验证明，使用 HCQ 对先天性异常的发展具有保护作用[19]。根据现有数据，应建议所有抗 Ro 和抗 La 抗体阳性的母亲服用 HCQ，尤其是对那些已育有新生狼疮性心脏损害患儿的母亲。

5. 心脏传导阻滞的处理

完全性心脏传导阻滞是不可逆的，且与发病率和死亡率的增加有关。儿童心脏病专家需在患儿出生后不久便对其进行评估，并尽早制订起搏器植入计划。起搏器适用于先天性三度房室传导阻滞伴心室率低于 55 次 / 分的患儿，或心室率低于 70 次 / 分并伴有结构性心脏病或宽 QRS 波逸搏节律或复杂的心室异位或心室功能障碍的患儿[20]。

参 考 文 献

[1] Franceschini F, Cavazzana I (2005) Anti-Ro/SSA and La/SSB antibodies. Autoimmunity 38:55–63

[2] Palmeira P, Quinello C, Silveira-Lessa AL et al (2012) IgG placental transfer in healthy and pathological pregnancies. Clin Dev Immunol 2012:985646

[3] Izmirly P, Saxena A, Buyon JP (2017) Progress in the pathogenesis and treatment of cardiac manifestations of neonatal lupus. Curr Opin Rheumatol 29:467–472

[4] Hon KL, Leung AKC (2012) Neonatal lupus erythematosus. Autoimmune Dis 2012:301274

[5] Gordon P, Khamashta MA, Rosenthal E et al (2004) Anti-52 kDa Ro, anti-60 kDa Ro, and anti-La antibody profiles in neonatal lupus. J Rheumatol 31:2480–2487

[6] Brito-Zeron P, Izmirly PM, Ramos-Casals M et al (2015) The clinical spectrum of autoimmune congenital heart block. Nat Rev Rheumatol 11:301–312

[7] Brucato A, Cimaz R, Caporali R et al (2011) Pregnancy outcomes in patients with autoimmune diseases and anti-Ro/SSA antibodies. Clin Rev Allergy Immunol 40:27–41

[8] Martínez-Sánchez N, Perez-Pinto S, Robles-Marhuenda A et al (2017) Obstetric and perinatal outcome in anti-Ro/SSA-positive pregnant women: a prospective cohort study. Immunol Res 65:487–494

[9] Costedoat-Chalumeau N, Amoura Z, Lupoglazoff JM et al (2004) Outcome of pregnancies in patients with anti-SSA/Ro antibodies a study of 165 pregnancies, with special focus on electrocardiographic variations in the children and comparison with a control group. Arthritis Rheum 50:3187–3194

[10] Jaeggi E, Laskin C, Hamilton R et al (2010) The importance of the level of maternal anti-Ro/SSA antibodies as a prognostic marker of the development of cardiac neonatal lupus erythematosus: a prospective study of 186 antibody-exposed fetuses and infants. J Am Coll Cardiol 55:2778–2784

[11] Lehman TJA, Reichlin M, Santner TJ et al (1989) Maternal antibodies to Ro (SS-A) are associated with both early onset of disease and male sex among children with systemic lupus erythematosus. Arthritis Rheum 32:1414–1420

[12] Martin V, Lee LA, Askanase AD et al (2002) Long-term follow-up of children with neonatal lupus and their unaffected siblings. Arthritis Rheum 46:2377–2383

[13] Rivera TL, Izmirly PM, Birnbaum BK et al (2009) Disease progression in mothers of children enrolled in the Research Registry for Neonatal Lupus. Ann Rheum Dis 68:828–835

[14] Saxena A, Izmirly PM, Mendez B et al (2014) Prevention and treatment in utero of autoimmune associated congenital heart block. Cardiol Rev 22:263–267

[15] Friedman DM, Llanos C, Izmirly PM et al (2010) Evaluation of fetuses in a study of intravenous immunoglobulin as preventive therapy for congenital heart block: results of a multicenter, prospective, open-label clinical trial. Arthritis Rheum 62:1138–1146

[16] Pisoni CN, Brucato A, Ruffatti A et al (2010) Failure of intravenous immunoglobulin to prevent congenital heart block: findings of a multicenter, prospective, observational study. Arthritis Rheum 62:1147–1152

[17] Izmirly PM, Kim MY, Llanos C et al (2010) Evaluation of the risk of anti-SSA/Ro-SSB/La antibody-associated cardiac manifestations of neonatal lupus in fetuses of mothers with systemic lupus erythematosus exposed to hydroxychloroquine. Ann Rheum Dis 69:1827–1830

[18] Izmirly PM, Costedoat-Chalumeau N, Pisoni CN et al (2012) Maternal use of hydroxychloroquine is associated with a reduced risk of recurrent anti-SSA/Ro-antibody-associated cardiac manifestations of neonatal lupus. Circulation 126:76–82

[19] Levy RA, Vilela VS, Cataldo MJ et al (2001) Hydroxychloroquine in lupus pregnancy: a double-blind placebo-controlled study. Lupus 10:401–404

[20] Epstein AE, DiMarco JP, Ellenbogen KA et al (2013) 2012 ACCF/AHA/HRS focused update incorporated into the ACCF/AHA/HRS 2008 guidelines for device-based therapy of cardiac rhythm abnormalities: a report of the American College of Cardiology Foundation/American Heart Association task force on practice guidelines and the Heart Rhythm Society. J Am Coll Cardiol 61:e6–e75

第 18 章　妊娠期干燥综合征的管理
Management of Sjögren's Syndrome During Pregnancy

Pulukool Sandhya　著

陈　凌　译

摘　要

关于妊娠期原发性干燥综合征管理的数据非常缺乏。由于患有干燥综合征的孕妇发生并发症风险较高，包括新生儿红斑狼疮，因此这些女性应该由多学科团队进行管理。在受孕前需要确保患者疾病活动得到良好控制，且没有服用任何致畸药物。同样需要重视的是，要确保患者没有严重的器官受累，不然可能会对孕妇和胎儿健康产生不利影响。在整个妊娠期间需进行疾病活动的监测。对所有计划妊娠的女性都应进行基线抗体（抗Ro52 抗体、抗 Ro60 抗体和抗 La 抗体）检测，如果她们的血清抗体阳性，应在不引起孕妇过度焦虑的情况下进行适当的咨询，告知她们存在可能并发新生儿红斑狼疮的风险。为了能早期发现胎儿发生完全性房室传导阻滞并及时进行干预，妊娠第 16~28 周，每周进行 1 次胎儿超声心动图检查，至足月后可减少检查频率，然而支持上述方案的证据尚不充分。氟化类固醇会引起不良反应，且尚未发现治疗后的生存优势或能降低植入起搏器的需求。应避免常规使用含氟类固醇，仅在某些情况下可考虑使用，如近期发作的不完全性心脏传导阻滞，预防心肌受损和水肿。羟氯喹可预防心脏和皮肤狼疮的发生，因此是一种潜在的预防性治疗方法。

关键词

干燥综合征；妊娠；抗 Ro52 抗体；抗 Ro60 抗体；抗 LA 抗体；先天性心脏传导阻滞；羟氯喹；地塞米松

一、概述

原发性干燥综合征（pSS）是一种以外分泌腺淋巴细胞浸润为特征的自身免疫性疾病。众所周知，该病的主要症状为口干、眼干，但这些症状很难引起人们的重视[1, 2]。越来越多的人认识到，这一疾病会引起全身多个系统受累[1]。与其他自身免疫性疾病一样，pSS 多发于女性。虽然西方国家统计的发病年龄多为围绝经期，但在印度，该病的发病年龄至少提前 10 年[2]，而对于具有显著系统特征的患者，该病可在 30 多岁时就有症状表现[3]。

妊娠是慢性自身免疫性疾病女性患者需要面对的一个重要问题，需要风湿科医生、产科医生和患者共同配合。妊娠期激素和免疫系统的变化可调节自身免疫性疾病的表达。同时，潜在的自身免疫疾病也会影响母婴的结局。因此，在整个妊娠期间，母亲和胎儿都需要进行定期监测。了解与疾病相关的潜在并发症有助于早期发现并进行合理的干预，这对获得最优结局至关重要。

二、妊娠前的注意事项

应对患有 pSS 的女性进行全面的临床评估、风险评估、实验室评估，并在妊娠前根据表 18-1 和下文所述的要点对患者进行评估。应评估患者的疾病活动及是否有任何在妊娠期间可能对母婴健康产生不利影响的系统受累。EULAR 干燥综合征疾病活动指数（EULAR Sjögren's syndrome disease activity index，ESSDAI）是最近引入的疾病活动评分，评估的内容包括皮肤、呼吸系统、肾脏、关节、肌肉、周围神经系统、中枢神经系统、腺体、体质、淋巴结病理、血液系统和生物学指标[4]。虽然没有关于 pSS 的特异性数据，但根据其他自身免疫性疾病的文献，可以合理地推断 pSS 患者需要在妊娠前至少 6 个月保持病情的平稳。在妊娠前需要停止使用致畸药物如甲氨蝶呤、环磷酰胺和麦考酚酸酯，并改用可以在孕期安全使用的药物。此外，还应确保疾病在换药后依然可以得到良好的控制[5]。

器官受累是 pSS 患者妊娠的禁忌证，因此需要对患者评估是否存在器官受累。例如，多达 20% 的 pSS 患者可能会发生肺动脉高压（pulmonary arterial hypertension，PAH）[6]。有 11% 和 5% 的 pSS 患者会出现肺部和肾脏受累[7]。与红斑狼疮一样，若患者存在严重的间质性肺病（interstitial lung disease，ILD）、心力衰竭、PAH 和慢性肾脏疾病时应避免妊娠。同时应充分控制高血压、甲状腺功能异常和血糖异常等并发症。

对计划妊娠的 pSS 患者都应进行抗 Ro52 抗体、抗 Ro60 抗体和抗 SSB 抗体（抗 La 抗体）检测。需要告知上述抗体阳性的女性存在新生儿红斑狼疮的发病风险。应向已育有新生狼疮患儿的女性解释再次妊娠该病的发病率会更高，并向她们提出劝告。虽然如此，但我们需要明白的是，这毕竟是一种罕见的并发症，不应引起家长过度的紧张和焦虑。由于羟氯喹（hydroxychloroquine，HCQ）已被证实可降低新生儿红斑狼疮（心脏和皮肤受累）的风险，因此建议在妊娠前就开始服用 HCQ，并在整个妊娠期间持续使用[8, 9]。

表 18-1 妊娠前要考虑的要点

检测内容	检测方法	措 施
疾病活动度	• 临床症状 • ESSDAI 评分	• 若 ESSDAI 评分 > 5 分 [9]，则考虑推迟妊娠计划直至病情平稳

器官受累和其他并发症	• 临床症状
	• CBC、LFT、KFT、ESR、血糖、甲状腺功能测试、尿检
	  – 评估器官受累的检测，如动脉血气分析、肺功能测试和心脏超声
	  – 评估血液是否处于高凝状态
		• 妊娠禁忌
		  – CKD
		  – 严重的 PAH
		  – 严重的 ILD
		  – 心力衰竭
		• 推迟妊娠计划直至血压、血糖及甲状腺功能异常纠正
		• 按指导使用肝素和阿司匹林

药物	• 是否服用致畸药物	• 停止使用致畸药物，如甲氨蝶呤、环磷酰胺及麦考酚酸酯 • 来氟米特（需阴离子交换树脂洗脱）
过往妊娠结局	• 胎儿死亡率和发病率：习惯性流产、IUD、早产、新生儿红斑狼疮、IUGR、SGA • 孕妇死亡率：子痫、先兆子痫、HELLP 综合征、胎盘早剥、羊水过少、血栓形成	• 评估和管理 APS 抗体和免疫学特征（见第 5 点） • 严重的 HELLP 或子痫（是否存在妊娠禁忌） • 妇科医师评估
抗体	• 抗 Ro52 抗体、抗 Ro60 抗体、抗 La 抗体 • 狼疮抗凝物 • 抗心磷脂抗体 IgG 和（或）IgM 亚型抗体 • 抗 β₂GPI 抗体 IgG 和（或）IgM 亚型抗体	• 开始 / 继续使用 HCQ • 有 APS 表现（肝素 / 阿司匹林）

ESSDAI. EULAR 干燥综合征疾病活动指数；CBC. 全血细胞计数；LFT. 肝功能检测；KFT. 肾功能检测；CKD. 慢性肾脏疾病；PAH. 肺动脉高压；ILD. 间质性肺病；IUD. 宫内死亡；IUGR. 宫内发育迟缓；SGA. 小于胎龄儿；HELLP. 溶血、肝酶升高、血小板减少；APS. 抗磷脂综合征 ；ESR. 红细胞沉降率；HCQ. 羟氯喹

应详细分析既往妊娠的情况和不良胎儿及母体结局的详情。不良的妊娠结局、胎儿死亡率和发病率可能是由于 pSS 引发的新生儿红斑狼疮所致。虽然抗磷脂综合征（APS）在 pSS 中不太常见，但如果出现血栓形成的表现和（或）存在特征性妊娠并发症，则需要检测抗磷脂抗体[10]。如果出现 APS 的表现，则应对其进行相应的管理。

三、妊娠期间的考虑

为确保得到最佳的妊娠结局，孕妇和胎儿应定期接受监测，并由多学科团队进行管理。管理概述如图 18-1 所示。与已知在妊娠期间会发作的狼疮不同，妊娠对 pSS 疾病活动的影响尚不清楚，在妊娠期间需要监测疾病活动，但目前还没有关于监测的时间节点或监测频率的指南。应至少每 3 个月去风湿科就诊 1 次，若疾病发作，则需增加就诊频率。目前尚无被认可的孕期疾病活动评分。ESSDAI 评分的实验室检测包括血液学检测（血红蛋白、白细胞计数和血小板计数）和生物学检测（球蛋白水平和补体水平）[4]。众所周知，妊娠期的生理变化会改变这些参数。这些参数的阈值在妊娠期使用时需要作相应修改[12]。此外，与红斑狼疮可以通过补体

C3、C4 和抗双链 DNA 抗体预测疾病发作不同，即便是在非妊娠期，也没有实验室参数能可靠地预测 pSS 疾病的发作。在这种情况下，应进行密切的临床评估，然后开展相关方面的实验室检测来评估病情。例如，患者肾脏受累时，则应进行血压、肾功能、电解质和尿液的检测。对某些病例，如肾小管酸中毒的患者，可能需要进行动脉血气分析。

为了尽量减少疾病发作的可能，妊娠期可用药物需要在风湿病学家的密切监测下继续使用。硫唑嘌呤、环孢素、他克莫司和泼尼松龙在妊娠期间可用于控制疾病活动[5]。使用类固醇可导致糖尿病、高血压、先兆子痫、羊水过少、胎膜早破、小于胎龄儿、肾上腺功能不全和胎儿神经发育缺陷。因此，建议以最低剂量使用类固醇，并使用免疫抑制药控制病情。此外，需要在使用这些药物产生的不良反应对母婴的影响与不使用这些药物控制病情时对母婴产生的风险进行权衡。有限的数据表明利妥昔单抗不会致畸。虽然在妊娠后半段使用利妥昔单抗存在新生儿 B 细胞耗竭的风险，但妊娠期间允许谨慎使用利妥昔单抗。因此，若有指征，建议在妊娠前 6 个月使用利妥昔单抗[5]。毛果芸香碱被 FDA 列为 C 类药物，但缺乏足够的孕期使用的数据，建议谨慎使用[13]。由于 HCQ 在孕期使用是安全的，并且具有保护作用，因此建议在整个妊娠期间继续服用该药物。

1. 新生儿红斑狼疮

新生儿红斑狼疮是因母体的抗 SSA 抗体（抗 Ro52 抗体、抗 Ro60 抗体）和抗 SSB 抗体（抗 La 48kDa）经胎盘被动转移至胎儿导致胎儿组织炎症和损伤为临床特征的疾病[14]。其发病与抗体状态相关，而与母体无关。新生儿红斑狼疮常见于患有狼疮、pSS 或其他结缔组织病或者抗体阳性但无症状的母亲所孕育的孩子。事实上，患儿的母亲往往是在她们孩子确诊新生儿红斑狼疮后才发现自己是无症状 pSS 患者。值得注意的是，文献中关于新生儿红斑狼疮的数据来源于抗 Ro 抗体阳性母亲，因此对 pSS 没有特异性。

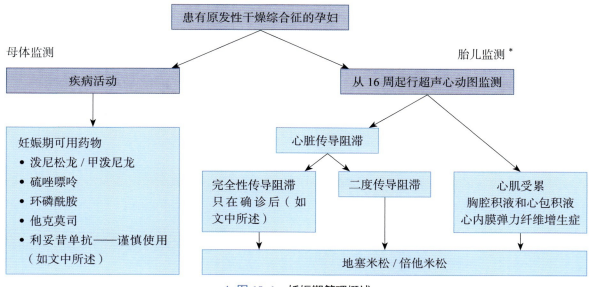

▲ 图 18-1　妊娠期管理概述

*. 只有微弱的证据

新生儿红斑狼疮最具特征和威胁生命的表现是心脏受累。母体抗体在胎儿、母体和环境因素的协同作用下可损害胎儿的传导系统，尤其是房室结、心内膜和心肌，从而引发先天性心脏传导阻滞（CHB）、心内膜弹力纤维增生症和心肌病，后两者的预后更差[15]。心脏受累通常发生在子宫内，常见于妊娠的第 16～24 周，但也可在出生时或在新生儿期发病。CHB 在抗 Ro 阳性孕妇中的发病率为 2%，再次妊娠复发率为 19%[16]。CHB 通常是完全且不可逆的，表现为胎心率＜ 100 次 / 分。严重 CHB 合并低心室率会导致胎儿水肿和死亡，死亡率为 20%[17]。CHB 的发病率也很高，约 70% 需要植入心脏起搏器[17]。在受 CHB 影响的妊娠中，活产率为 81%，早产率为 38%，而大多数分娩发生在妊娠第 34～37 周，75% 的病例分娩方式为剖宫产[17]。

除了心脏表现外，新生儿红斑狼疮还会使皮肤、血液系统和肝胆系统发生特征性改变[14]。与心脏受累相反，非心脏表现是短暂的，出生 6 个月左右随着母体抗体的消失而消失。

2. 新生儿红斑狼疮（心脏受累）的处理

目前关于如何对抗 Ro 阳性的 pSS 母亲进行胎儿筛查、预防或治疗缺乏循证依据。考虑到并发症的严重性，这些高危妊娠患者应由风湿病学专家、产科医生、胎儿医学专家和儿科医生组成的多学科医疗团队共同参与管理，这一点至关重要。管理基本包括胎心监测，当发现明显异常时应及时开始治疗，并持续监测以评估疗效。

由于妊娠第 16～28 周发生心脏事件的风险最高，因此在这段时间应每周进行 1 次胎儿超声心动图监测，直到足月后减少监测的频率，这是大多数中心所遵循的方案[17]。胎儿超声心动图通过测量 PR 间期（即从左心房收缩开始到左心室射血开始的时间）来判断一度房室传导阻滞[18]。超声心动图除了能发现胎儿心率和心律异常，还能检测到心室和瓣膜的缺陷。若超声心动图检测到房性早搏、心包积液、房性回声密度和三尖瓣反流可能是 CHB 的先兆[16, 18]。

如果以下 3 种情况属实，胎心监护将是有意义的：①能发现预示 CHB 发生的心脏损伤阶段；②在该阶段可通过治疗控制病情的进展；③可通过监测准确识别该阶段并在治疗窗口期内。不幸的是，目前的监测手段远远不够理想。

临床医生常会有这样的疑问：PR 间期延长是 CHB 的预兆吗？每周监测胎儿超声心动图是否足够合适？之前的研究部分回答了这些问题，研究表明 PR 延长并不总是有害的，它可能只是一种暂时表现。PRIDE 研究表明，每周监测发现的 PR 间期延长并不总是出现在 CHB 的进展前[18]。这项研究表明，从正常窦性心律到 CHB 的进展是突然且是不可预测的，可能并不存在"预警"。因此，每周监测不足以捕捉到这一快速发生的事件。在这种情况下，孕妇每天 2 次在家进行胎儿多普勒心率监测，然后做心脏超声检查，可能是一种实用且更明智的选择。最近一项使用该方法的研究表明，从正常到 CHB 的发生很快，治疗的关键时间窗可能少于 12 小时[19]。尽管在这项研究中，CHB 的发病率很低，而且在 3 个受影响的病例中，只有 1 个病例通过治疗逆转，但该方法还是让我们看到了希望，但需要在更大范围的高危患者中进行测试，然后才能被广泛推荐。

此外，管理中的一个关键问题在于是否存在治疗窗口期，是否存在有效的治疗方法可以逆转心脏损伤的进展。这一点很重要，因为尚未发现任何治疗手段可以逆转 CHB。氟化类固醇

（地塞米松和倍他米松）是应用最广泛的治疗方法。由于含氟化合物可以穿过胎盘，因此可以对胎儿起效。在不完全性心脏传导阻滞中，类固醇及其他免疫抑制药的作用是抑制炎症、防止传导系统和其他心脏组织的纤维化。早期的病例报道和病例分析提示类固醇对治疗心肌功能障碍、胸腔积液、腹水和胎儿水肿有效，但在大型病例分析中未得到此结论 [20-22]。有研究报道了类固醇的疗效和生存效益，但研究方法较差，必须谨慎看待此结论 [23]。然而，出于以下 4 个原因，人们对类固醇的常规使用表示担忧。其一，在大型国际性病例分析、系统 Meta 分析和前瞻性研究中，地塞米松未能逆转二度 CHB，且无法证明地塞米松能带来任何生存效益 [22, 24-30]。其二，类固醇会给母体和胎儿带来不良反应。其三，在子宫内很难区分完全型和不完全型 CHB。而不完全型 CHB 也可以在不经治疗的情况下自发逆转。其四，到目前为止尚未明确 CHB 的发病前兆，因此也无法及时给予相应的处理。近期的一项回顾性研究建议在仔细权衡和对孕妇解释激素治疗的风险和益处后，以下 3 种情况可以短期使用类固醇：①在确诊 CHB 之前，近期发生了完全性心脏传导阻滞；②不完全性心脏传导阻滞；③心肌功能障碍、胸腔积液、心包积液及水肿 [31]。

　　除了类固醇外的其他治疗方案也被尝试，但临床结局各异。在一项前瞻性开放性试验中，400mg/kg 剂量的静脉注射免疫球蛋白（IVIg）并不能阻止 CHB 的进展 [30]。在一项小型前瞻性队列研究中，采用每周血浆置换、2 周 1 次 IVIg 和每日服用倍他米松联合治疗方案，在阻止二度心脏传导阻滞的进展方面有一定的益处 [32]。$β_2$ 肾上腺素能受体激动药也被用于治疗，但效果不一。子宫内心脏起搏既危险又容易引起很多并发症 [15]。已发现产前使用 HCQ 对心脏和皮肤受累有保护作用 [8, 9]，目前正在进行一项名为 PATCH 的前瞻性试验，以验证对先前患有 CHB 的母亲的保护作用 [15]。

　　未来新生儿红斑狼疮心脏病的有效治疗手段将取决于监测设备的改进、更好地识别危险因素。可穿戴传感器设备能够实现连续监测并促进早期检测，同时为家庭监测带来方便，有望彻底改变该领域 [15]。有必要确定胎儿和孕妇的风险因素，以便对风险进行分类，然后对高危人群加强监测，同时又可以避免引起低危人群过度焦虑并减轻经济负担。考虑到疾病的罕见性，大型临床试验可能不可行，但可以进行前瞻性研究，以确定最佳的风险和有效的治疗策略。新的可以逆转 CHB 的治疗方法及有效的起搏策略有望减少胎儿死亡和胎儿发病率。

四、妊娠和分娩时需要考虑的其他因素

　　除了新生儿红斑狼疮外，pSS 中其他妊娠结局的相关数据很少。与健康对照组相比，患有 pSS 的女性平均妊娠年龄更高，婴儿出生体重更低，并且更有可能通过剖宫产或吸引术分娩 [33, 34]。

五、关于生育率和 pSS 的思考

　　据报道，pSS 的生育率与普通人群相当 [35]。在一项来自印度的单中心回顾性研究中，332 名 pSS 患者中只有 4 名（1.2%）患有不孕症 [2]。两名患者为原发性不孕，另两名患者为继发性不孕。

目前唯一的一项关于体外受精（in vitro fertilization，IVF）和 pSS 的研究显示，42 名接受 IVF 的 ANA 阳性不孕症患者中有 7 名意外发现患有 pSS。这些患者在之前的胚胎植入过程中出现不明原因的植入失败。有趣的是，这些患者在使用类固醇后的体外受精过程中，胚胎被成功植入[36]。

　　总之，患有 pSS 的女性有不良的妊娠结局。因此，在计划妊娠之前，必须对她们进行详细的评估和咨询。孕前检查项目，应包括系统受累和疾病活动的筛查、是否服用致畸药物、评估先前的妊娠结局，以及抗 Ro 抗体、抗 La 抗体和抗磷脂抗体检测。应给予孕期安全用药。由于 HCQ 可以降低心脏和皮肤狼疮的风险，因此建议在整个妊娠期间持续使用 HCQ。最危险的并发症是 CHB。由于 CHB 的发生很快，治疗窗口期非常短暂，因此目前尚不清楚每周胎儿超声心动图检测能否可靠地预测和有效治疗 CHB。氟化类固醇有不良反应，仅在不完全性 CHB 存在进展为完全性 CHB 的风险、心肌受累、瓣膜病变或水肿的情况下才可考虑使用。期待未来会有更好的监测技术和有效的治疗策略来改善结局。

参 考 文 献

[1] Brito-Zerón P, Theander E, Baldini C, Seror R, Retamozo S, Quartuccio L et al (2016) Early diagnosis of primary Sjögren's syndrome: EULAR-SS task force clinical recommendations. Expert Rev Clin Immunol 12(2): 137–156

[2] Sandhya P, Jeyaseelan L, Scofield RH, Danda D (2015) Clinical characteristics and outcome of primary Sjögren's syndrome: a large Asian Indian cohort. Open Rheumatol J 9:36–45

[3] Mohanasundaram K, Mani M, Chinnadurai S, Mahendran B, Balaji C, Bhoorasamy A et al (2016) Study on demography and outcome of extraglandular manifestations of primary Sjögren's syndrome. Indian J Rheumatol 11:202–206

[4] Seror R, Ravaud P, Bowman SJ, Baron G, Tzioufas A, Theander E et al (2010) EULAR Sjögren's syndrome disease activity index: development of a consensus systemic disease activity index for primary Sjögren's syndrome. Ann Rheum Dis 69(6):1103–1109

[5] Flint J, Panchal S, Hurrell A, van de Venne M, Gayed M, Schreiber K et al (2016) BSR and BHPR guideline on prescribing drugs in pregnancy and breastfeeding—part I: standard and biologic disease modifying anti-rheumatic drugs and corticosteroids. Rheumatology (Oxford) 55(9):1693–1697

[6] Vassiliou VA, Moyssakis I, Boki KA, Moutsopoulos HM (2008) Is the heart affected in primary Sjögren's syndrome? An echocardiographic study. Clin Exp Rheumatol 26(1):109–112

[7] Mariette X, Criswell LA (2018) Primary Sjögren's syndrome. N Engl J Med 378(10):931–939

[8] Izmirly PM, Costedoat-Chalumeau N, Pisoni CN, Khamashta MA, Kim MY, Saxena A, Friedman D, Llanos C, Piette J-C, Buyon JP (2012) Maternal use of hydroxychloroquine is associated with a reduced risk of recurrent anti-ssa/ro-antibody–associated cardiac manifestations of neonatal lupus. Circulation 126(1):76–82

[9] Barsalou J, Costedoat-Chalumeau N, Berhanu A, Fors-Nieves C, Shah U, Brown P et al (2018) Effect of in utero hydroxychloroquine exposure on the development of cutaneous neonatal lupus erythematosus. Ann Rheum Dis 77(12):1742–1749

[10] Fauchais AL, Lambert M, Launay D, Michon-Pasturel U, Queyrel V, Nguyen N et al (2004) Antiphospholipid antibodies in primary Sjögren's syndrome: prevalence and clinical significance in a series of 74 patients. Lupus 13(4):245–248

[11] Seror R, Bootsma H, Saraux A, Bowman SJ, Theander E, Brun JG et al (2016) Defining disease activity states and clinically meaningful improvement in primary Sjögren's syndrome with EULAR primary Sjögren's syndrome disease activity (ESSDAI) and patient-reported indexes (ESSPRI). Ann Rheum Dis 75(2):382–389

[12] Abbassi-Ghanavati M, Greer LG, Cunningham FG (2009) Pregnancy and laboratory studies: a reference table for clinicians. Obstet Gynecol 114(6):1326–1331

[13] Razeghinejad MR, Nowroozzadeh MH (2010) Anti-glaucoma medication exposure in pregnancy: an observational study and literature review. Clin Exp Optom 93(6):458–465

[14] Kumar S (2016) Neonatal lupus: an update. Indian J Rheumatol 11(Suppl S2):139–144

[15] Pruetz JD, Miller JC, Loeb GE, Silka MJ, Bar-Cohen Y, Chmait RH (2019) Prenatal diagnosis and management

of congenital complete heart block. Birth Defects Res 111(8):380–388

[16] Brucato A (2008) Prevention of congenital heart block in children of SSA-positive mothers. Rheumatology 47(Suppl 3):iii35–iii37

[17] Brito-Zerón P, Izmirly PM, Ramos-Casals M, Buyon JP, Khamashta MA (2015) The clinical spectrum of autoimmune congenital heart block. Nat Rev Rheumatol 11(5):301–312

[18] Friedman DM, Kim MY, Copel JA, Davis C, Phoon CKL, Glickstein JS et al (2008) Utility of cardiac monitoring in fetuses at risk for congenital heart block: the PR Interval and Dexamethasone Evaluation (PRIDE) prospective study. Circulation 117(4):485–493

[19] Cuneo BF, Sonesson S-E, Levasseur S, Moon-Grady AJ, Krishnan A, Donofrio MT et al (2018) Home monitoring for fetal heart rhythm during anti-Ro pregnancies. J Am Coll Cardiol 72(16):1940–1951

[20] Rosenthal D, Druzin M, Chin C, Dubin A (1998) A new therapeutic approach to the fetus with congenital complete heart block: preemptive, targeted therapy with dexamethasone. Obstet Gynecol 92(4 Pt 2):689–691

[21] Saleeb S, Copel J, Friedman D, Buyon JP (1999) Comparison of treatment with fluorinated glucocorticoids to the natural history of autoantibody-associated congenital heart block: retrospective review of the research registry for neonatal lupus. Arthritis Rheum 42(11):2335–2345

[22] Eliasson H, Sonesson S-E, Sharland G, Granath F, Simpson JM, Carvalho JS et al (2011) Isolated atrioventricular block in the fetus: a retrospective, multinational, multicenter study of 175 patients. Circulation 124(18):1919–1926

[23] Jaeggi ET, Fouron J-C, Silverman ED, Ryan G, Smallhorn J, Hornberger LK (2004) Transplacental fetal treatment improves the outcome of prenatally diagnosed complete atrioventricular block without structural heart disease. Circulation 110(12):1542–1548

[24] Izmirly PM, Saxena A, Kim MY, Wang D, Sahl SK, Llanos C et al (2011) Maternal and fetal factors associated with mortality and morbidity in a multi-racial/ethnic registry of anti-SSA/ Ro-associated cardiac neonatal lupus. Circulation 124(18):1927–1935

[25] Fredi M, Andreoli L, Bacco B, Bertero T, Bortoluzzi A, Breda S et al (2019) First report of the Italian Registry on immune-mediated congenital heart block (Lu.Ne Registry). Front Cardiovasc Med 6:11

[26] Levesque K, Morel N, Maltret A, Baron G, Masseau A, Orquevaux P et al (2015) Description of 214 cases of autoimmune congenital heart block: results of the French neonatal lupus syndrome. Autoimmun Rev 14(12): 1154–1160

[27] Van den Berg NWE, Slieker MG, van Beynum IM, Bilardo CM, de Bruijn D, Clur SA et al (2016) Fluorinated steroids do not improve outcome of isolated atrioventricular block. Int J Cardiol 225:167–171

[28] Izmirly PM, Saxena A, Sahl SK, Shah U, Friedman DM, Kim MY et al (2016) Assessment of fluorinated steroids to avert progression and mortality in anti-SSA/Ro-associated cardiac injury limited to the fetal conduction system. Ann Rheum Dis 75(6):1161–1165

[29] Ciardulli A, D'Antonio F, Magro-Malosso ER, Saccone G, Manzoli L, Radolec M et al (2019) Maternal steroid therapy for fetuses with immune-mediated complete atrioventricular block: a systematic review and meta-analysis. J Matern Fetal Neonatal Med 32(11):1884–1892

[30] Friedman DM, Kim MY, Copel JA, Llanos C, Davis C, Buyon JP (2009) Prospective evaluation of fetuses with autoimmune-associated congenital heart block followed in the PR Interval and Dexamethasone Evaluation (PRIDE) Study. Am J Cardiol 103(8):1102–1106

[31] Brucato A, Tincani A, Fredi M, Breda S, Ramoni V, Morel N et al (2017) Should we treat congenital heart block with fluorinated corticosteroids? Autoimmun Rev 16(11): 1115–1118

[32] Ruffatti A, Cerutti A, Favaro M, Del Ross T, Calligaro A, Hoxha A et al (2016) Plasmapheresis, intravenous immunoglobulins and betamethasone—a combined protocol to treat autoimmune congenital heart block: a prospective cohort study. Clin Exp Rheumatol 34(4): 706–713

[33] Hussein SZ, Jacobsson LTH, Lindquist PG, Theander E (2011) Pregnancy and fetal outcome in women with primary Sjögren's syndrome compared with women in the general population: a nested case-control study. Rheumatology 50(9):1612–1617

[34] De Carolis S, Salvi S, Botta A, Garofalo S, Garufi C, Ferrazzani S et al (2014) The impact of primary Sjögren's syndrome on pregnancy outcome: our series and review of the literature. Autoimmun Rev 13(2):103–107

[35] Skopouli FN, Papanikolaou S, Malamou-Mitsi V, Papanikolaou N, Moutsopoulos HM (1994) Obstetric and gynaecological profile in patients with primary Sjögren's syndrome. Ann Rheum Dis 53(9):569–573

[36] Ishihara O, Saitoh M, Hayashi N, Kinoshita K, Takeuchi T (2001) Successful treatment of embryo implantation failure in patients with the Sjögren syndrome with low-dose prednisolone. Fertil Steril 75(3):640–641

第 19 章　自身免疫性疾病患者中孕产并发症的发病率与死亡率

Maternal Mortality and Morbidity in Autoimmune Diseases

Pooja Sikka　Rinnie Brar　著

陈　凌　译

摘　要

患有自身免疫性疾病的女性在妊娠期间会出现各种症状，有时会引起灾难性的疾病。随着对妊娠和自身免疫功能异常相互作用的认识和发展，通过医生们跨学科合作，母婴预后得到了巨大的改善。在计划妊娠之前，应控制疾病的活动、讨论妊娠相关的风险。系统性红斑狼疮是最需重视的疾病，它可引起严重并发症，如肾病、脑病、肺动脉高压、多器官功能障碍和母婴死亡。产后败血症也是患有自身免疫性疾病女性产后需要面对的风险。其他重要问题，包括高血压、先兆子痫、肺动脉高压、心功能不全和血液高凝状态。这些孕产妇应由产科医生、风湿科医生、肾脏科医生、心脏科医生、呼吸科医生和新生儿科医生组成的多学科团队进行管理，应为这些特殊孕妇群体建立一站式诊疗服务。

关键词

自身免疫性疾病；妊娠；系统性红斑狼疮；抗磷脂综合征

由于医疗卫生机制的完善，因出血、高血压和败血症等直接产科原因造成的产妇死亡呈下降趋势。然而，为了达到使所有女性实现最佳健康水平的目标，我们还需要关注慢性疾病（如自身免疫性疾病），这些疾病是孕期产妇发病率和死亡率的主要原因。

自身免疫性疾病通常是慢性衰弱性疾病。然而，他们也可能出现急性发作，并可能出现严重的疾病暴发。由于妊娠期间免疫系统与生理变化的各种动态相互作用，妊娠可导致自身免疫疾病的恶化。影响女性的各种自身免疫性疾病，包括系统性红斑狼疮（SLE）、系统性硬化症、硬皮病、类风湿关节炎、大动脉炎、皮肌炎和抗磷脂抗体（APLA）综合征。尚未明确妊娠期自身免疫性疾病引起母亲并发症的风险有多大。由于缺乏罕见并发症的相关可靠数据，因此很难评估患病女性孕产期出现并发症的风险程度。大部分可用数据来自 SLE 患者的妊娠。据报道，妊娠期间与自身免疫疾病相关的主要发病风险为 7%。据报道，在对 13 555 例 SLE 妊娠女性的回顾中，产妇发病率和死亡率为 325/10 万。

　　自身免疫性疾病对女性的影响大于男性，因此在妊娠期的发病率很高。这些疾病通常在妊娠期间首次出现。鉴于这些疾病的临床特征与妊娠特异性疾病，如子痫、妊娠期急性脂肪肝（acute fatty liver of pregnancy，AFLP）和 HELLP 综合征重叠，且疾病往往导致多系统受累，如 SLE 表现为急性肾小球肾炎或中枢神经系统受累，严重的 APLA 综合征表现为多器官衰竭，硬皮病表现为 ILD 和急性呼吸衰竭，因此这往往给医生的诊断带来挑战。为了避免辐射给胎儿带来的风险，医生往往会避免影像学检查，这也可能会导致诊断的延误，而延误诊断则会使疾病的预后恶化。

　　随着对自身免疫性疾病的概况、疾病和妊娠互相影响的进一步了解，以及医生们更好的跨学科合作，母婴预后已大大改善。以前，如果 SLE 患者有肾脏受累，即便目前病情处于静止状态，我们也会建议患者避免妊娠。而如今，若患者疾病处于非活动状态且在相当长一段时间内处于缓解状态时，我们会建议患者尝试妊娠。然而，由于疾病表现形式的多样性，该病在妊娠后仍可能恶化。为了更确切地告知患者妊娠期间的潜在风险，更好地了解这些女性不良妊娠结局的发生至关重要。

　　针对这些疾病，包括复杂的自身免疫性疾病，有不少治疗策略和许多新疗法正在试验中。然而，尽管我们采取了重症监护，一些患者的预后仍然很差，甚至死于病情恶化，对于 SLE 等疾病尤其如此。

一、为何 SLE 发病率及死亡率最高

　　由于 SLE 会引起多系统受累，因此它对妊娠会产生不利影响，并可导致严重的并发症，如狼疮性肾炎、狼疮性脑病、肺动脉高压、溶血性贫血、心功能不全、多器官功能障碍，甚至母婴死亡。狼疮性肾炎、抗 Ro/SSA 抗体、抗 La/SSB 抗体、高血压、雷诺现象的出现和红斑狼疮的加重都能预测不良的妊娠结局。疾病因素加上对胎儿的担忧而延误治疗导致了较高的死亡率。

二、肾脏问题

　　SLE 患者在妊娠期除了易出现免疫系统问题外，也会出现肾脏问题。高达 75% 的有或无异常血清肌酐变化的 SLE 患者会在妊娠期表现出一系列肾脏的异常。为了满足妊娠的需求，肾脏会出现生理性的代偿，包括肾小球肥大和高滤过。在健康女性中，这些生理变化在分娩后会自然稳定，不会留有任何后遗症。然而，慢性肾病患者的肾功能可能无法满足孕期增加的需求。

数据表明，肾脏适应性不足与慢性肾衰竭的风险相关，并发展为终末期肾病，需要透析，甚至分娩后肾移植。这些患者疾病活动发作的风险增加会对肾脏产生短期和长期的不良影响，这可能导致加速发展为终末期肾病。

SLE 患者妊娠期发生高血压疾病（包括妊娠期高血压和先兆子痫）的风险显著增加，这被认为与狼疮性肾炎的发作高度相关，并被认为会导致心血管疾病的发生。在患有系统性硬化症的孕妇中也发现了与妊娠高血压疾病存在类似的关联。

三、潜在间质性肺病和肺动脉高压（PAH）的风险

自身免疫性疾病，如类风湿关节炎（RA）、硬皮病和 SLE，通常对肺功能会产生不良影响，并导致潜在间质性肺病（interstitial lung disease，ILD）和肺动脉高压（pulmonary arterial hypertension，PAH）。ILD 与高死亡率相关，尤其是在发病 5 年后。有严重肺损伤（FVC < 55% 和 DLCO < 40% 的预测值）的患者预后不佳，高达 42% 的患者在发病后 10 年内死亡。肺出血是一种罕见但严重且致命的并发症，其临床过程与狼疮性肺炎相似，疾病进展迅速，患者健康状况迅速恶化。

欧洲心脏病和呼吸系统疾病学会对妊娠期 PAH 管理的指南比较有限，但这些指南都不建议有 PAH 发病风险的女性妊娠。因此，包括绝育在内的避孕咨询非常重要。一旦患者妊娠，孕妇和胎儿所面临的风险都很高，需要考虑是否终止妊娠。如果继续妊娠，鉴于孕产妇和胎儿发病率和死亡率非常高，因此靶向治疗、产科医生和 PAH 团队的有效密切合作及计划选择性分娩非常重要。

先前一些关于介绍前列腺素疗法的研究中估计，患有 PAH 孕妇的母婴死亡率均为 50%。近期，更多的研究估计死亡概率为 18%～40%，而在患有风湿病的女性中，由于先兆子痫和疾病发作引起的并发症，母婴死亡率更高。尽管死亡通常是多因素导致的，但多归因于右心衰竭；其他引起死亡的因素，包括呼吸衰竭、肾衰竭和产科出血。未经前列腺素类药物治疗，死亡率高得令人无法接受，而通过治疗后这些风险降低，尽管这一结果缺乏全面的数据。

四、孕妇的心脏也会受到影响

心脏损害在 SLE 中相当常见。二尖瓣反流是最常见的心脏表现之一。然而，通常它在血流动力学上并不明显。大小不等的瓣膜赘生物，从小结节到大疣状赘生物（Libman-Sacks 心内膜炎），是导致瓣膜功能障碍和（或）功能不全的最常见原因。舒张功能障碍是超声心动图上最常见的表现。然而，收缩功能障碍也可能发生。患有自身免疫性疾病的女性也有发生围产期心肌病的风险，这与显著的孕产妇发病率和死亡率有关。

五、妊娠、凝血功能和免疫异常

妊娠是一种高凝状态。某些自身免疫性疾病也与凝血倾向有关，如 APLA。与妊娠期 APLA 综合征相关的危及生命的疾病，主要包括血栓形成、导致肺栓塞、动脉闭塞、脑血管事件、心肌梗死和微血管病性溶血（microangiopathic haemolysis）。子痫前期、子痫和 HELLP 综合征与妊娠相关的具有潜在致命性抗磷脂综合征相关。

六、大脑受累

患有 SLE 的孕妇发生脑梗死和猝死的风险显著增加。脑梗死可表现为典型的脑卒中或短暂性缺血发作。癫痫患者可能伴有行为和情绪障碍、精神运动性躁动和不同程度的意识障碍。这些事件与抗磷脂抗体也有很强的相关性。

七、败血症的风险

患有自身免疫性疾病的女性有产后败血症风险，这主要是疾病过程或药物治疗引起的免疫抑制。剖宫产已被证明是与母亲败血症相关的最常见的风险因素，由于宫内发育受限、早产诱导分娩和其他相关的合并症（如肺动脉高压），患有自身免疫性疾病的孕妇剖宫产率很高。高度的临床警惕和广谱抗生素的积极治疗可以在很大程度上预防败血症的发病。

八、自身免疫性疾病的治疗与妊娠

及时、专业的治疗可以抑制疾病活动，有助于改善妊娠结局。然而，由于各种药物的使用，治疗会引起不必要的母婴不良反应。这些药物主要是类固醇及免疫抑制药。妊娠期使用糖皮质激素与高血压和糖尿病的高风险相关，并增加产后败血症的风险。由于胎儿问题，生物制剂如 TNF 抑制药、利妥昔单抗和阿那白滞素在妊娠患者中的使用频率不如非妊娠患者，因此限制了可用于将疾病活动降低到理想水平的治疗药物选择。要详尽地告知妊娠患者这些药物的安全性，以便选择最佳治疗，从而降低与未治疗和未控制疾病相关的孕产妇发病率。

九、结论

妊娠期自身免疫性疾病的母婴发病率和死亡率增加。妊娠期疾病活动性与不良后果相关。在妊娠、流产、医学终止妊娠和产后期间，可能会出现各种危及生命的问题。只有由受过专业培训的产科医生、风湿病学家、肾病学家、心脏病学家、肺科医师和新生儿学家组成的多学科团队才能有效地解决这些问题，应为这些特殊的孕妇群体建立一站式诊所，以满足她们的全面健康需求。

拓 展 阅 读

[1] Dörner T, Furie R (2019) Novel paradigms in systemic lupus erythematosus. Lancet 393:2344–2358

[2] Benagiano G, Benagiano M, Bianchi P et al (2019) Contraception in autoimmune diseases. Best Pract Res Clin Obstet Gynaecol 60:111–123

[3] Benagiano M, Bianchi P, D'Elios MM et al (2019) Autoimmune diseases: role of steroid hormones. Best Pract Res Clin Obstet Gynaecol 60:24–34

[4] De Carolis S, Moresi S, Rizzo F et al (2019) Autoimmunity in obstetrics and autoimmune diseases in pregnancy. Best Pract Res Clin Obstet Gynaecol 60:66–76

[5] Alijotas-Reig J, Esteve-Valverde E, Ferrer-Oliveras R et al (2019) The European Registry on Obstetric Antiphospholipid Syndrome (EUROAPS): a survey of 1000 consecutive cases. Autoimmun Rev 18:406–414

[6] Belizna C, Pregnolato F, Abad S et al (2018) HIBISCUS: hydroxychloroquine for the secondary prevention of thrombotic and obstetrical events in primary antiphospholipid syndrome. Autoimmun Rev 17:1153–1168

[7] Mekinian A, Alijotas-Reig J, Carrat F et al (2017) Refractory obstetrical antiphospholipid syndrome: features, treatment and outcome in a European multicenter retrospective study. Autoimmun Rev 16:730–734

[8] Andreoli L, Bertsias GK, Agmon-Levin N et al (2017) EULAR recommendations for women's health and the management of family planning, assisted reproduction, pregnancy and menopause in patients with systemic lupus erythematosus and/or antiphospholipid syndrome. Ann Rheum Dis 76:476–485

[9] Andreoli L, Crisafulli F, Tincani A (2017) Pregnancy and reproductive aspects of systemic lupus erythematosus. Curr Opin Rheumatol 29:473–479

[10] Limper M, Scirè CA, Talarico R et al (2018) Antiphospholipid syndrome: state of the art on clinical practice guidelines. RMD Open 4:e000785

[11] Spinillo A, Beneventi F, Locatelli E et al (2016) The impact of unrecognized autoimmune rheumatic diseases on the incidence of preeclampsia and fetal growth restriction: a longitudinal cohort study. BMC Pregnancy Childbirth 16:313

[12] Kamper-Jørgensen M, Gammill HS, Nelson JL (2018) Preeclampsia and scleroderma: a prospective nationwide analysis. Acta Obstet Gynecol Scand 97:587–590

[13] Lidar M, Langevitz P (2012) Pregnancy issues in scleroderma. Autoimmun Rev 11:A515–A519

[14] Sobanski V, Launay D, Depret S et al (2016) Special considerations in pregnant systemic sclerosis patients. Expert Rev Clin Immunol 12:1161–1173

Ashok Kumar　Anunay Agarwal　**著**

金茜玫　**译**

摘　要

风湿性疾病更常见于育龄期女性。尽管建议患者在病情至少缓解 6 个月后再妊娠，但许多患者妊娠期仍有活动性风湿性疾病。因此，风湿病学家需要知道哪些药物在妊娠期间是安全的。有些疾病（如类风湿关节炎）在妊娠期间病情自然缓解，而另一些疾病（如系统性红斑狼疮）则带来了无法预测的挑战。类固醇可用于妊娠全程及哺乳期。泼尼松龙和甲泼尼龙是首选药物。非选择性非甾体抗炎药可用于妊娠，但在妊娠早期要谨慎使用。由于非甾体抗炎药存在动脉导管闭合的风险，在妊娠晚期应避免使用。在治疗 RA 的抗风湿药中，只有羟氯喹、柳氮磺吡啶、钙调神经磷酸酶抑制药和硫唑嘌呤妊娠期间可安全服用。抗肿瘤坏死因子药物在妊娠期间被发现是安全的。没有关于其他生物制剂和小分子药物的安全数据。低分子肝素在妊娠期间是安全的。妊娠期间最好避免使用华法林，但可在妊娠 16 周后使用。他达拉非和西地那非可在妊娠期间使用，但需谨慎。双膦酸盐类药物应在计划妊娠前至少 6 个月停用。

关键词

妊娠；抗炎药；抗风湿药；生物制剂；JAK 抑制药

一、概述

风湿性疾病女性患病率比男性更高，并且经常影响育龄期女性[1]。这些患者可以妊娠，理想情况下应在病情缓解时进行。病情已缓解至少 6 个月的患者更适宜妊娠[2]。约 50% 的患者妊娠是非计划的，这些患者可能严重到需要治疗，甚至在妊娠和哺乳期间升级现有治疗。因此，风湿免疫科医生必须知道哪些药物可以安全地用于这些患者。

随着现代治疗带来的生活质量的提高，越来越多的风湿病患者对妊娠充满信心。有些疾病（如 RA）在妊娠期间病情自然缓解，其他（如 SLE）的患者则面临着无法预测的挑战。良好的疾病控制是成功妊娠的必要条件。在管理这些患者时，治疗风湿病的医生有责任选择最有效、最安全的疗法。

风湿病患者的生育能力一般不受影响，尽管这些患者的妊娠率较低，这很可能是出于个人选择。避孕应该是对正在接受风湿病治疗育龄患者提供专业咨询的内容之一。

英国风湿病学会（British Society for Rheumatology，BSR）于 2016 年发布了关于妊娠和哺乳期使用抗风湿病药物的指南[3, 4]。

二、抗炎和合成类缓解病情药物

1. 类固醇

类固醇可用于妊娠全程及哺乳期。泼尼松龙和甲泼尼龙是首选化合物。在胎儿循环中，泼尼松龙的水平只有母体循环的 $1/10 \sim 1/8$ [5]。这是因为类固醇转化为 11- 酮相对不活跃。倍他米松和地塞米松（氟化形式）在胎盘中的代谢较差。

值得注意的是，妊娠状态和类固醇摄入均可导致血压升高、骨量减少 / 骨质疏松、感染风险增加和胰岛素抵抗。因骨质疏松服用双膦酸盐的患者应在妊娠前至少 6 个月停用该药物。有报道称，胎儿接触类固醇后，唇裂和腭裂的发病率增加。但该类研究的结果并不一致，且发生风险很小。

虽然可以使用一个疗程的地塞米松或倍他米松来保护胎儿免受死亡、呼吸窘迫综合征和脑出血的风险，但不建议多疗程治疗，已有研究证明它们会影响胎儿的神经发育。

泼尼松龙可随母乳少量分泌，仅占母体总量的 5%～25%，因此即便使用更高的剂量（如 80mg/d），进入婴儿体内的浓度也非常低。故泼尼松龙可用于哺乳期女性。

2. 非甾体抗炎药

非甾体抗炎药（nonsteroidal anti-inflammatory drug，NSAID）可用于缓解风湿病患者的疼痛。COX-1 和 COX-2 都可参与排卵和着床。有文献报道 NSAID 的使用与暂时性不孕症有关。NSAID 也通过抑制黄体化卵泡破裂引起不孕症。虽然有少量关于长期服用 NSAID 的男性精子数量减少的报道，但男性允许使用非选择性 NSAID。

有文献报道，妊娠期间使用 NSAID 可导致流产。相对风险为 1.3～7（流产前 1～12 周使用 NSAID）[6]。其中一项研究发现受孕期间长期使用 NSAID 可使流产的风险增加，这可能与 NSAID 对着床和胎盘循环的影响有关。而一项 Meta 分析显示，在妊娠早期使用低剂量阿司匹林不会增加流产风险[7]。NSAID 还具有抑制宫缩特性，并已被用于推迟早产。

有报道称，在女性孕早期使用低剂量阿司匹林会出现中线缺陷。所有 NSAID 都有可能导致动脉导管过早闭合。吲哚美辛所致的缺陷是可逆的。据报道，选择性和非选择性 COX 抑制药都会导致胎儿肾灌注减少，而在停药后可逆。也有报道 NSAID 可引起羊水过少并呈现剂量依赖性。有研究表明，接近分娩时摄入大剂量阿司匹林和吲哚美辛也会导致新生儿中枢神经系统出血。NSAID 大多在母乳中以极少量分泌，通常认为哺乳期服用是安全的。尽管如此，还是应采取预防措施，如在餐后服药。

总之，非选择性 NSAID 可用于妊娠期（妊娠早期要谨慎使用）。由于动脉导管关闭的风险，妊娠晚期应避免使用。应避免使用选择性 COX–2 抑制药。在妊娠晚期可继续使用低剂量阿司匹林，包括低剂量阿司匹林在内的 NSAID 在哺乳期及父系一方可安全使用。

3. 羟氯喹

抗疟药羟氯喹（hydroxychloroquine，HCQ）被证实可安全并有效地应用于备孕期、妊娠期或哺乳期的 SLE 或炎性关节炎患者。HCQ 还被证明可以保护抗 SSA 阳性孕妇的胎儿心脏传导通路。备孕期间应继续使用 HCQ。Clowse 等的一项前瞻性研究发现，在整个妊娠期间继续使用 HCQ 的女性患者组与停止使用该药物女性患者组的流产、死产、妊娠失败或先天性畸形发生率没有统计学差异[8]。此外，他们还发现后一组的红斑狼疮活动度要高得多（也需要更高剂量的类固醇）。在长期服用 HCQ 的母亲所生的孩子中，没有报道眼部不良反应。尽管母乳中会分泌低剂量的抗疟药，但尚未报道对此类母乳喂养的婴儿产生不良影响。

4. 甲氨蝶呤

叶酸拮抗药甲氨蝶呤（methotrexate，MTX）是治疗炎症性关节炎的主要药物。此外，它对硬皮病、银屑病和自身免疫性炎症性肌炎和其他风湿病也有效。停止治疗数月后，活性代谢物仍可留在体内。众所周知，它是一种致畸和堕胎药物。与服用甲氨蝶呤相关的先天性异常包括中枢神经系统异常、颅骨骨化和发育迟缓。在妊娠早期服用 MTX 导致神经系统受累的风险最高。

大多数妊娠期 MTX 的数据来自肿瘤患者。尽管使用的剂量远高于风湿病规定的剂量，但美国 FDA 将 MTX 归类为 X 类药物。患有"胎儿甲氨蝶呤综合征"的成年人特征，包括眼距过长、耳朵位置低、小颌畸形、四肢畸形和低智商[9]。

目前的推荐是建议所有的夫妇在服用 MTX 期间均应避孕。如果计划妊娠，应至少提前 3 个月停用 MTX。此建议适用于女性和男性双方。如果在服用 MTX 期间发生妊娠，应立即停药并评估胎儿风险。叶酸补充药应在整个妊娠期间继续服用（5mg/d）。MTX 也可分泌在母乳中，在哺乳期间禁用。

5. 来氟米特

来氟米特（leflunomide，LEF）是从特定的抗炎药物研发计划中开发出来的，它是二氢乳清酸脱氢酶的可逆竞争性抑制药。二氢乳清酸脱氢酶是嘧啶合成的限速酶。由于广泛的肝肠循环，停药后几年内仍可在血浆中检测到。

目前未见报道称妊娠期间服用 LEF 会增加婴儿出生缺陷发生率。然而，由于在动物研究中发现它具有胚胎毒性，因此将其归类为 X 类药品。应向开始使用 LEF 的育龄期女性提供咨询和避孕建议。此外，她们应该在开始治疗前进行妊娠检测并确认阴性。

考来烯胺冲洗可用于清除 LEF。推荐剂量为每天口服 8g，共 11 天，或者直到血浆浓度低于 0.02mg/L[10]。应重新确认血浆浓度两次（至少相隔 2 周）。LEF 在哺乳期间禁用。父亲在备孕期间可以口服 LEF 的证据不足。

6. 柳氮磺吡啶

柳氮磺吡啶（sulphasalazine，SASP）是通过偶氮键连接的 5- 氨基 – 水杨酸和磺胺吡啶的缀合物，它被结肠细菌代谢成这两种成分。SASP 可以通过胎盘在胎儿体内达到与母体血液中相似的浓度。据报道，SASP 还可以置换蛋白结合形式的胆红素，但未见新生儿黄疸病例报道。一些专家还建议在妊娠晚期停止使用这种药物。SASP 对胎儿没有影响。柳氮磺吡啶在妊娠期间被认为是安全的。由于它是一种叶酸拮抗药，建议每天补充叶酸（5mg/d）。在母乳中发现的 SASP 含量可忽略不计，因此哺乳期可安全服用。报道只发现 1 例婴儿出现血性腹泻。

服用 SASP 的男性会出现少精症、精子活力降低和精子形态异常[11]，这是可逆的，建议在计划妊娠前 3 个月停药。对女性的生育能力没有影响。

7. 硫唑嘌呤

硫唑嘌呤（azathioprine，AZA）是 6- 巯基嘌呤的前体，它是一种嘌呤类似物。FDA 将其视为 D 类药物。它确实可以穿过胎盘，但较低的浓度表明存在胎盘代谢。胎儿肝脏也缺乏将 AZA 转化为其活性形式的肌苷酸焦磷酸化酶。

法国妊娠数据库 TERAPPEL[12] 和丹麦队列[13] 研究的结果表明，接受 AZA 治疗的患者主要出生缺陷或早产风险并没有增加，早产更可能由潜在疾病本身引起。目前已经报道了一些宫内发育迟缓、新生儿白细胞减少、淋巴细胞减少、低丙种球蛋白血症和免疫抑制的病例。然而，他们能够发育至正常青春期。AZA 及其代谢物在母乳中分泌（母体剂量的 0.1%）。英国风湿病协会（BSR）认为 AZA 在哺乳期间是安全的。同样，AZA 对父亲暴露是安全的，并且对男性和女性的生育能力没有影响。

8. 环孢素

环孢素（cyclosporine-A，CSA）是一种免疫抑制药，通过抑制钙调神经磷酸酶发挥作用，最终抑制 IL-2 的形成和 T 细胞活化。FDA 将其归类为 C 类。一项 Meta 分析证实，与正常人群相比，CSA 不会增加胎儿畸形的风险[14]。CSA 可以在妊娠期间以尽可能低的剂量使用。尚未报道对宫内暴露于 CSA 儿童的长期影响。

CSA 少量分泌到母乳中，并且有 1 例在婴儿中发现治疗浓度的报道。总体而言，该药物在母乳喂养期间是安全的。没有关于接受 CSA 治疗的男性生育能力降低的报道。

9. 环磷酰胺

环磷酰胺（cyclophosphamide，CTX）是一种具有强大细胞毒作用的烷化剂，它用于肿瘤和风湿病的治疗，这是一种致畸和性腺毒剂。女性卵巢衰竭的风险随着年龄的增长而大大增加，并且呈剂量依赖性。在一项研究中 CTX 导致 27% 的患者出现闭经[15]。在开始治疗前应将这种风险明确告知患者。

尽管有报道称，暴露于 CTX 的母亲会生出正常婴儿，但发生先天性畸形的风险约为 20%[16]，这些畸形包括生长迟缓、发育迟缓、睑裂症、面部畸形、肢体远端缺损和颅缝早闭。

妊娠前 CTX 治疗史不会影响胎儿。CTX 经母乳分泌，哺乳期禁用。据报道，父亲接受 CTX 治疗是不安全的。

10. 吗替麦考酚酯

吗替麦考酚酯（mycophenolate mofetil，MMF）干扰鸟苷酸的起始合成，从而抑制淋巴细胞的形成，它通过可逆地抑制肌苷单磷酸脱氢酶来发挥这种作用。FDA 将该药物归类为 C 类，但在 2007 年后又将其重新归类为 D 类。曾有几例母亲接触 MMF 导致婴儿缺陷的病例报道。目前已明确一些特定的异常，包括小耳畸形、唇裂和腭裂、外耳道闭锁、食道闭锁、膈疝、眼部缺陷、胼胝体发育不全和先天性心脏病。MMF 经历肝肠循环，建议在计划妊娠前至少 6 周停止使用。所有开始服用 MMF 的育龄期女性都应接受避孕方面的咨询。

没有关于 MMF 哺乳期应用的证据，因此不建议在哺乳期使用。

一项来自挪威的研究，纳入了 230 名接受免疫抑制治疗的男性，其中 155 名接受 MMF 治疗，发现父亲暴露于 MMF 对后代安全 [17]。

11. 他克莫司

他克莫司（tacrolimus，TAC）是大环内酯衍生物的一种，也是一种有效的钙调神经磷酸酶抑制药。使用 TAC 的经验主要来自对移植受者的研究。英国风湿病学会建议可以在妊娠期间以尽可能低的剂量使用 TAC。2015 年，Aktürk 等报道称 68% 的肾移植患者在 TAC 治疗期间成功妊娠 [18]。他们还发现，在妊娠期间需要更高剂量的 TAC 来维持有效浓度。

母乳中分泌的 TAC 水平非常低（母体剂量的 0.02%）。因此，不应劝阻母乳喂养。据报道，父亲接触 TAC 对男性生育能力或妊娠没有影响。

三、静脉注射免疫球蛋白

静脉注射免疫球蛋白（IVIg）是多种风湿病的抢救疗法。IgG 确实能穿过胎盘，但在任何胎儿中均未报道有任何不良反应。没有报道对胎儿免疫系统有不良影响。IVIg 在哺乳期间被认为是安全的。没有关于母亲或父亲生育能力的数据。就胎儿结局而言，父亲暴露是安全的。

四、生物制剂和小分子靶向药

1. TNF 抑制药

TNF 抑制药（TNF inhibitor，TNFi）具有抑制肿瘤坏死因子的作用，这类药物适用于各种风湿病，特别是类风湿关节炎（RA）和脊柱关节病（SpA）。FDA 将这些药物归为 B 类。除赛妥珠单抗外，所有 TNFi 都能通过胎盘，因此赛妥珠单抗可用于整个妊娠期间。有些专家建议在妊娠中期后应停用其他 TNFi。2016 年，Komaki 等发表的一项 Meta 分析报道称，与非使用者相比，TNFi 使用者的不良妊娠结局没有增加 [19]。没有证据反对在哺乳期使用 TNFi，并且它也被认为对父亲暴露是安全的。

2. 利妥昔单抗

利妥昔单抗（rituximab，RTX）是一种针对 CD20 抗原的抗 B 细胞药物。FDA 将其归类为 C 类。RTX 暴露后的活产率约为 66%。目前没有先天性畸形的报道[20]。RTX 可穿过胎盘。2018 年，Das 等报道称接受 RTX 治疗的母亲所生新生儿中有 39% 出现 B 细胞计数偏低，但后来可恢复正常[21]。BSR 指南指出 RTX 应在受孕前至少停用 6 个月。孕早期的意外暴露是安全的。没有关于 RTX 分泌到母乳中的数据，也没有与父亲暴露相关的不良影响的报道。

3. 托珠单抗

托珠单抗（tocilizumab，TCZ）抑制 IL-6 介导的信号通路，它是一种人源化单克隆抗体。动物研究中未报道与妊娠相关的不良事件。BSR 强烈建议应在计划妊娠前 3 个月停用 TCZ。然而，在孕早期没有因无意接触而增加不良事件的报道。在动物模型中发现 TCZ 在妊娠后期穿过胎盘。日本的一项研究发现，暴露于 TCZ 的母亲（$n = 36$）所生的新生儿没有先天性畸形。她们还在哺乳期间继续使用 TCZ，并且没有婴儿出现不良后果[22]。没有关于父亲接触 TCZ 的安全性数据。

4. JAK 抑制药

托法替布（tofacitinib）和巴瑞替尼（baricitinib）是小分子靶向药，可抑制 JAK-STAT 信号通路，它们都被批准用于治疗 RA。动物模型显示，当暴露于比人类安全剂量高得多的剂量时，托法替布会产生致畸作用，它可能会穿过胎盘[23]。尽管制造商的数据库记录了使用托法替布成功妊娠的结果，但同时也记录了 1 例儿童肺动脉瓣狭窄的病例。巴瑞替尼不存在此类数据。

由于数据量少，应在计划妊娠前至少 2 个月停用 JAK 抑制药。由于这些是小分子药物可以在母乳中分泌，因此应避免哺乳。没有关于父亲接触的安全性数据。

5. 苏金单抗

苏金单抗（secukinumab）是一种与 IL-17A 结合的单克隆抗体。在与生育力、母体结局、胎儿毒性和出生后发育相关的动物模型中，没有报道不良结局。由于尚无人类数据，苏金单抗半衰期较长，应在计划妊娠前 5～6 个月停用，并应避免在哺乳期间使用[24]。

五、阿普司特

阿普司特（apremilast）是磷酸二酯酶 –4（PDE-4）的选择性拮抗药，可下调多种促炎细胞因子。在小鼠母乳中的浓度是血浆浓度的 1.5 倍[24]。鉴于没有关于妊娠和哺乳期安全性的人类数据，最好避免使用。

六、慢性疼痛管理

1. 对乙酰氨基酚

对乙酰氨基酚可安全用于缓解妊娠和哺乳期间的疼痛。BSR 告诫不要长期使用，因为存在儿童哮喘风险和隐睾风险[5]。父亲接触对乙酰氨基酚被认为是安全的。

2. 曲马多

曲马多在妊娠期间和哺乳期间短期使用是安全的。

3. 阿米替林

低剂量阿米替林可在妊娠和哺乳期间使用，也可与父亲接触。

4. 加巴喷丁和普瑞巴林

没有足够的证据证明这些药物在妊娠和哺乳期间的安全性，因此不应继续使用。

5. 5- 羟色胺选择性再摄取抑制药（SSRI）

SSRI（氟西汀、舍曲林）在妊娠和哺乳期间可安全使用。

七、抗凝血药

低分子量肝素在整个孕期都是安全的。无须担心其哺乳期使用的安全性。只有在特殊情况下才应在妊娠期间使用华法林。而华法林可以在哺乳期间使用。没有其他新型抗凝血药在妊娠和哺乳期间的安全数据，因此不建议使用。

八、降压药

由于据报道有较高的先天性畸形风险，因此不应在妊娠期间使用 ACEI 类药物。据报道，在妊娠早期使用 ACEI 类药物会导致心脏缺陷，在妊娠中期和晚期使用会导致胎儿肾功能受损 [25, 26]。硝苯地平是一种钙通道阻滞药，适用于妊娠和哺乳期。已发现波生坦对动物有致畸作用，尽管尚无对人类的相关数据，妊娠期应避免使用 [27]。

九、PDE-5 抑制药

他达拉非和西地那非可在妊娠期间使用，但需谨慎。有成功的报道称它们可在妊娠期间使用 [28]。

十、双膦酸盐

双膦酸盐用于治疗骨质疏松。双膦酸盐可通过胎盘，在动物体内使用更高剂量的药物已显示出对胎儿的不利影响。鉴于它们的半衰期较长，BSR 建议在计划妊娠前至少停药 6 个月。它们应该只在特殊情况下使用，也有成功妊娠的报道 [29]。没有关于它们在哺乳期间安全性的数据，应避免父亲接触。

参 考 文 献

[1] Witzel AJ (2014) Lactation and the use of biologic immunosuppressive medications. Breastfeed Med 9: 543–546

[2] Soh MC, Nelson-Piercy C (2015) High-risk pregnancy and the rheumatologist. Rheumatology 54:572–587

[3] Flint J, Panchal S, Hurrell A et al (2016) BSR and BHPR guideline on prescribing drugs in pregnancy and breastfeeding—part I: standard and biologic disease modifying anti-rheumatic drugs and corticosteroids. Rheumatology (Oxford) 55:1693–1697

[4] Flint J, Panchal S, Hurrell A et al (2016) BSR and BHPR guideline on prescribing drugs in pregnancy and breastfeeding—part II: analgesics and other drugs used in rheumatology practice. Rheumatology (Oxford) 55: 1698–1702

[5] Murphy VE, Fittock RJ, Zarzycki PK, Delahunty MM, Smith R, Clifton VL (2007) Metabolism of synthetic steroids by the human placenta. Placenta 28:39–46

[6] Østensen M, Khamashta M, Lockshin M et al (2006) Anti-inflammatory and immunosuppressive drugs and reproduction. Arthritis Res Ther 8:209–227

[7] Kozer E, Moldovan Costei A, Boskovic R, Nulman I, Nikfar S, Koren G (2003) Effects of aspirin consumption during pregnancy on pregnancy outcomes: meta-analysis. Birth Defects Res B Dev Reprod Toxicol 68:70–84

[8] Clowse ME, Magder L, Witter F, Petri M (2006) Hydroxychloroquine in lupus pregnancy. Arthritis Rheum 54:3640–3647

[9] Bawle EV, Conard JV, Weiss L (1998) Adult and two children with fetal methotrexate syndrome. Teratology 57:51–55

[10] Chambers CD, Johnson DL, Robinson LK et al (2010) Birth outcomes in women who have taken leflunomide during pregnancy. Arthritis Rheumatol 62:1494–1503

[11] O'Morain C, Smethurst P, Doré CJ, Levi AJ (1984) Reversible male infertility due to sulphasalazine: studies in man and rat. Gut 25:1078–1084

[12] Alami Z, Agier MS, Ahid S, Vial T, Dautriche A, Lagarce L, Toutain A, Cherrah Y, Jonville-Bera AP (2018) Pregnancy outcome following in utero exposure to azathioprine: a French comparative observational study. Therapie 73:199–207

[13] Langagergaard V, Pedersen L, Gislum M, Norgard B, Sorensen HT (2007) Birth outcome in women treated with azathioprine or mercaptopurine during pregnancy: a Danish nationwide cohort study. Aliment Pharmacol Ther 25:73–81

[14] Bar Oz B, Hackman R, Einarson T, Koren G (2001) Pregnancy outcome after cyclosporine therapy during pregnancy: a meta-analysis. Transplantation 71: 1051–1055

[15] Wang CL, Wang F, Bosco JJ (1995) Ovarian failure in oral cyclophosphamide treatment for systemic lupus erythematosus. Lupus 4:11–14

[16] Temprano KK, Bandlamudi R, Moore TL (2005) Antirheumatic drugs in pregnancy and lactation. Semin Arthritis Rheum 35:112–121

[17] Midtvedt K, Bergan S, Reisæter AV, Vikse BE, Åsberg A (2017) Exposure to mycophenolate and fatherhood. Transplantation 101:e214–e217

[18] Akturk S, Celebi ZK, Erdogmus S, Kanmaz AG, Yuce T, Sengul S, Keven K (2015) Pregnancy after kidney transplantation: outcomes, tacrolimus doses, and trough levels. Transplant Proc 47:1442–1444

[19] Komaki F, Komaki Y, Micic D, Ido A, Sakuraba A (2017) Outcome of pregnancy and neonatal complications with anti-tumor necrosis factor-α use in females with immune mediated diseases; a systematic review and meta-analysis. J Autoimmun 76:38–52

[20] De Cock D, Birmingham L, Watson KD, Kearsley-Fleet L, Symmons DP, Hyrich KL (2017) Pregnancy outcomes in women with rheumatoid arthritis ever treated with rituximab. Rheumatology (Oxford) 56:661–663

[21] Das G, Damotte V, Gelfand JM et al (2018) Rituximab before and during pregnancy: a systematic review, and a case series in MS and NMOSD. Neurol Neuroimmunol Neuroinflamm 5:e453

[22] Nakajima K, Watanabe O, Mochizuki M, Nakasone A, Ishizuka N, Murashima A (2016) Pregnancy outcomes after exposure to tocilizumab: a retrospective analysis of 61 patients in Japan. Mod Rheumatol 26:667–671

[23] Wollenhaupt J, Silverfield J, Lee EB et al (2014) Safety and efficacy of tofacitinib, an oral Janus kinase inhibitor, for the treatment of rheumatoid arthritis in open-label, long term extension studies. J Rheumatol 41:837–852

[24] Rademaker M, Agnew K, Andrews M et al (2017) Psoriasis in those planning a family, pregnant or breastfeeding. The Australasian Psoriasis Collaboration. Aust J Dermatol 59:86. https://doi.org/10.1111/ajd.12641

[25] Cooper WO, Hernandez-Diaz S, Arbogast PG et al (2006) Major congenital malformations after first-trimester exposure to ACE inhibitors. N Engl J Med 354: 2443–2451

[26] Shotan A, Widerhorn J, Hurst A, Elkayam U (1994) Risks of angiotensin-converting enzyme inhibition during pregnancy: experimental and clinical evidence, potential mechanisms, and recommendations for use. Am J Med 96:451–456

[27] Kurihara Y, Kurihara H, Oda H et al (1995) Aortic arch malformations and ventricular septal defect in mice deficient in endothelin-1. J Clin Investig 96:293–300

[28] Običan SG, Cleary KL (2014) Pulmonary arterial hypertension in pregnancy. Semin Perinatol 38:289–294

[29] Stathopoulos IP, Liakou CG, Katsalira A et al (2011) The use of bisphosphonates in women prior to or during pregnancy and lactation. Hormones (Athens) 10:280–291

第21章 非甾体抗炎药对妊娠和哺乳期的影响

Nonsteroidal Anti-inflammatory Drug Use During Pregnancy and Lactation: Effects on Mother and Child

Ghan Shyam Pangtey　Niharika Agarwal　**著**

金茜玫　**译**

摘 要

非甾体抗炎药（NSAID）是孕妇和哺乳期母亲最常用的解热镇痛抗炎药，用于治疗风湿性疾病的疼痛。无论何时给孕妇或哺乳期女性开任何药物，都应始终牢记对母亲和胎儿的相对益处和风险。妊娠期和哺乳期用药的致畸性或不良反应主要受胎儿胎龄、胎盘屏障对药物的渗透性、蛋白质结合和药物脂溶性的影响。自身免疫性疾病在育龄年轻女性中更为常见。因此，治疗妊娠和哺乳期女性风湿病是其管理的一个重要方面。同样重要的是，如果不治疗自身免疫性疾病本身也可能导致母亲和胎儿的生命危险。关于不同NSAID 在妊娠和哺乳期的安全性和耐受性的研究非常有限。大多数证据仅来自观察性研究和动物研究。

在妊娠早期不加区别地使用 NSAID 可能会增加流产和出生缺陷的风险，以及胎儿和母亲的不良结局。母乳喂养的母亲使用 NSAID 通常是安全的，因为人乳中的蛋白质含量较低，故此母乳中分泌的药物量很少。

关键词

非甾体抗炎药；妊娠；哺乳期；致畸性

一、概述

NSAID 是孕妇和哺乳期女性最常用的非阿片类镇痛药，用于治疗各种疾病（包括风湿性疾病）的疼痛。 无论何时给孕妇或哺乳期女性开任何药物，都应始终牢记对母亲和胎儿的相对益处和风险。药物的使用也可能受到胎儿胎龄、胎盘屏障对药物的渗透性、蛋白质结合和药物脂溶性的影响。育龄女性常发生类风湿关节炎（RA）、系统性红斑狼疮（SLE）等炎症性疾病，以及其他结缔组织病。因此，治疗妊娠和哺乳期女性风湿病是其管理的一个重要方面。 同样值得注意的是，未经治疗的自身免疫性疾病本身也可能给母亲和胎儿带来风险。

由于在受试者中进行药物研究所涉及的伦理问题，关于妊娠和哺乳期不同 NSAID 的安全性和耐受性的研究非常有限。大多数证据来自观察性研究和动物研究。 应根据一般人群中不良妊娠结局的背景风险来解释有关 NSAID 和其他抗风湿药在妊娠女性中的安全性和致畸性的信息。在活产儿（健康的一般人群）中，主要出生缺陷（医学、外科或整形意义）的患病率为 2%～4%，且在不同种族群体中没有差异 [1]。母乳喂养后药物对新生儿的风险评估是通过评估相对婴儿剂量（relative infant dose，RID）来估计的，RID 是通过母乳给予婴儿的剂量，单位为 mg/(kg·d)。RID < 10% 的母体剂量通常认为是安全的。

二、妊娠期 NSAID 的应用

NSAID 的作用机制是通过抑制参与关键生物介质前列腺素和血栓烷合成的环加氧酶（COX–1 和 COX–2），这些介质引起疼痛、炎症、肿胀和血小板聚集。因此，NSAID 的使用可以消除与风湿病相关的疼痛和炎症。

低剂量阿司匹林和 NSAID 在孕期的安全性存在争议。有一些研究发现，在受孕期间和受孕前后使用 NSAID 与流产发生率增加有关 [2-4]。另一方面，低剂量阿司匹林（乙酰水杨酸，一种非甾体抗炎药），在妊娠早期到妊娠晚期，已被用于治疗先兆子痫、抗磷脂（APLA）综合征，以及辅助生殖技术（assisted reproductive technology，ART）/ 卵质内单精子注射（intracytoplasmic sperm injection，ICSI）并可获得妊娠结局的改善 [5]。Kozer 等发表了一项对 22 项妊娠早期阿司匹林暴露和致畸性研究的 Meta 分析。该研究没有发现使用阿司匹林会增加先天性畸形风险的证据，尽管分析发现腹裂的风险显著增加 [6]。同样，Slone 等对 50 282 名妊娠女性进行的另一项研究也没有发现在妊娠的最初 3 个月使用阿司匹林会增加先天性异常的风险 [7]。

NSAID 可以通过胎盘进入胎儿循环 [8]，并且它在孕早期的使用可能与出生缺陷频率增加有关。瑞典医学出生登记的一项病例对照研究报道发现，口腔裂隙与妊娠早期使用 NSAID（如萘普生）有关 [9]。美国先天性异常登记也显示 NSAID（如阿司匹林、布洛芬和萘普生）的使用与心脏间隔缺损，尤其是与室间隔缺损存在轻到中度关联 [10]。此外，还发现在妊娠早期使用 NSAID 与其他出生缺陷有关，如神经管缺陷、肺动脉瓣狭窄、肢体缩小缺陷、羊膜带和膈疝 [11, 12]。

在孕中期，使用 NSAID 通常认为是安全的。然而，应避免在妊娠晚期（妊娠末 3 个月）使用它们，因为它们可能与动脉导管过早闭合、新生儿持续性原发性高血压 [13, 14]、胎儿肾脏灌注减少导致羊水过少、坏死性小肠结肠炎及增加新生儿颅内出血机会的可能性有关 [15]。在母亲中，由于其宫缩效应，NSAID 会延长分娩时间，也可能导致产后出血（postpartum hemorrhage，PPH）。关于选择性 COX-2 抑制药（如塞来昔布、依托考昔等）在妊娠期间安全性的研究很少，因此在妊娠期间应谨慎使用[16]。

鉴于普遍缺乏关于孕期 NSAID 安全性的定性和定量数据，避免频繁使用 NSAID 应该是一个谨慎的选择，除非在特定适应证（如先兆子痫、APLA 综合征、ART/ICSI 等）中可使用低剂量阿司匹林。

三、哺乳期 NSAID 的使用

目前的文献表明，在母亲摄入 NSAID 后，极少量的药物会从乳汁中排出，因为人乳的蛋白质含量低，而大多数 NSAID 的蛋白质结合率很高。因此，常用的 NSAID（如布洛芬、萘普生和吲哚美辛）在批准剂量下对哺乳期母亲和婴儿通常是安全的[17, 18]。关于大剂量布洛芬安全性已获得文献支持，并发现即使母乳喂养的母亲一天服用 4 片（400mg）布洛芬后，母乳中的布洛芬水平也检测不到（母亲剂量的 0.000 8%）[19]。因此，布洛芬应该是哺乳期女性的首选 NSAID。最近对哺乳期女性志愿者使用塞来昔布 200mg（选择性 COX-2 NSAID）的一项研究发现，母乳中塞来昔布的含量非常低（相对婴儿剂量 0.23%），表明它对哺乳期母亲和婴儿是安全的[20]。有关哺乳期间其他 NSAID 安全性的数据有限，但已发现酮咯酸、吡罗昔康和双氯芬酸在人乳中的含量也微不足道[21]。

对于需要高剂量阿司匹林（如风湿热）治疗的母乳喂养母亲，她们应避免母乳喂养，因为新生儿水杨酸盐水平可能会达到毒性水平[22]。与其他 NSAID 和低剂量阿司匹林方案的现有信息相比，母乳喂养新生儿使用高剂量阿司匹林安全性的文献非常少。例如，有 1 例婴儿发生代谢性酸中毒的病例报道，其母亲每天服用 2.4g 阿司匹林[23]。

四、结论

在妊娠早期不加区别地使用 NSAID 可能会增加流产和出生缺陷的风险，以及胎儿和母体的不良结局。选择性使用低剂量阿司匹林、布洛芬和萘普生被认为在妊娠早期（前 3 个月）和中期（3~6 个月）的风险较低（相对安全）。应避免在任何孕期使用中至高剂量的阿司匹林和选择性 COX2 抑制药，除非获益大于对母亲和胎儿的风险。在妊娠晚期应避免使用 NSAID，因为有动脉导管过早闭合的风险，并且被认为是不安全的。NSAID 在美国 FDA 分类下被归类为妊娠 C 类药物。

母乳喂养的母亲使用常规剂量 NSAID 通常是安全的，因为人乳中的蛋白质含量较低，因此母乳中分泌的药物量很少。使用低剂量阿司匹林（最高剂量 81mg/d）对母乳喂养的母亲也是安全的。美国儿科学会认为布洛芬、吲哚美辛和萘普生在哺乳期使用是安全的[24]。

参 考 文 献

[1] Bermaas BL. Safety of rheumatic disease medication use during pregnancy and lactation. https://www.uptodate.com/.../safety-of-antiinflammatory-and-immunosuppressive-drug

[2] Nielsen G, Sorensen H, Larsen H (2001) Risk of adverse birth outcome and miscarriage in pregnant users of non-steroidal anti-inflammatory drugs: population based observational study and case-control study. BMJ 322(7281):266–270

[3] Li D, Liu L, Odouli R (2003) Exposure to non-steroidal anti-inflammatory drugs during pregnancy and risk of miscarriage: population based cohort study. BMJ 327(7411):368–360

[4] Li D, Ferber J, Odouli R et al (2018) Use of nonsteroidal antiinflammatory drugs during pregnancy and the risk of miscarriage. Am J Obstet Gynecol 219(3):275.e1–275.e8

[5] Wang L, Huang X, Li X et al (2017) Efficacy evaluation of low-dose aspirin in IVF/ICSI patients evidence from 13 RCTs: a systematic review and meta-analysis. Medicine (Baltimore) 96:e7720

[6] Kozer E, Nikfar S, Costei A et al (2002) Aspirin consumption during the first trimester of pregnancy and congenital anomalies: a meta-analysis. Am J Obstet Gynecol 187(6):1623

[7] Slone D, Siskind V, Heinonen OP et al (1976) Aspirin and congenital malformations. Lancet 1(7974):1373–1375

[8] Moise K, Ou C, Kirshon B et al (1990) Placental transfer of indomethacin in the human pregnancy. Am J Obstet Gynecol 162(2):549–554

[9] Ericson A, Källén B (2001) Nonsteroidal anti-inflammatory drugs in early pregnancy. Reprod Toxicol 15(4):371–375

[10] Källén B, Otterblad-Olausson P (2003) Maternal drug use in early pregnancy and infant cardiovascular defect. Reprod Toxicol 17(3):255–261

[11] Chambers C (2012) Pregnancy and NSAIDs. Mdedge.com [cited 11 Jun 2019]. Available from https://www.mdedge.com/obgyn/article/52546/obstetrics/pregnancy-and-nsaids

[12] Antonucci R, Zaffanello M, Puxeddu E et al (2012) Use of non-steroidal anti-inflammatory drugs in pregnancy: impact on the fetus and newborn. Curr Drug Metab 13(4):474–490

[13] Vermillion S, Scardo J, Lashus A et al (1997) The effect of indomethacin tocolysis on fetal ductus arteriosus constriction with advancing gestational age. Am J Obstet Gynecol 177(2):256–261

[14] Stuart M, Gross S, Elrad H et al (1982) Effects of acetylsalicylic acid ingestion on maternal and neonatal hemostasis. N Engl J Med 307(15):909–912

[15] Bloor M, Paech M (2013) Nonsteroidal anti-inflammatory drugs during pregnancy and the initiation of lactation. Anesth Analg 116(5):1063–1075

[16] Pangtey GS, Anandh K, Sharma SK (2014) Antirheumatic drugs in pregnancy. In: Sharma SK, Sawhney S (eds) Rheumatic diseases in women & children current perspectives. Jaypee, New Delhi, pp 50–61

[17] Beaulac-Baillargeon L, Allard G (1993) Distribution of indomethacin in human milk and estimation of its milk to plasma ratio in vitro. Br J Clin Pharmacol 36(5):413–416

[18] Walter K, Dilger C (1997) Ibuprofen in human milk. Br J Clin Pharmacol 44(2):211–212

[19] Townsend RJ, Benedetti TJ, Erickson SH et al (1984) Excretion of ibuprofen into breast milk. Am J Obstet Gynecol 149:184

[20] Gardiner SJ, Doogue MP, Zhang M et al (2006) Quantification of infant exposure to celecoxib through breast milk. Br J Clin Pharmacol 61(1):101–104

[21] Thabah MM, Vinod KV (2014) Use of Antirheumatic drugs in lactation. In: Sharma SK, Sawhney S (eds) Rheumatic diseases in women & children current perspectives. Jaypee, New Delhi, pp 62–72

[22] Unsworth J, d'Assis-Fonseca A, Beswick D et al (1987) Serum salicylate levels in a breast fed infant. Ann Rheum Dis 46(8):638–639, 56

[23] Clark JH, Wilson WG (1981) A 16–day-old breast-fed infant with metabolic acidosis caused by salicylate. Clin Pediatr (Phila) 20:53

[24] American Academy of Pediatrics (2001) Committee on drugs. The transfer of drugs and other chemicals into human milk. Pediatrics 108(3):776–789

第 22 章　新生儿心脏传导阻滞的处理

Management of Neonate with Heart Block

Parag Barwad　Lipi Uppal　著

金茜玫　译

摘　要

完全性心脏传导阻滞（complete heart block，CHB）是一种罕见的疾病，每 15 000 名新生儿中有 1 人会发生这种疾病。它主要见于心脏结构正常的婴儿，并且与母体抗 Ro/SSA 和抗 La/SSB 抗体密切相关。一旦确诊，治疗手段包括在新生儿期植入永久性起搏器，效果良好。其他方法可考虑在妊娠早期宫内给予皮质类固醇治疗各类不完全性的心脏传导阻滞。

关键词

先天性完全性房室传导阻滞；新生儿起搏器；抗 Ro/SSA；抗 La/SSB

一、概述

心脏传导阻滞是一种异常的心律，表现为从心房到心室的电传导中断或延迟。完全性房室传导阻滞（complete atrioventricular block，CAVB）或三度房室传导阻滞是窦性冲动传导至心室的完全失败。心房冲动不能传导到心室，导致心房和心室完全分离。当出现于妊娠期、出生时或新生儿期时可诊断为先天性完全性房室传导阻滞。

先天性完全性房室传导阻滞（congenital complete atrioventricular block，CCAVB）是一种罕见疾病，据报道其发病率为 1/2 万～1/1.5 万 [1, 2]。58%～86% 的 CCAVB 见于结构正常的心脏，也称为孤立性先天性完全性心脏传导阻滞。已发现它与抗 Ro/SSA 和抗 La/SSB 抗体存在密切相关，在 91% 的受影响儿童母亲中可检测到该抗体 [3, 4]。14%～42% 的 CCAVB 见于患有复杂结构性心脏病（如左心房异构、大动脉左转或 AV 管缺陷）的儿童。其他罕见的原因是特发性与其他离子通道疾病[5]（图 22-1）。

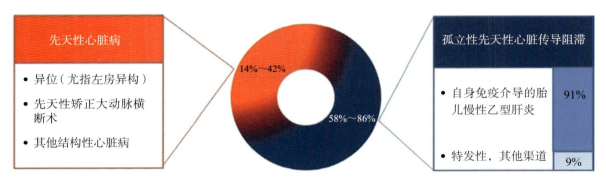

▲ 图 22-1　先天性完全性心脏传导阻滞的各种发病机制

二、免疫介导的 CCAVB

免疫介导的 CCAVB 是孤立性先天性完全性心脏传导阻滞的最常见原因。它由母体 IgG 抗 Ro/SSA 和抗 La/SSB 抗体经胎盘被动通过而发生，最早可在妊娠第 11 周时发生。母亲可能有自身免疫性疾病的临床表现，如系统性红斑狼疮（SLE）或干燥综合征（SS），但约 1/3 的病例可能无症状[4]。这些抗体被认为会引发炎症级联反应，导致组织损伤、纤维化和传导系统瘢痕形成，其中 2%～5% 的妊娠胎儿会出现先天性心脏传导阻滞[5]。另一种假说表明抗体通过扰乱钙稳态直接破坏传导系统。然而，这些患者中只有一小部分发生先天性心脏传导阻滞（congenital heart block，CHB）表明疾病的发展和进展涉及多种因素。自身免疫性 CCAVB 的家族性复发率估计为 12%～25%[4]。

新生儿红斑狼疮的其他心脏表现包括弥漫性心肌受累伴左心室（left ventricle，LV）收缩功能障碍、心内膜弹性纤维变性、可能导致严重瓣膜反流和心包积液的瓣膜受累，这些表现可能与传导异常无关[6]。新生儿红斑狼疮的非心脏表现包括一过性皮疹、肝胆功能障碍、神经和肺部异常。虽然大多数异常会在 6 月龄时随抗体的清除而得到纠正，但心脏表现可永久而持续存在。

三、CCAVB 的自然病程

大多数病例在妊娠第 18～24 周通过产科超声筛查在子宫内确诊。在其他儿童中，CCAVB 的表现多种多样，从胎儿宫内积水、婴儿充血性心力衰竭到运动耐力差、晕厥复发和年龄较大儿童心源性猝死。围产期和新生儿期的死亡风险最大，估计为 15%～20%[4, 7]。预后不良见于胎儿水肿、低心率（＜每分钟 50～55 次）、早产儿和伴有 LV 功能障碍或心内膜弹性纤维变性的患者[4]。约 10% 的儿童出生时会出现继发于宫内心肌炎、严重心动过缓的水肿或充血性心力衰竭[4]。治疗的选择仍然是植入起搏器，几乎 2/3 的患者一生都需要起搏器。大多数患者将在新生儿期接受心脏起搏器植入，预期寿命接近正常[8]。

四、产前完全性心脏传导阻滞的心脏评估

胎儿超声心动图是胎儿围产期心脏评估的首选成像方式。胎儿超声心动图和彩色多普勒可以识别任何结构异常。它还可以识别其他相关的功能异常，如心包积液、房室瓣关闭不全，并可用于评估左心室功能。

胎儿超声心动图的各种技术，包括 M 型、组织多普勒和脉冲波多普勒。这些技术可以准确地评估心房流入与心室流出的时间间隔和分离。

同时存在通过二尖瓣和主动脉瓣的多普勒血流表明完全性心脏传导阻滞中心房和心室节律的分离。房室收缩时间间隔（atrioventricular contraction time interval，AVCTI）是心电 PR 间期的机械描述，它在 A 波（心房收缩）开始和射血流出多普勒（心室收缩）开始测量。AVCTI 的测量有助于识别较低级别的心脏传导阻滞，从而有助于后续的随访和风险评估。

通过 M 模式对室壁运动的机械评估表明心房和心室心肌的连续收缩和电活动。

组织多普勒成像可以直接记录心动周期中心房和心室的机械活动，从而准确测量心脏间隔 [9]。其他方式（如胎儿心电图和胎儿磁力图）效用有限。

(1) 胎儿心电图：胎儿心电图（foetal electrocardiogram，fECG）早在妊娠第 17 周就可以检测到胎儿的 QRS 信号。然而，这种技术受到胎动和区分胎儿与母体心电图信号的限制。此外，fECG 在妊娠第 28 周后不可行。带头皮电极的 fECG 有助于 CHB 的围产期管理，但它不能用于筛查胎儿心律失常。

(2) 胎儿磁力图：胎儿磁力图使用由胎儿心脏的电信号产生的磁场。它需要隔磁室，目前处于研究阶段。

由于一度房室传导阻滞（atrioventricular block，AVB）可以迅速发展为 CAVB，因此早期诊断、产前评估和适当的管理对于防止进展和避免不可逆转的损害至关重要。胎心传导阻滞的第一个迹象出现在妊娠第 18～24 周，此后迅速进展。

通过听诊或异常产科超声初步诊断胎儿心动过缓通常是胎儿心脏评估的第一个迹象。由于这些母亲中的许多人可能没有症状，因此也应对母亲进行 IgG 抗体与其他自身免疫性疾病表现的筛查。对于存在抗体的孕妇或之前的孩子患有先天性心脏传导阻滞，评估通常在妊娠第 18 周时开始。由于高风险和快速进展，胎儿超声心动图每周进行 1 次直到第 24 周，之后每月进行 1 次直到分娩。对于诊断为一度心脏传导阻滞的胎儿，每周进行 1 次胎儿超声心动图检查，直至选择性终止妊娠。超声心动图还有助于排除心脏结构异常和心肌受累。

五、药物治疗

皮质类固醇可以减少免疫介导的传导组织损伤，并减少进行性心脏传导阻滞的胎儿的炎症。地塞米松和倍他米松等氟化类固醇能够通过胎盘到达活动期的胎儿，及时给药可防止进展为更严重的 AV 阻滞和心肌病的进展，并且还可以最大限度地减少临床发病率 [10, 11]。然而，最近一

项比较 8 项研究数据的 Meta 分析表明，与未接受治疗的患者相比，接受类固醇治疗的患者在进展为三度心脏传导阻滞或死亡率方面没有差异，类固醇对 AV 阻滞患者没有益处[12]。此外，皮质类固醇给药可能对母亲和胎儿都有负面影响，包括高血压、母亲糖尿病、宫内发育迟缓和胎儿神经系统异常。因此，鉴于缺乏明确的证据，可以考虑在一度或二度心脏传导阻滞中使用皮质类固醇，以减少向完全性心脏传导阻滞的进展，因为完全性心脏传导阻滞的发展通常是不可逆的。

六、β 受体激动药

两项小型回顾性队列研究评估了地塞米松与 β 受体激动药的治疗，其中严格监测和同时使用地塞米松与 β 受体激动药可产生更好的结果[11, 13]。在两项研究中，β 受体激动药都用于胎心率＜每分钟 55 次的患者。

其他试验疗法，包括血浆置换、地高辛和胎儿起搏，尚无确切数据，仅适用于胎儿处于水肿和心脏功能障碍危及生命的情况。

完全性心脏传导阻滞的评估及诊疗流程见图 22-2。

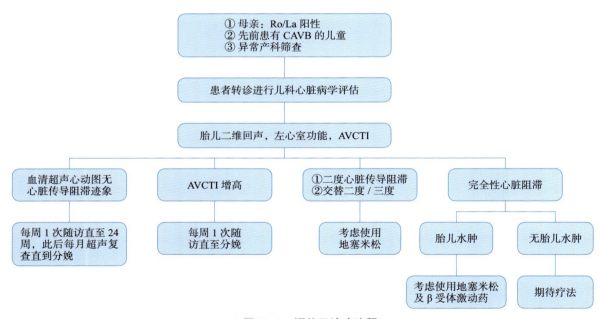

▲ 图 22-2　评估及诊疗流程

七、产后管理

大多数发生完全性心脏传导阻滞的新生儿在其一生中都需要安装起搏器。关于在新生儿中植入起搏器的决定取决于孩子的临床稳定性。新生儿房室传导阻滞应在重症监护室进行管理，以优化酸/碱状态、正性肌力药物输注和机械通气。高危新生儿的早期起搏可减少低心排血量的不利影响。临时心外膜起搏器作为永久起搏器的桥梁是实现临床稳定性和体重增加的可行选择。 患有完全性心脏传导阻滞的新生儿血流动力学功能取决于一个关键因素，即心室率。除了心率之外，其他因素，如没有结构性心脏病和是否存在固有正常的心肌，也决定了婴儿的临床稳定性。

临床检查通常显示低心率，为每分钟 40～90 次。完全性心脏传导阻滞的明确诊断是在心电图（electrocardiogram，ECG）上得出的，其显示心房去极化的 p 波独立于心室去极化的 QRS 波群。p-p 间隔恒定、R-R 间隔恒定、PR 间隔不一，如图 22-3 所示。靠近 HIS 束的辅助起搏器产生窄 QRS 逃逸节律，而位于或低于 HIS 束的辅助起搏器产生宽 QRS 波群。

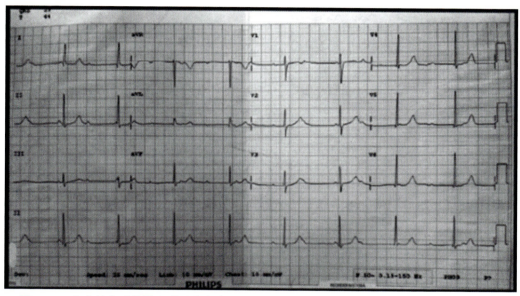

▲ 图 22-3　完全性心脏传导阻滞儿童心电图显示心房率为每分钟 120 次，心室率为每分钟 50 次。心电图显示房室完全分离，窄 QRS 波群提示 HIS 束上方心室逸搏节律的起源

关于起搏器植入时间的决定必须考虑将起搏器植入新生儿的适应证和技术可行性。新生儿先天性完全性心脏传导阻滞适应证与成人患者相似[14]。

1. Ⅰ类推荐

(1) 永久性起搏器植入适用于与症状性心动过缓、心室功能障碍或低心排血量相关的晚期二度或三度房室传导阻滞（LOE：C）。

(2) 永久起搏器植入适用于先天性三度房室传导阻滞伴宽 QRS 逃逸节律、复杂心室异位或心室功能障碍（LOE：B）。

(3) 永久性起搏器植入适用于心室率低于 55 次 / 分或先天性心脏病且心室率低于 70 次 / 分的婴儿的先天性三度房室传导阻滞（LOE：C）。

2. Ⅱa 类推荐

对于先天性三度房室传导阻滞超过 1 岁后平均心率低于每分钟 50 次、心室停顿为基本周期长度的 2 或 3 倍，或因心脏变时功能不全引起相关症状的情况，植入永久起搏器是合理的（LOE：C）。

3. Ⅱb 类推荐

对于无症状的儿童或青少年先天性三度房室传导阻滞，若发生率可接受、QRS 波群狭窄且心室功能正常，可考虑植入永久性起搏器（LOE：B）。

八、起搏器的选择

与成人患者相比，儿童起搏器植入需要对通路（心外膜与心内膜）、植入部位（锁骨下与腹部）和相关结构异常进行个体评估。此外，因为患者的终身依赖及更换电池或导线所需的多次修正，还必须考虑孩子的预期成长。

目前建议婴儿使用心外膜起搏器直至 2 岁。小静脉结构静脉闭塞的高发率及对未来静脉通路丧失的担忧导致该年龄组偏爱使用心外膜起搏器。心内膜起搏仅适用于至少体重＞ 10kg 或年龄＞ 2 岁的儿童。

心外膜起搏器通过剑突下入路或侧开胸入路插入，大多数装有起搏器的患者需要 100% 起搏。这允许直接进入右心室顶点或左心房附件。导线放置 LV 心尖或双心室起搏的替代位置将具有更好的心室同步性和长期心肌性能。心外膜放置起搏器会出现各种不良反应，包括更高的铅阈值、手术死亡率和铅断裂风险增加。随着具有较低轮廓和较小发生器尺寸的引线出现，许多中心现在正在探索心内膜放置的可能性 [15]。

九、关键点

1. 孤立性 CCAVB 是一种罕见的先天性心脏病，主要见于 IgG 抗体阳性的孕妇。

2. 围产期诊断和严格监测是管理的关键。

3. 氟化类固醇在不完全性 CHB 中的作用仍然存在争议，不推荐应用于完全性 CHB。

4. 及时植入起搏器是首选治疗。

5. 心外膜起搏器植入是目前新生儿年龄组采用的方法。然而，随着更小型调导线和发生器的出现，经静脉方法正快速发展。

参 考 文 献

[1] Michaelsson M, Riesenfeld T, Jonzon A (1997) Natural history of congenital complete atrioventricular block. Pacing Clin Electrophysiol 20(8 Pt 2):2098–2101

[2] Yater WM (1929) Congenital heart-block: review of the literature; report of a case with incomplete heterotaxy; the electrocardiogram in dextrocardia. Am J Dis Child 38(1):112–136

[3] Pregnancy outcomes in patients with autoimmune diseases and anti-Ro/SSA antibodies [cited 15 May 2019]. Available from https://www.ncbi.nlm.nih.gov/pubmed/20012231

[4] Buyon JP, Hiebert R, Copel J, Craft J, Friedman D, Katholi M et al (1998) Autoimmune-associated congenital heart block: demographics, mortality, morbidity and recurrence rates obtained from a National Neonatal Lupus Registry. J Am Coll Cardiol 31(7):1658–1666

[5] Brucato A, Frassi M, Franceschini F, Cimaz R, Faden D,

Pisoni MP et al (2001) Risk of congenital complete heart block in newborns of mothers with anti-Ro/SSA antibodies detected by counter immunoelectrophoresis: a prospective study of 100 women. Arthritis Rheum 44(8):1832–1835

[6] Cardiac manifestations of neonatal lupus: a review of autoantibody associated congenital heart block and its impact in an adult population [cited 13 May 2019]. Available from https://www. ncbi.nlm.nih.gov/pmc/articles/PMC3275696/

[7] McCune AB. Maternal and fetal outcome in neonatal lupus erythematosus [cited 13 May 2019]. Available from https://scholar.google.com/scholar_lookup?title=Maternal%20and%20fetal%20outcome%20in%20neonatal%20lupus%20erythematosus&publication_year=1987&author=A.B.%20McCune&author=W.L.%20Weston&author=L.A.%20Lee

[8] Brito-Zerón P, Izmirly P, Ramos-Casals M, Buyon J, Khamashta M (2016) Autoimmune congenital heart block: complex and unusual situations. Lupus 25(2):116–128

[9] Rein AJJT, O'Donnell C, Geva T, Nir A, Perles Z, Hashimoto I et al (2002) Use of tissue velocity imaging in the diagnosis of fetal cardiac arrhythmias. Circulation 106(14):1827–1833

[10] Saleeb S, Copel J, Friedman D, Buyon JP (1999) Comparison of treatment with fluorinated glucocorticoids to the natural history of autoantibody-associated congenital heart block: retrospective review of the research registry for neonatal lupus. Arthritis Rheum 42(11):2335–2345

[11] Jaeggi ET, Fouron J-C, Silverman ED, Ryan G, Smallhorn J, Hornberger LK (2004) Transplacental fetal treatment improves the outcome of prenatally diagnosed complete atrioventricular block without structural heart disease. Circulation 110(12):1542–1548

[12] Ciardulli A, D'Antonio F, Magro-Malosso ER, Saccone G, Manzoli L, Radolec M et al (2019) Maternal steroid therapy for fetuses with immune-mediated complete atrioventricular block: a systematic review and meta-analysis. J Matern Fetal Neonatal Med 32(11):1884–1892

[13] Cuneo BF, Lee M, Roberson D, Niksch A, Ovadia M, Parilla BV et al (2010) A management strategy for fetal immune-mediated atrioventricular block. J Matern Fetal Neonatal Med 23(12):1400–1405

[14] Epstein AE, DiMarco JP, Ellenbogen KA, Estes NA, Freedman RA et al (2008) ACC/AHA/ HRS 2008 guidelines for device-based therapy of cardiac rhythm abnormalities. Circulation 117(21):e350–e408

[15] Robledo-Nolasco R, Ortiz-Avalos M, Rodriguez-Diez G, Jimenez-Carrillo C, Ramírez-Machuca J, De Haro S et al (2009) Transvenous pacing in children weighing less than 10 kilograms. Pacing Clin Electrophysiol 32(Suppl 1):S177–S181

第 23 章　印度女性自身免疫性疾病患者数据汇编

Women Issues in Autoimmune Diseases: Compilation of Indian Data

Kaushik S. Bhojani　著

刘　欣　译

摘　要

自身免疫性疾病更常见于育龄期女性。这是一类系统性疾病，会引起月经不调、生育问题，并可能引起妊娠和分娩的并发症。此外，一些药物在孕前、孕期和哺乳期是禁用的。印度关于自身免疫性疾病的流行病学数据很少。多中心 Copcord 研究报道了印度各种风湿病的患病率。Prem Kumar 等的研究试图描述男女患病率。Kudial 等的研究揭示了绝经后女性患风湿病的负担。在对各个风湿病的问题进行了广泛的研究之后，我们在此对本章中印度数据进行汇编。

关键词

自身免疫性疾病；印度；系统性红斑狼疮；类风湿关节炎；血管炎；妊娠

一、概述

自身免疫性疾病在女性中的发病率明显高于男性（女性占比约 78%）。这类疾病主要发生在生育年龄，即 20—40 岁[1]。虽然疾病本身及其系统性特征可能会导致月经不调、不孕、孕期和分娩的并发症，但一些药物可能需要在孕前、孕期和哺乳期被禁用。

由于高疾病活动度会导致慢性疼痛、僵硬、疲劳、生活质量下降、抑郁或性欲减退，因此疾病活动度与性功能呈反比关系。此外，生育力（即妊娠时间）也可能受到影响[2]。

二、印度女性风湿病的流行病学特征

关于印度自身免疫性疾病可用的流行病学数据非常有限。最大的研究来自于 Arvind Chopra 博士的基于多中心 Copcord 研究，此研究试图评估印度各种风湿病的负担。2004—2010 年间来自 12 个中心骨关节科汇总的 55 000 人数据，报道了类风湿关节炎的患病率为 0.34，未分化关节炎为 0.23，脊柱关节病为 0.2（其中强直性脊柱炎的患病率为 0.02），SLE 为 0.1，膝骨关节炎为 3.34。虽然我们知道大多数自身免疫性疾病好发于女性患者，但从本研究中无法获得确切的男女患病比例[3]。

Mahajan 等调查了 529 名男性和 485 名女性，发现 245 名患风湿病（132 名女性 /113 名男性）[4]。Kudial 等报道了印度绝经女性的风湿病高患病率，足以影响医疗保健机构对此类患者提供保障。影响 40 岁以上女性最常见的疾病是下腰痛，然后是骨关节炎（osteoarthritis，OA）、纤维肌痛（fibromyalgia）和 RA。高血压、贫血和糖尿病是常见的并发症[5]。

Prem Kumar 调查了 1481 名就诊骨科和风湿科的患者，发现自身免疫性疾病的流行病学情况如表 23-1 所示[6]。

表 23-1　自身免疫性疾病的流行病学

疾病种类	比　例	女性 / 男性
类风湿关节炎	39	3.35：1
脊柱关节病	9	0.92：1
银屑病	6	2.42：1
系统性红斑狼疮	6	1.9：1
干燥综合征	5	
反应性关节炎	5	
硬皮病	2	10：1
大动脉炎	1	
皮肌炎	1	
痛风	3	1：7.2
骨关节炎	3	0.28：1
纤维肌痛	13	4.79：1

引自 Prem Kumar 等关于印度的研究数据

受孕的成功很大程度上依赖于 2 型辅助性 T 细胞（T helper 2 cells，Th2）细胞因子谱，而自发性流产表现为 1 型辅助性 T 细胞（T helper 1 cells，Th1）细胞因子表型。这种 TH 反应转变的证据在母胎层面最为明显。这种调节是与妊娠同步发生的，但是在妊娠期并没有发现 Th2 细胞因子表型持续占主导地位。研究表明孕期抗炎细胞因子分泌增加，如 IL-10、IL-4 和转化生长因子 B，而炎症细胞因子分泌减少，如 γ 干扰素和 IL-12，诱导产生免疫耐受。调节性 T 细胞的增加抑制了干扰素 γ 的分泌和分泌 IL-12 的效应性 T 细胞的增殖，并促进 IL-10、IL-4 和转化生长因子 β 的分泌 [7]。

父亲的 HLA 抗原与母亲的外周血单核细胞的相互作用刺激了 IL-4 的产生，因此促进 TH2 型细胞免疫反应。产后血清皮质醇、儿茶酚胺和其他因子水平的降低导致促炎细胞因子分泌增多和更剧烈的 B 细胞反应，从而引起了更强的免疫反应 [7]。

如前所述，印度关于妊娠和风湿性疾病的数据很少，且主要限于 SLE。这些研究样本量较少，因此是否可以根据这些研究的理解和其结论的意义来制定某种形式的临床指南，值得进一步讨论。尽管如此，本章对现有数据进行了回顾，并按疾病进行了介绍。

三、系统性红斑狼疮

众所周知，月经不调是由于疾病活动和应用环磷酰胺所致。环磷酰胺引起的闭经部分是可逆的，还有一部分是不可逆的。不可逆性的概率随着年龄的增长而增加，超过 30 岁的概率更大。

Kothari 等在 2016 年报道了 52 例 SLE 患者，其中 19 例（36.51%）患者出现月经不调，10 例（19.2%）患者在发病初期出现闭经，这归因于疾病活动。27 名患者接受环磷酰胺冲击治疗，其中 13 名患者在环磷酰胺治疗后出现闭经（这 13 名患者包括了发病初期出现闭经的 10 名患者），其中 3 名患者出现不可逆闭经，这些患者年龄均在 30 岁以上。因此，较高的环磷酰胺冲击剂量和 30 岁以上的年龄是已知的危险因素 [8]。

Singh 等研究发现 SLE 患者环磷酰胺治疗后闭经和过早绝经的发生率分别为 29.4% 和 17.2%，而未使用环磷酰胺治疗发生率分别为 4% 和 2% [9]。在这两项研究中，均未检测卵泡刺激素（follicle-stimulating hormone，FSH）、黄体生成素（luteinizing hormone，LH）和抗米勒管激素（anti-mullerian hormone，AMH）水平。虽然 SLE 患者的生育能力通常不会受到影响，但流产、早产、宫内发育迟缓（intrauterine growth retardation，IUGR）、低胎龄和低出生体重是 SLE 常见的并发症 [10]。表 23-2 给出了多项印度研究的比较数据。SLE 是一种罕见的疾病，即使是在大型研究中心进行的研究病例数也很少。患者数量越多，研究持续的时间越长。由于治疗策略随着时间的推移而演变，根据目前的数据很难得到确切的结论。大多数研究表明，妊娠期红斑狼疮复发率为 20%～40%，而死胎、自然流产和宫内胎儿死亡（intra-uterine fetal death，IUFD）的发生率分别为 35%～40%、25%～40% 和 9.5%～18%。孕前 6 个月的疾病活动状态可预测妊娠期红斑狼疮复发的情况 [8, 12]。疾病活动、肾脏受累、抗 Ro/La、抗磷脂抗体（APLA）阳性和子痫前期是发生妊娠期并发症的危险因素。

表 23-2 印度系统性红斑狼疮患者妊娠结局

研究	疾病活动状态			妊娠/女性	流产				终止妊娠	存活	早产	宫内发育迟缓	低体重儿	干预及评价
	活动期	稳定期	复发		第1次	第2次	第3次	总数						
Aggarwal 等 1999[11]	11	4	2	15/15								40%		2死胎，孕 35.9 ± 2.5 周
Mittal 等 2001[12]	10		9	42/25				13	4	16 (38%)	4			4死胎
Gupta 等 2005[13]	19		9	33/17				12	6	15 (45.45%)		4		缺乏三级医疗服务
Chandran 等 2005[14]	21	31	3	52/31				12 (29%)	11	24 (58.5%)				
Parkodi 等 2005[15]	16 (72.8%)	6 (27.2%)	4	22	1	6	1	8	0	13 (59%)				PIH-1，FND-50%
Gupta 等 2010[16]				121/210		34%		64 (53%)		30 (25%)				
Aggarwal 等 2011[17]				71/35				33%		47 (66%)	33%			18% CS，围产期损失 13%
Kothari 等 2016[8]	10	6	7	16/16	3		2	5	1	9 (56.3%)	1	4		ND-7，Cs-2
Ravindran 2017[18]			16 (30%)	53				8		44 (85%)		10		Cs/Instru-28
Khan 等 2018[19]										14%				

来自 Mysore 的 Leelavati 等分析了 11 例妊娠期 SLE 患者，其中子痫前期的发生率为 54.54%，HELLP 综合征为 9.09%，原发性肺动脉高压（primary pulmonary hypertension, PPH）为 50%。75% 的患者行剖宫产（lower segment cesarean section, LSCS），62.5% 的患者出现了早产[20]。2016 年，Ravindran 研究表明，产前咨询、风险分层和定期产检可以监测妊娠和根据疾病活动情况调整治疗方法。Ro/LA 阳性患者在妊娠第 18 周和第 32 周的二维超声心动图监测和产后避孕有助于改善妊娠结局，提示采用"靶向治疗"方案的重要性[10]，其他三级多学科中心的数据也支持这一结论[20]。

四、抗磷脂综合征

据报道，抗磷脂抗体是不良结局的重要危险因素之一。Dadhawal 等报道了 42 名平均年龄为 30 岁的孕妇，她们在 2007—2009 年期间在产前诊所就诊，大部分患者在接受治疗后出现并发症。其中包括 4 例（9.5%）流产，9 例（21.4%）宫内发育迟缓，13 例（30.9%）子痫前期，3 例（7.1%）胎盘早剥，2 例（4.7%）宫内胎儿死亡。尽管有这些并发症，出生率从治疗前的4.6% 提高到治疗后的 85.7%。早期死胎从 76.1% 降至 9.5%，晚期死胎从 19.6% 降至 4%[21]。

欧洲磷脂研究中心的结果表明，35.5% 的人出现早期死胎（妊娠第 10 周前），而晚期死胎的发生率为 16.9%。9.5% 的孕妇发生子痫前期，4.4% 发生子痫，2% 出现胎盘早剥。出生率的改善与国际数据一致[22-24]。

五、类风湿关节炎

与印度的全国平均水平相比，在 RA 患者中儿童存活的平均数量更少（2.39±1.39），尽管这一情况在 SLE 患者中更为严重（1.44±1.35），这与国际观察结果一致[25]。在荷兰的一项研究中，观察到生育能力下降持续时间超过 12 个月[2]。造成这种情况的因素可能是较高的母亲年龄、疾病严重程度和较高的类固醇剂量。除了延迟受孕外，低出生体重儿和早产也会发生在疾病活动期[2]。但是，在这方面印度没有数据。

六、血管炎

1. ANCA 相关性血管炎

Singh 等报道了 110 例 ANCA 相关性血管炎（ANCA-associated vasculitis，AAV）患者，共报道了 137 次妊娠，平均年龄为 29.3（±5.3）岁。孕前诊断为血管炎的患者 69 例，孕期诊断为血管炎的患者 32 例，产后诊断为血管炎的患者 9 例。足月妊娠 91 例，早产 28 例，流产 15 例，死胎 3 例；78 例正常分娩，26 例剖宫产[26]。

Veltri 等的研究纳入了 27 例新诊断的 ANCA 相关性血管炎患者。这些患者的孕期为 5～39 周，大多数处于孕中期（平均 20 周）。这些患者根据血管炎的严重程度和临床医生的判断接受不同的治疗方案。绝大多数患者接受类固醇激素治疗（89%），而一些患者也接受免疫抑制药的联合治疗，如环磷酰胺（CTX）（37%）、硫唑嘌呤（AZA）、IVIg、血浆置换（PLEX）或不治疗（11%）[27]。

毫不意外的是，严重并发症的发生率很高，如子痫前期（29%）和孕产妇死亡（7%）。虽然基于疾病的严重程度和与治疗相关的并发症较多，但是成功生产的概率还是令人满意的（73%）。早产率很高，73% 的早产发生在 37 周以内，40% 的早产发生在 34 周以内。然而，大多数婴儿出生在孕晚期（中位数为 34.5 周）。另外，终止妊娠率很高（23%），在刚开始治疗后不久即出现 1 例宫内死胎（4%）。令人鼓舞的是，先天性异常的发生率并不显著，但是有 1 名婴儿在母亲使用类固醇激素、CYC 和 PLEX 治疗后出现孤立肾（6%）。60% 的患者在产后出现血管炎症状缓解。值得关注的是，2005 年后 PLEX、IVIg 和 AZA 的使用有所增加，同时 CTX 的使用则相应减少[27]。

在一个英国队列研究中，纳入了 29 名患有系统性血管炎的女性共 51 次妊娠史，对照组为 62 名年龄、体重指数和种族匹配的健康孕妇共 156 次妊娠史。比较时发现，血管炎患者的胎儿出生时胎龄中位数为 36 周，而对照组为 40 周（$P < 0.03$）。疾病组胎儿出生体重中位数为 3.0kg，对照组为 3.5kg（$P=0.004$）。疾病组中有 13 例流产、3 例子痫前期、2 例宫内死胎[28]。

2. 大动脉炎

大动脉炎（TA）女性患者产科并发症的发生率是正常女性的 13 倍。据报道，Ⅰ 型和 Ⅱ 型大动脉炎预后良好，继发性高血压和 IUGR 的发生率较低，而 Ⅲ 型、Ⅳ 型和 Ⅴ 型的围产期结局较差[29]。

Sharma 等研究发现 3.8% 的年轻高血压患者会出现肾血管性高血压，其中 59.4% 被发现患有大动脉炎[30]。Suri 等报道了来自印度北部的 15 例大动脉炎患者在 9 年内 37 次妊娠。27% 的患者在初次妊娠时出现高血压，62% 合并子痫前期，16% 的患者出现宫内发育迟缓。其中高血压致 1 例产妇死亡，6 例产妇早产[31]。Garikapati 等报道了 4 例大动脉炎患者的妊娠结局。所有这些患者均患有慢性高血压伴肾动脉狭窄，并接受拉贝洛尔治疗。1 例患者出现子痫前期，1 例患者出现围产期心肌病和肺水肿。所有患者均因产科并发症（1 例胎儿窘迫、2 例羊水过少、2 例臀位）行剖宫产术。在这 4 名患者中，有 1 例胎儿宫内发育迟缓[29]。

3. 硬皮病

Rao 等深入讨论了系统性硬化症（SSc）患者的妊娠和生育问题[7]。来自印度西部 Pradhan 的数据展示了 2014 年就诊的 110 例硬皮病患者的临床结果。在这项研究中，患者平均年龄为 34.7 岁，病程为 43.7±35.4 年，但没有讨论与妊娠相关的问题，这可能是由于入组年龄较大且有并发症所致[32]。

印度没有关于 SSc 的数据。

其他自身免疫性疾病导致原发性卵巢衰竭（primary ovarian failure，POF）：在 20%～30% 的病例中，POF 与自身免疫性疾病和内分泌疾病相关。据报道，20%Addison 病患者、9% 甲状腺疾病患者、2% 多腺体综合征患者、1%RA 患者和不到 1% 的 SLE 患者、白癜风、重症肌无力、胰岛素依赖型糖尿病和克罗恩病患者伴有 POF。Ayesha 等在他们的研究中发现 35%（7/20）的患者因甲状腺疾病而继发闭经。本研究中 65% 的患者脱氢表雄酮硫酸酯（Dehydroepiandrosterone Sulfate，DHEAS）水平较低，提示肾上腺功能障碍和肾上腺自身免疫性疾病[33]。

印度关于妊娠和风湿病的数据很少。随着治疗方式的进步使国民寿命延长和发病率降低，临床医生将越来越多地面临如何提高患者生活质量和解决生育问题。目前，虽然我们知道主要困难但无法给出答案。我们依靠国际研究和个人的临床判断，试图解决与妊娠相关和围产期护理相关的问题。毋庸置疑，除了在这些疾病发作和大多数药物使用时尽量避免妊娠外，有针对性的妊娠咨询并没有引起大家的重视。

从观察性研究中系统地收集数据可以更好地了解确切的发病率和获得更好的临床结局。或者，开展多中心注册研究也是我们努力的方向，使我们能够为风湿性疾病患者提供更好的医疗服务。

声明：无。

<h1 style="text-align:center">参 考 文 献</h1>

[1] Fairweather D, Rose N (2004) Women and autoimmune diseases. Emerg Infect Dis 10(11):2005–2011

[2] Østensen M, Wallenius M (2016) Fertility and pregnancy in rheumatoid arthritis. Ind J Rheumatol 11(6):122–127

[3] Chopra A (2015) Disease burden of rheumatic diseases in India. COPCORD perspective. Ind J Rheumatol 10(2):70–77

[4] Mahajan A, Jasrotia D, Manhas A, Jamwal S (2003) Prevalence of major rheumatic diseases in Jammu. JK Sci 5(2):63–66

[5] Kudial S, Tandon V, Mahajan A (2015) Rheumatological disorder (RD) in Indian women above 40 years of age: a cross-sectional WHO-ILAR-COPCORD-based survey. J Midlife Health 6(2):76–78

[6] Prem Kumar B, Srinivasa Murthy M, Rajagopal K, Nagaprabu VN, Sree Madhuri P (2014) Epidemiology of autoimmune disorders with special reference to rheumatoid arthritis from a tertiary care center. Ind J Pharm Pract 7(3):50–60

[7] Rao VKR (2016) Fertility and pregnancy in systemic sclerosis and other autoimmune diseases. Ind J Rheumatol 11:150–155

[8] Kothari R, Digole A, Kamat S, Nandanwar Y, Gokhale Y (2016) Reproductive health in systemic lupus erythematosus, an experience from Government Hospital in Western India. J Assoc Phys India 64:16–20

[9] Singh G, Misra R, Aggarwal A (2016) Ovarian insufficiency is major short-term toxicity in systemic lupus erythematosus. Patients treated with cyclophosphamide. J Assoc Phys India 64:28–31

[10] Mohan MC, Ravindran V (2016) Lupus pregnancies. An Indian perspective. Indian J Rheumatol 11:135–138

[11] Aggarwal N, Sawney H, Chopra S, Bambery P (1999) Pregnancy in patients with systemic lupus erythematosus. Aust N Z J Obstet Gynaecol 39:28–30

[12] Mittal G, Sule A, Pathan E, Gaitonde S, Samant R, Joshi VR (2001) Pregnancy in lupus— analysis of 25 cases. JIRA 9(4):69–71

[13] Gupta A, Agarwal A, Handa R (2005) Pregnancy in Indian patients with systemic lupus erythematosus. Lupus 14:926–927

[14] Chandran V, Aggarwal A, Misra R (2005) Active disease during pregnancy is associated with poor foetal outcome in Indian patients with systemic lupus erythematosus. Rheumatol Int 26:152–156

[15] Parkodi R, Manimegalai N, Balmeena S, Vasanthy N, Mahavan R, Rajendran CP (2005) Outcome of pregnancy in lupus. J Indian Rheumatol Assoc 13:83–85

[16] Gupta R, Deepanjali S, Kumar A, Dadhwal V, Agarwal SK, Pandey RM et al (2010) A comparative study of pregnancy outcomes and menstrual irregularities in northern Indian patients with systemic lupus erythematosus and rheumatoid arthritis. Rheumatol Int 30:1581–1585

[17] Aggarwal N, Raveendran A, Suri V, Chopra S, Sikka P, Sharma A (2011) Pregnancy outcome in systemic lupus erythematosus: Asia's largest single centre study. Arch Gynecol Obstet 284:281–285

[18] Ravindran V, Bhadran S. Improved outcomes in high-risk lupus pregnancies: usefulness of a protocol-based multidisciplinary approach in Kerala, India. Poster 318. Downloaded from https://academic.oup.com/rheumatology/article-abstract/56/suppl_2/kex062.320/4106822

[19] Khan A, Thomas M, Syamala Devi PK (2018) Pregnancy complicated by systemic lupus erythematosus and its outcome over 10 years. J Obstet Gynaecol 38(4):476–481

[20] Leelavathi, Nayana DH, Kondareddy T, Kaytri S (2017) SLE during pregnancy, maternal and perinatal outcome in tertiary hospital. Int J Reprod Contracept Obstet Gynecol 6(2):507–551

[21] Dadhwal V, Sharma AK, Deka D, Gupta B, Mittal S (2011) The obstetric outcome following treatment in a cohort of patients with antiphospholipid antibody syndrome in a tertiary care center. J Postgrad Med 57(1):16–19

[22] Cervera R, Piette JC, Font J, Khamashta MA, Shoenfeld Y, Camps MT et al (2002) Antiphospholipid syndrome: clinical and immunologic manifestations and patterns of disease expression in a cohort of 1,000 patients. Arthritis Rheum 46:1019–1027

[23] Cervera R, Khamashta MA, Shoenfeld Y, Camps MT, Jacobsen S, Kiss E et al (2009) Morbidity and mortality in the antiphospholipid syndrome during a 5–year period: a multicentre prospective study of 1000 patients. Ann Rheum Dis 68:1428–1432

[24] Rahman A (2016) Antiphospholipid syndrome in pregnancy. Indian J Rheumatol 11:117–121

[25] Gupta R, Deepanjali S, Kumar A, Dhaval V et al (2010) A comparative study of pregnancy outcomes and menstrual irregularities in northern Indian patients with systemic lupus erythematosus and rheumatoid arthritis. Rheum Int 30(12):1581–1585

[26] Singh P, Dhooria A, Rathi M, Agarwal R et al (2018) Successful treatment outcomes in pregnant patients with ANCA-associated vasculitides: a systematic review of literature. Int J Rheum Dis 21(9):1734–1740

[27] Veltri N, Hladunewich M, Bhasin A, Garland J, Thomson B (2018) De novo antineutrophil cytoplasmic antibody associated vasculitis in pregnancy: a systematic review on maternal, pregnancy and fetal outcomes. Clin Kidney J 11(5):659–666

[28] Pathak H, Mukhtyar C (2016) Pregnancy and systemic vasculitis. Indian J Rheumatol 11:145–149

[29] Garikapati K, Kota LN, Kodey PD (2016) Pregnancy in Takayasu arteritis—maternal and fetal outcome. Int J Reprod Contracept Obstet Gynecol 5(8):2596–2600

[30] Sharma BK, Sagar S, Chugh KS, Sakhuja V, Rajachandran A, Malik N (1985) Spectrum of renovascular hypertension in the young in north India: a hospital based study on occurrence and clinical features. Angiology 36(6):370–378

[31] Suri V, Aggarwal N, Keepanasseril A, Chopra S, Vijayvergiya R, Jain S (2010) Pregnancy and Takayasu arteritis: a single centre experience from North India. J Obstet Gynaecol Res 36(3):519–524. https://doi.org/10.1111/j.1447–0756.2010.01226

[32] Pradhan V, Rajadhyaksha A, Nadkar M, Pandit P et al (2014) Clinical and autoimmune profile of scleroderma patients from western India. Int J Rheumatol 2014:983781. https://doi.org/10.1155/2014/983781

[33] Ayesha JV, Goswami D (2016) Premature ovarian failure: an association with autoimmune diseases. J Clin Diagn Res 10(10):QC10–QC12

第 24 章　自身免疫性疾病与女性骨质疏松
Osteoporosis in Autoimmune Rheumatic Diseases

C. Godsave　R. Garner　Ira Pande　著

刘　欣　译

摘　要

风湿性疾病造成骨量流失的因素很多。疾病的炎症过程就是最重要的原因，其中涵盖炎性细胞因子、传统的临床危险因素以及治疗药物如糖皮质激素。此外，自身免疫性风湿病影响育龄期女性和年轻男性，他们在诊断时骨量可能尚未达到峰值。作为风湿科医生，我们需要注意这些因素，并通过解决可变因素和及时实施一级预防来优化骨骼健康。

关键词

骨质疏松；风湿性疾病

一、背景

世界卫生组织定义骨质疏松（osteoporosis，OP）为"以低骨量和骨组织微观结构退化为特征的进行性系统性骨骼疾病"，这种骨骼脆性增加变化导致患者在应对最小（或低速度）力时也会增加骨折风险[1]。

> **世界卫生组织（World Health Organisation，WHO）对骨质疏松的定义：**
> 骨矿物质密度（bone mineral density，BMD）比健康个体的平均值低 2.5 个标准差（SD）（即 T 分数 < –2.5）。

脆性骨折：

- 他们从站立的高度或更低高度跌倒或之前没有外伤。
- 最常见的部位是椎骨、髋部和桡骨远端，但也可能发生在骨骼系统的任何部位。

骨质疏松最初被认为是一种与年龄有关的疾病，但很明显它是一类异质性疾病，涉及内分泌、代谢和机械因素的相互作用。骨是许多自身免疫性疾病（ARD）的受累器官。由于提高 ARD 患者的护理水平能提高生存率和预后，说明此类患者需要对骨质疏松进行一级和二级预防。

骨质疏松性骨折的后果可能会改变很多风湿性疾病患者的生活。患者的独立性和生活质量会进一步恶化，同时发病率和死亡率也会增加[2]。因此，透彻理解发病机制、诊断策略、治疗选择和对并发症的预防将更好改善患者的预后。尽管 OP 在 ARD 患者中的患病率很高，但大多数人因骨骼健康并未得到及时和足够的关注。本章将对骨质疏松进行阐述，尤其是 ARD 患者合并的骨质疏松。

二、流行病学

Wright 等使用美国国家骨骼健康联盟（National Bone Health Alliance，NBHA）的诊断标准评估了美国成人的骨质疏松患病率。 2017 年的研究表明，在超过 50 岁的人群中，有 16% 的男性和 29.9% 的女性患有 OP[3]。

OP 可分为原发性和继发性。女性原发性或特发性骨质疏松历来被归为绝经后 OP。80% 的女性和 60% 的男性患有 OP。它是多种因素共同作用的结果，包括营养、峰值骨量、遗传、体力活动水平、更年期年龄及雌激素或睾酮水平。20% 的女性和 40% 的男性 OP 患者是继发因素导致[4]。

三、病理生理学

骨骼由矿物晶体（60%）、有机基质（30%）和细胞（10%）的混合物组成。它始终处于破骨细胞和成骨细胞活性间的平衡，这一过程被称为骨量微小变化的骨重塑。通常在 30 岁时骨量达到峰值。此后，骨形成和吸收的平衡转向骨量的净丢失。

破骨细胞去除旧的和受损的骨组织，成骨细胞用新骨代替它。成骨细胞分泌基质，主要含有胶原蛋白并诱导钙化。这些细胞的功能和分化受多种转录因子、生长因子、细胞因子和基质蛋白的调节。

骨细胞是骨重塑过程中调节矿物质代谢的主要细胞，它们是在骨沉积过程中被困住的前成骨细胞，来自单核细胞 / 巨噬细胞谱系的单核细胞，在受到巨噬细胞集落刺激因子（macrophage colony-stimulating factor，M-CSF）和受体激活物或核因子 –κB（receptor activator of nuclear factor-kappa B，RANK）配体（receptor activator of nuclear factor-kappa b ligand，RANKL）的刺激后形成 [5, 6]。

骨重塑始于静止状态的成骨细胞受到刺激，激活 – 再吸收 – 形成（activation-resorption-formation，ARF）序列的开始 [7]。破骨细胞分化因子被释放，触发前破骨细胞融合和分化为多核破骨细胞。然后这些破骨细胞黏附在骨表面并溶解骨，作为吸收阶段的一部分。这些破骨细胞经历细胞凋亡以防止过度的骨吸收。骨形成是由储存在骨基质中的各种生长因子触发的。成骨细胞最初产生类骨质（非矿化）骨基质，然后促进其矿化。破骨细胞和成骨细胞的调节是通过细胞与细胞的直接接触、细胞外基质相互作用和免疫系统来控制的。

最新的文献证实了炎症和骨质流失的关联。炎症对骨吸收和骨形成具有解偶联作用。炎性细胞因子与破骨细胞的生理学密切相关。几种促炎细胞因子（如 TNF-α、IL-1 和 IL-6），通过上调 RANKL 的表达增加破骨细胞的活性和成熟，从而导致前体破骨细胞的增殖并激活破骨细胞的分化。关键的破骨细胞因子 RANKL 在破骨细胞和成骨细胞的平衡中起着重要作用。RANK/RANKL 是参与骨质流失的中枢通路。RANKL 也发现表达在一些调节性 T 细胞和 B 细胞上 [7]。

快速骨质流失和骨折风险的增加与自身免疫性风湿病有关，如类风湿关节炎（RA）、系统性红斑狼疮（SLE）和强直性脊柱炎（AS）。RA 患者与一般人群相比，其骨质疏松的风险增加 2 倍，椎体骨折的概率增加 2～6 倍，髋部骨折概率增加 2～3 倍。据估计，SLE 患者的 OP 患病率比健康对照者高 20%。自身免疫性疾病患者的早发性骨质疏松是一系列因素所致，包括炎性细胞因子、药物的使用（特别是糖皮质激素），以及自身免疫性疾病本身的后遗症，这些后遗症会引起行动不便、久坐不动等生活方式。研究证明，各种分子都与骨骼的完整性有关，某些细胞因子在 RA 等疾病中升高，这些相同的细胞因子（如 IL-6 和 TNF-α）也参与骨调节。在慢性炎症期间，骨形成和骨吸收的平衡被认为偏向破骨细胞介导的骨吸收，因此增加了骨折的风险。

四、危险因素

为了优化患者的骨骼健康，特别是那些患有新的或已知的急性呼吸道疾病患者，需要及早识别高危因素并及时采取措施。骨折预测的危险因素是众所周知的，与 BMD 无关 [8]。表 24-1 和表 24-2 显示了 OP 的危险因素和相关疾病，这些表格并不完整，因为它们只列出了常规患者护理过程中遇到的原因。必须对每位 ARD 患者进行准确的病史寻问和评估，尤其是在有使用糖皮质激素指征的情况下。

五、骨质疏松和自身免疫性疾病

自身免疫性风湿病影响骨骼、关节周围软组织结构和肌肉。风湿性疾病中的骨质流失是多因素所致，如炎症、传统临床危险因素和药物相关因素。糖皮质激素是引起 OP 的主要原因，因为许多患者需要类固醇激素来控制他们的疾病。这些有效的治疗方法被广泛使用，但其是一把双刃剑，涉及多种不良反应，包括骨质疏松。因此，临床医生有责任使用最低有效剂量将风险降至最低。一些 ARD 患者是育龄女性和年轻男性，他们在诊断时可能尚未达到骨量峰值。我们需要注意，糖皮质激素等治疗方法和疾病本身可能会限制最大骨量潜力[9, 10]。由于糖皮质激素的使用是 ARD 患者骨骼健康不良的主要原因，下面将单独介绍糖皮质激素引起的骨质疏松。

RA 患者的骨质疏松有两种类型，即局限于受影响的炎症关节部位和全身性（系统性）。局部 OP 反映疾病活动。全身性 OP 是多因素的，即炎症细胞因子（TNF-α、IL1、IL6）通过 RANKL 介导和 Wnt 信号通路影响破骨细胞生理学，用于治疗 RA 的药物（如糖皮质激素）和传统的临床危险因素（如行动不便、女性、低 BMI、维生素 D 缺乏）。有效使用疾病缓解抗风湿药和生物制剂可显著减少骨吸收，通过控制活动性炎症和炎性细胞因子的产生来改善骨形成。疾病控制不佳或延迟治疗会导致骨质侵蚀、畸形、活动能力下降，从而影响户外阳光照射和维生素 D 的合成。此外，无法参与负重和肌肉强化锻炼会增加跌倒和骨折的风险。

表 24-1　骨质疏松危险因素

可变因素	非可变因素
<ul><li>抽烟</li><li>喝酒</li><li>钙摄入量</li><li>久坐不动的生活方式</li><li>低体重指数 / 饮食失调</li><li>过早绝经</li><li>药物（见后述）</li><li>慢性营养不良</li></ul>	<ul><li>种族</li><li>性别</li><li>年龄</li><li>家族史，如母亲有髋部骨折史</li><li>医学并发症</li><li>初潮晚</li><li>既往骨折史</li></ul>

表 24-2　与骨质疏松的关系

医学疾病	药　物
<ul><li>自身免疫性风湿病</li><li>性腺功能减退</li><li>乳糜泻</li><li>炎症性肠病</li><li>甲状旁腺功能亢进</li><li>1 型糖尿病</li><li>甲亢</li><li>肢端肥大症</li><li>高泌乳素血症</li><li>肾上腺素亢进</li><li>成骨不全</li><li>慢性肝病</li><li>慢性肾病</li><li>恶性肿瘤</li></ul>	<ul><li>糖皮质激素</li><li>GnRH 类似物</li><li>选择性雌激素受体调节药（SERM）</li><li>抗雄激素治疗</li><li>长期肝素</li><li>质子泵抑制药</li><li>降糖药</li><li>化疗药物</li><li>甲状腺素</li><li>抗精神病药</li><li>选择性血清素再摄取抑制药</li><li>锂</li></ul>

SLE 主要影响育龄女性。SLE 中的 OP 是多因素的。危险因素包括传统的临床危险因素（如年龄、低 BMI、由女性性激素状态改变导致的月经周期不规律）、代谢因素（如维生素 D 缺乏、高同型半胱氨酸血症和甲状腺激素改变）、药物使用（如类固醇激素、环孢素、他克莫司）和对 RANKL 表达有影响的炎性细胞因子（如 TNF-α、IL-1、IL-6），最终影响破骨细胞活性和成熟。另外，建议 SLE 患者使用具有高防晒系数的防晒霜防止紫外线，这可能会减少疾病暴发，但也会限制阳光照射和维生素 D 的合成。如果这些患者也合并雷诺征，更愿意采取保暖措施，进一步减少阳光照射[11]。糖皮质激素广泛用于治疗 SLE。虽然它们可以挽救生命，但剂量依赖性骨质流失也是众所周知的，尤其是在富含小梁骨的部位，如椎骨。使用抑制维生素 D 激活途径和肾钙转运的钙调磷酸酶抑制药（如环孢素和他克莫司）会导致维生素 D 的正常生理作用进一步受损，对钙稳态、骨矿化和重塑及神经肌肉功能产生不利的影响。在 SLE 中使用的其他药物抗惊厥药、口服抗凝血药和肝素在骨质流失中起到重要作用。

OP 是脊柱关节病中最常见的并发症，AS 是脊柱关节病的原型，据报道 OP 在脊柱关节病中的患病率为 19%～50%。与其他 ARD 一样，OP 是多因素的，炎症细胞因子起着关键作用。骨转换、促炎细胞因子和急性期反应物存在很强的相关性。除了传统的临床危险因素外，行动不便、维生素 D 缺乏、性激素水平低下也导致 AS 的 OP。与其他 ARD 相比，AS 患者长期使用糖皮质激素较少，因此在 OP 发生中不起主要作用。TNF 抑制药已被证明对骨质流失具有保护作用[12]。

关于 BMD 和其他 ARD 骨折发生率的数据很少。尽管糖皮质激素在钙质沉着症患者中使用率低于没有钙质沉着症的患者，但 SSc 中表现为钙质沉着症的患者患骨质疏松的概率更高。虽然此类患者 OP 的发病机制尚不清楚，但骨代谢受损可能性较大[13]。

总之，ARD 中的 OP 是多因素的。这些包括传统的临床危险因素（如年龄、BMI、性别、活动能力、维生素 D 缺乏、更年期状态），治疗以糖皮质激素为主的药物，以及与疾病活动相关的炎性细胞因子。大多数研究表明，RANK 介导和 Wnt 信号通路在骨质流失中的作用。当使用糖皮质激素时，除了改变生活方式和尽早保护骨骼外，严密控制已有的炎症性风湿病是预防 OP 的第一步。

1. 评估

目的是评估 OP 高危人群，以指导调查并为一级和二级预防制订合适的管理计划。本部分涵盖对骨骼健康有问题的一般检查，同样适用于 ARD 患者。初步评估包括对过去和现在的医疗状况、生活方式、用药史和家族史的全面了解（表 24-1 至表 24-3），以及检查（表 24-4）、实验室检查（表 24-5）和放射学检查，这些有助于确定可变因素并排除类似 OP 症状的疾病，如良性可纠正的疾病（维生素 D 缺乏症）及更严重的疾病（如骨髓瘤）[14]。

2. 实验室检查

如果临床情况允许，应该在基线时获取血清样本，以排除任何可能与骨质疏松相关的潜在疾病（如维生素 D 缺乏），排除类似骨质疏松的疾病（如骨髓瘤），并使用骨保护药物（骨标记物）协助监测治疗。表 24-5 列出了对所有患者推荐的检查，并指定了在特殊情况下可考虑的其他检查。

表 24-3　骨质疏松患者病史

现病史	• 摔倒导致的骨折 • 反复摔伤史（每年 > 3 次） • 背痛的急性、慢性期急性发作 • 高度丢失（亚临床性脊椎骨折） • 残疾活动度 • 排除恶性肿瘤的全身症状 • 择期牙科手术，如种植
既往史	• 既往低创伤骨折史 • 增加医疗风险的情况（表 24-2） • 女性：月经史（初潮 / 更年期年龄、经期延长、使用孕酮） • 既往手术：卵巢切除术 • 任何恶性肿瘤史和骨骼放射治疗史 • 反流、胃肠道溃疡和（或）出血、DVT/PE（影响骨剂的选择）
家族史	• 骨质疏松 • 女性髋部骨折
用药史	• 见表 24-2 • 既往骨剂和治疗总持续时间（辅助治疗持续时间和药物假期） • 男性：抗雄激素治疗 • 女性：HRT、GNRH 类似物、芳香化酶抑制药、他莫昔芬
个人史	吸烟史 饮酒史 饮食（钙和维生素 D）

表 24-4　专门针对骨骼健康的评估检查

• 高度（关注随时间的变化）
• 体重指数
• 系统查体，特别是乳房检查（女性）
• 脊柱检查，如"富贵包"
• 定时起床及检查

3. 成像

评估骨骼健康的金标准是双能 X 线吸收测定法（dual energy x-ray absorptiometry，DEXA）。BMD 在髋部（全髋和股骨颈）和腰椎（$L_{1\sim4}$）这两个部位测量。结果需要谨慎解释，尤其是在风湿性疾病患者，因为骨关节炎（髋关节 OA、椎间盘退行性疾病）和（或）金属植入（关节置换手术、椎间盘切除术）等会影响检查结果。对于怀疑患有原发性甲状旁腺功能亢进症的患者，桡骨是 DEXA 的首选部位。对于患有腕关节炎和（或）上肢功能降低的患者，需要谨慎评估该部位的测量结果。在老年人（65 岁以上）中，由于亚临床椎体骨折的风险高，建议所有患者都进行椎体骨折评估（vertebral fracture assessment，VFA）。对于使用类固醇激素的风湿性疾病患者尤为如此。了解椎骨骨折的存在和数量至关重要，因为它会影响骨剂的选择和治疗持续时间。

表 24-5　怀疑骨质疏松患者的实验室检查

血检验	尿检验
• 所有患者 　– 全血计数 　– 尿素和电解质 　– 肝功能检测 　– 骨指标，如钙、维生素 D、碱性磷酸酶 　– 甲状腺 　– 骨转换标记物，如 CTx、PINP（用特立帕肽） 　– 红细胞沉降率，如可疑骨髓瘤、恶性肿瘤 • 老年人 　– 甲状旁腺激素 • 男性 　– 男性性激素，如睾酮、SHBG、LH • 脊柱骨折患者 　– 血清电泳 　– PSA（男性） • 特殊情况 　– 组织转谷氨酰胺酶抗体 　– 血清类胰蛋白酶 　– 血清催乳素 　– 成骨不全的基因检测	• 特殊情况 　– Bence Jones 蛋白 　– 尿钙排泄 　– 尿骨转换标记物

　　测量值以总 BMD 水平（g/cm²）、Z 分数（与平均值的年龄匹配标准偏差）和 T 分数（与峰值骨量的年轻人的标准偏差）评估。VFA 结果列出了椎骨骨折的部位和形态。诊断基于表 24-6 中详述的定义。理想情况下，DEXA 扫描在基线时进行 1 次，然后每隔治疗一段时间进行 1 次，频率不超过 18 个月。大多数中心现在使用骨标记物（CTX、PINP）进行监测，并在 5 年后复测 BMD。在年轻 ARD 患者中，需要谨慎使用 DEXA 及评估其测量值，因为此类人群可能尚未达到峰值骨量，因此 Z 分数是评估这些患者骨骼健康的更好标准。

　　如果在发生骨折时有临床指征，则 X 线片可能会体现。除非伴随骨健康不良的传统临床风险因素，否则放射学骨量减少不应成为诊断的标准，也不需要随访。后者可能需要进一步研究。当高度怀疑椎骨骨折且 VFA 不确定时，可以考虑行侧位脊柱 X 线检查。在特殊情况下可能需要进行脊柱 MRI 扫描，以区分骨质疏松性骨折和病理性骨折。在特殊情况下偶尔需要 X 线片，如非常高的 BMD 或脊柱关节病患者。

表 24-6　全国骨质疏松委员会关于 T 值评分的指南

定　义	T 分数
正常骨密度	> -1.0
骨量减少	-1.0 < T < -2.5
骨质疏松	< -2.5

六、糖皮质激素诱发的骨质疏松

据估计，1%～2% 的人群在任何特定时间正在接受长期糖皮质激素治疗。在 ARD 患者中，这一比率更高。糖皮质激素对骨骼的影响是众所周知的，是目前导致继发性骨质疏松的最主要原因。绝大多数患有自身免疫性疾病患者在其疾病的某个阶段均需要糖皮质激素治疗。在治疗初期，糖皮质激素剂量通常是最高的，然后逐渐减量，最终目的是停药。在糖皮质激素治疗开始的前 3～6 个月内，骨质流失迅速，骨折风险增加。尽管总体骨折风险也增加，但椎骨骨折具有特征性意义 [15-17]。

Balasubramanian 等的研究表明，椎体骨折的骨折风险在治疗开始时最高，并随着时间的推移而降低。因此，及时干预骨骼保护（如生活方式和药物）是维持类固醇治疗的 ARD 患者长期骨骼健康的关键。尚不清楚停止类固醇治疗后骨折风险是否能恢复到基线值，但研究表明，停止治疗 12 个月后的骨折风险与非糖皮质激素使用者相似 [18]。

快速骨质流失可归因于骨转换增加和负性骨重建。过氧化物酶增殖物激活受体 γ2（peroxisome proliferator-activated receptor gamma 2，PPARG$_2$）的上调和对 Wnt/B– 连环蛋白信号通路的影响，有利于多能细胞向脂肪细胞而非成骨细胞分化。硬化蛋白表达明显增加。在硬化蛋白缺乏的小鼠中证明了糖皮质激素对骨骼的介导作用 [17]。

间接对骨骼产生影响的机制包括性腺功能减退、体力活动减少、肾脏和肠道钙流失增加及生长激素和胰岛素样生长因子的产生减少。潜在的自身免疫性疾病本身与促炎和促吸收细胞因子有关。众所周知，长期使用糖皮质激素与肌肉量减少和肌病有关，这进一步导致跌倒和骨折风险增加。

对可能需要任何剂量糖皮质激素治疗超过 3 个月的 ARD 患者，均应评估其骨骼健康，如果有骨质疏松或骨折的高风险因素，则同时开具骨骼保护处方。所有需要服用类固醇的个体中均应该给予生活方式的建议、通过饮食或补充剂获得足够的钙及接受适量维生素 D 治疗。对于那些具有高骨折风险的 ARD 患者，在考虑年龄、性别、肾功能和并发症等因素后，可服用骨保护药物。治疗方案的选择将在后续进行更深入的讨论。

七、骨折风险评估工具

美国国家临床和医疗保健卓越研究所（National Institute of Clinical and Healthcare Excellence，NICE）[19] 建议使用评估工具（FRAX 或 QFracture）来评估骨骼健康状况不佳的高风险人群骨折的绝对风险。在英国，自 2008 年以来，FRAX 评分 [20] 结合国家骨质疏松指导小组（National Osteoporosis Guidance Group，NOGG）指导临床医生确定治疗阈值。与任何评估工具一样，也有一些注意事项。对于高龄患者，FRAX 可能会低估短期骨折风险 [21]。同样，FRAX 没有考虑脆性骨折的多样性、口服糖皮质激素的剂量和持续时间、过量饮酒和跌倒风险，从而低估了骨折的绝对风险 [22]。FRAX 不可用于 40 岁以下人群。而 ARD 患者需牢记这些注意事项，因为他们大多很年轻，且服用高剂量的类固醇激素。Compston 假设，对长期服用糖皮质激素治疗的患者进行校正，如果患者每天服用泼尼松的剂量超过 7.5mg，其骨质疏松性骨折的平均调整概率增加 15%[17]。

骨折风险是一个持续发生且可能改变个人健康的因素。NICE 建议，如果危险因素发生变化或一个人接受 2 年的激素治疗，则需重新计算骨折风险[19]。

八、管理

治疗的主要内容是早期识别有骨骼健康不良风险的患者，并结合生活方式建议和药物治疗及时干预，旨在防止进一步的骨质流失并降低骨折风险及相关的医疗保健和社会成本。

1. 生活方式措施

患者教育在骨质疏松管理中至关重要，以确保患者的依从性、生活方式调整和骨保护药物合理使用。应建议患者适量饮酒并戒烟。应鼓励负重和肌肉强化运动，最简单的就是快走。如有需要，应进行跌倒风险评估。值得注意的是，虽然建议定期进行负重运动，但它并未显示出能降低骨折的风险，却对 BMD 有积极的影响[23]。

2. 维生素 D 和钙

理想的钙摄入量为每天 1000～1500mg。在可能的情况下应通过饮食摄入，否则需额外补充。单独摄入钙并不能降低骨折风险，但当与维生素 D 结合使用时，髋部和非椎骨骨折的发生率略有降低，还可能会降低椎骨骨折发生率。

大多数患者在夏季接受每周 3 次、每次半小时的阳光照射就能达到足够的维生素 D 水平。然而，在难以通过自然阳光获得维生素 D 的人群（如疗养院的体弱老人、行动不便或坐轮椅的患者、不建议晒太阳的红斑狼疮患者、患有慢性肾病等疾病影响维生素 D 代谢），建议补充维生素 D，目标是使血清维生素 D 水平高于 50nmol/L。对开始糖皮质激素治疗的 ARD 患者，应联合使用维生素 D 和钙。

3. 双膦酸盐

双膦酸盐具有抗骨吸收作用，是一线治疗药物，它可有效减少椎体和髋部骨折。每周口服 1 次 70mg 阿仑膦酸和 35mg 利塞膦酸。对于不能耐受口服双膦酸盐或有口服禁忌的患者（既往有胃肠道出血、食管狭窄、贲门失弛缓症或溃疡的患者），静脉输注唑来膦酸是一种替代方法。唑来膦酸 5mg 静脉输注，每年或每 18 个月给药 1 次。对于服用糖皮质激素一定时间的 ARD 患者，如风湿性多肌痛，单次输注该药物也是有用的。对于老年人、服用多种药物的患者及可能存在治疗依从性或依从性问题的患者来说，静脉注射双膦酸盐也是一个有效的治疗方式。

双膦酸盐禁用于育龄期、低钙血症和严重肾功能不全的患者（GFR ≤ 35ml/min 禁用阿仑膦酸盐，GFR ≤ 30ml/min 禁用所有双膦酸盐药物）。下颌骨坏死（osteonecrosis of the jaw，ONJ）和非典型股骨骨折的研究提高了人们对这些罕见并发症的认识，同时提醒患者需要定期监测相关指标。糖皮质激素增加了使用双膦酸盐 ARD 患者发生 ONJ 的风险。因此，建议患者在开始治疗之前完成牙科手术或种植牙，并在治疗期间保持良好的口腔卫生。鼓励患者保持警惕，关注牙齿活动和提示发生非典型股骨骨折的症状，如大腿、臀部或腹股沟疼痛[24, 25]。

根据专家意见，如果患者患有脆性骨折，那么在口服双膦酸盐治疗 5 年（或 3 次静脉滴注双膦酸盐）后，需对这部分患者的骨骼健康进行评估。骨保护药物治疗的总持续时间通常为 5 年。对于有椎骨骨折或骨质疏松危险因素持续存在（如持续使用糖皮质激素）的患者，在考虑停药治疗前可以延长治疗 7～10 年。

4. 甲状旁腺激素（特立帕肽）

特立帕肽是一种重组人甲状旁腺激素（parathyroid hormone，PTH）1–34，患者可以每天皮下注射，剂量为 20ng/d。它是唯一一个促进骨形成药物，因此非常适合患有严重骨质疏松、多发性椎骨和外周骨折并需要使用类固醇治疗的 ARD 患者。然而，由于其成本较高，仅限用于骨折风险非常高的患者，因此在英国不允许作为 OP 的一线治疗（表 24–7），治疗仅限 24 个月，并与维生素 D 800～100U/d 和钙（若饮食不足）共同使用。高钙血症、妊娠和哺乳期、严重肾功能损害、骨质疏松外的代谢性骨病、既往放疗或影响骨骼的恶性肿瘤患者禁用。最好在 3 个月、6 个月、1 年和治疗完成时测量骨标志物（PINP）来监测依从性和疗效，其不良反应包括头痛、恶心、一过性高钙血症、头晕和体位性低血压等[26]。

表 24–7 特立帕肽的使用适应证（NICE，UK）

年 龄	T 值	治疗期间的骨折数量
55—64 岁	−4 或以下	2+
＞65 岁	−4 或以下	任意
＞65 岁	−3.5 或以下	2+

5. 地诺单抗

地诺单抗（denosumab）是一种完全人源化的 RANKL 单克隆抗体，每半年进行 1 次皮下注射。已获批用于脆性骨折的一级和二级预防，常见的不良反应是注射部位的蜂窝织炎和低钙血症。对于禁用双膦酸盐治疗的患者，如肾功能差或老年人体重指数过低影响其肌酐清除率（cockgroft-gault）和肾小球滤过率（GFR），地诺单抗是一种有用的骨保护药物。由于这类患者使用该药发生低钙血症的风险很高，因此必须在狄诺塞麦开始治疗前和使用后 7～14 天查血清钙水平。据报道，颌骨坏死（ONJ）患者应用此药物与使用其他骨保护药物疗效相似。与双膦酸盐不同，在狄诺塞麦治疗的整个时间内，BMD 逐年增加，使其成为 T 值极低的 ARD 患者的首选治疗。据报道，与双膦酸盐相比，在停止狄诺塞麦治疗后，骨质会迅速流失并增加椎骨骨折的风险。用于克服这一问题的措施之一是通过单次输注唑来膦酸来封闭 BMD 的增加。

6. 雷洛昔芬

雷洛昔芬是一种选择性雌激素受体调节药，可抑制骨吸收并降低椎骨骨折但不降低髋部骨折的风险。剂量是每天 60mg，但因有多种药物可以降低所有部位的骨折风险，因此雷洛昔芬的使用仅限于椎骨骨折高风险且可能有乳腺癌家族史的女性患者。有脑卒中病史或脑卒中危险因素的患者应谨慎使用。

九、结论

骨质疏松是自身免疫性风湿病中常见的且多因素影响的并发症，炎症细胞因子和糖皮质激素的使用是其主要促成因素。骨免疫学研究对 ARD 相关骨质疏松的发病机制提出了一些见解，RANKL 介导和 Wnt 信号通路影响破骨细胞分化、功能和细胞凋亡，导致骨解偶联及过度骨吸收。参与 ARD 患者医护的医务人员应积极主动地及早识别 OP 发生的高危患者。除了严密控制已有的风湿性疾病外，早期干预至关重要。令人遗憾的是，尽管风湿病患者的骨质疏松患病率很高，风湿病专家是类固醇激素最多使用者，但大多数患者仍然没有得到及时的骨骼健康评估。我们应该鼓励所有患者积极健康的生活方式，确保充足的膳食钙（如果不额外补充），将维生素 D 水平控制在大于 50nmol/L，并且在高危亚组中开始使用骨保护药物（双膦酸盐、狄诺塞麦）。随着风湿性疾病患者生存率的提高和预后的改善，骨质疏松如果不进行治疗，其后遗症将成为该类人群发病率和死亡率的主要原因。

参 考 文 献

[1] Consensus A (1993) Consensus development conference: diagnosis, prophylaxis and treatment of osteoporosis. Am J Med 94:646–650

[2] Cosman F, de Beur SJ, LeBoff MS, Lewiecki EM, Tanner B, Randall S, Lindsay R, National Osteoporosis Foundation (2014) Clinician's guide to prevention and treatment of osteoporosis. Osteoporos Int 25(10):2359–2381

[3] Wright NC, Saag KG, Dawson-Hughes B, Khosla S, Siris ES (2017) The impact of the new National Bone Health Alliance (NBHA) diagnostic criteria on the prevalence of osteoporosis in the USA. Osteoporos Int 28(4):1225–1232

[4] Löfman O, Larsson L, Toss G (2000) Bone mineral density in diagnosis of osteoporosis: reference population, definition of peak bone mass, and measured site determine prevalence. J Clin Densitom 3(2):177–186

[5] Jung Y-K, Kang Y-M, Han S (2019) Osteoclasts in the inflammatory arthritis: implications for pathologic osteolysis. Immune Netw 19(1):e2

[6] Amarasekera DS, Yu J, Rho J (2015) Bone loss triggered by the cytokine network in inflammatory autoimmune diseases. J Immunol Res 2015:832127

[7] Coury F, Peyruchard O, Machuca-Gayet I (2019) Osteoimmunology of bone loss in inflammatory rheumatic disease. Front Immunol 10:679

[8] Liu J, Curtis EM, Cooper C, Harvey NC (2019) State of the art in osteoporosis risk assessment and treatment. J Endocrinol Investig 42:1149–1164

[9] Iseme RA, Mcevoy M, Kelly B, Agnew L, Walker FR (2017) Is osteoporosis an immune mediated disorder? Bone Rep 7:121–131

[10] Briot K, Geusens P, Em Bultink I, Lems WF, Roux C (2017) Inflammatory diseases and bone fragility. Osteoporos Int 28:3301–3314

[11] LUPUS UK (2015) Diet and exercise. Available from: https://www.lupusuk.org.uk/diet-andexercise/. Accessed 3 May 2019

[12] Molto A, Nikiphorou E (2018) Comorbidities in spondyloarthritis. Front Med 5:62

[13] Valenzuela A, Baron M, Canadian Scleroderma Research Group, Herrick AL, Proudman S, Stevens W, Australian Scleroderma Interest Group, Rodriguez-Reyna TS, Vacca A, Medsger TA Jr, Hinchcliff M, Hsu V, Wu JY, Fiorentino D, Chung L (2016) Calcinosis is associated with digital ulcers and osteoporosis in patients with systemic sclerosis: a Scleroderma Clinical Trials Consortium Study. Semin Arthritis Rheum 46(3):344–349

[14] Sheu A, Diamond T (2016) Secondary osteoporosis. Aust Prescr 39(3):85–87

[15] Lane NE (2019) Glucocorticoid-induced osteoporosis: new insights into the pathophysiology and treatments. Curr Osteoporos Rep 17(1):1–7

[16] Hsu E, Nanes M (2017) Advances in treatment of glucocorticoid-induced osteoporosis. Curr Opin Endocrinol Diab Obes 24(6):411–417

[17] Compston J (2018) Glucocorticoid-induced osteoporosis: and update. Endocrine 61:7–16

[18] Balasubramanian A, Wade SW, Adler RA, Saag K, Pannacciulli N, Curtis JR (2018) Glucocorticoid exposure and fracture risk in a cohort of US patients with selected conditions. J Bone Miner Res 33(10):1881–1888

[19] National Institute for Health and Care Excellence (NICE) (2012) Osteoporosis: assessing the risk of a fragility fracture: clinical guideline [CG146]. Available from: https://www.nice.org.uk/guidance/cg146. Accessed 15

May 2019

[20] Centre for Metabolic Bone Diseases, University of Sheffield, UK. FRAX: fracture risk assessment tool. Available from: https://www.sheffield.ac.uk/FRAX/tool. aspx. Accessed 20 May 2019

[21] Kanis JA, Harvey NC, Johansson H, Oden A, McCloskey EV, Leslie WD (2017) Overview of fracture prediction tools. J Clin Densitom 20(3):444–450

[22] Kanis JA, Glüer CC (2000) An update on the diagnosis and assessment of osteoporosis with densitometry. Committee of Scientific Advisors, International Osteoporosis Foundation. Osteoporos Int 11(3):192–202

[23] Crandall CJ, Newberry SJ, Diamant A, Lim YW, Gellad WF, Booth MJ, Motala A, Shekelle PG (2014) Comparative effectiveness of pharmacologic treatments to prevent fractures: an updated systematic review. Ann Intern Med 161(10):711–723

[24] Patrick AR, Brookhart MA, Losina E, Schousboe JT, Cadarette SM, Mogun H, Solomon DH (2010) The complex relation between bisphosphonate adherence and fracture reduction. J Clin Endocrinol Metab 95(7): 3251–3259

[25] Yates J (2013) A meta-analysis characterizing the dose-response relationships for three oral nitrogen-containing bisphosphonates in postmenopausal women. Osteoporos Int 24(1):253–262

[26] Lems WF, Raterman H (2017) Critical issues and current challenges in osteoporosis and fracture prevention. An overview of unmet needs. Therap Adv Musculoskel Dis 9:299–316

第25章 自身免疫性疾病与女性更年期和激素替代疗法

Menopause in Autoimmune Disease and Hormone Replacement Therapy

Ramandeep Bansal　Neelam Aggarwal　著

刘　欣　译

摘　要

自身免疫性疾病与更年期的关系较复杂。虽然更年期性激素缺乏对心血管、泌尿生殖系统、骨骼和中枢神经系统产生的有害影响会提高自身免疫性疾病的发病率，但自身免疫性疾病及其治疗本身也可加速或提早更年期的发展。此外，自身免疫性疾病和更年期在体征和症状有重叠，又增添了更年期时自身免疫性疾病的诊断。本章在讨论更年期与常见自身免疫性疾病复杂关系及相互影响的同时，还将讨论更年期的激素治疗。

关键词

更年期；激素替代疗法；自身免疫性疾病

一、概述

更年期被定义为停经超过 12 个月。印度女性更年期的中位年龄（45.6 岁）与西方女性相比较低 [1, 2]。更年期的发生是女性生活中的重大事件，因为会影响她们的临床、激素变化和心理健康。随着预期寿命的增加，女性平均将有 1/4～1/3 的时间处于更年期。因此，对与更年期相关问题及其管理，无论怎么强调都不为过。

近年来，人们重新关注自身免疫性疾病对女性生殖健康的影响，尤其是更年期，因为这是一个重要的内分泌转变时期，这可能是由于紊乱的激素环境和细胞因子对免疫系统的影响。据报道，不仅有几种自身免疫性疾病与过早绝经有关，且更年期相关的激素变化本身也可能会进一步加剧已经受到自身免疫性疾病影响的器官功能障碍。某些自身免疫性疾病（如 SLE）与过早绝经间的关联已阐明，但对于其他一些自身免疫性疾病，其关系仍然只限于推测[3]。在本章中，我们将简要回顾各种自身免疫性疾病与更年期的关联。

二、更年期与临床、激素和免疫学变化的关联

更年期与激素、临床和免疫状态呈显著关联变化。

1. 激素变化

更年期开始的特点是随着年龄的增长，由于卵母细胞通过细胞凋亡而耗尽，从而导致颗粒细胞产生雌激素减少，血清雌二醇水平会严重降低。然而，少量的雌激素继续由卵巢基质产生。雌酮减少的程度低些。血清雌酮水平减少不明显的原因是它来自雄激素的外周芳构化，而雄激素水平下降比较缓慢。因此，去除了雌激素的负反馈抑制，血清促卵泡激素（FSH）水平升高（＞ 40U/L），血清促黄体生成素（LH）水平降低（＜ 20U/L）。此外，血清催乳素水平可能会略有下降[3]。

2. 临床变化

血清雌激素水平的降低对骨骼、心血管、泌尿生殖系统和中枢神经系统产生显著的影响，这些变化包括以下 4 部分内容。

(1) 骨骼变化：骨矿物质密度（BMD）的降低与更年期有关。虽然在绝经前几年，BMD 平均每年下降 0.13%，但在围绝经期以每年 2.5% 的速度下降，在绝经后以每年 1% 的速度下降[4]。BMD 的这种快速损失使绝经后女性发生骨折的风险增加。而且自身免疫性疾病患者本身因慢性炎症和使用细胞毒性药物及类固醇激素造成骨折的风险很高，这使患有自身免疫性疾病的绝经后女性骨折风险会进一步增加。此外，约 48% 的更年期女性主诉风湿性疼痛，约 34% 诉颈部和背部疼痛[5]。所有这些症状在自身免疫性疾病中都是常见的，因此可能导致误诊。

(2) 泌尿生殖系统变化：胶原蛋白减少高达 30% 与更年期的开始有关。这种支持结缔组织蛋白的减少会导致阴道和（或）子宫脱垂、尿失禁和膀胱易激惹。20%～40% 的女性在更年期会遇到某种泌尿生殖系统问题。此外，阴道干燥和萎缩会导致性交困难。所有这些症状使患有自身免疫性疾病［如干燥综合征（SS）或系统性红斑狼疮（SLE）］的患者病情更加严重[3, 6]。

(3) 心血管效应：雌激素有益于心血管系统。因此，与同龄男性相比，绝经前女性患心血管疾病的风险较低。孕酮和雌激素都通过它们的受体对血管产生直接影响。绝经后雌激素水平的降低与一系列代谢变化相关，包括低密度胆固醇和血清水平升高、糖耐量降低、前列环素合成减少、内皮素水平增加、一氧化氮合成酶活性降低，以及主要血管床血流量减少。所有这些变化都导致绝经后女性心血管风险增加，至 70 岁时，女性发生心血管事件的风险与男性相同。毋庸置疑，由于慢性炎症、治疗相关不良反应及自身免疫性疾病本身的心血管病变，患自身免疫

性疾病的绝经后女性心血管风险会进一步增加 [7, 8]。

(4) 中枢神经系统（CNS）效应：雌激素对中枢神经系统的影响是复杂的。已证明雌激素和认知及情绪呈正相关。因此，更年期的情绪变化通常与雌激素水平的降低有关 [3]。在印度的一项研究中，与更年期相关的常见神经系统症状包括易怒（36.4%）、睡眠障碍（36.4%）、健忘（34.1%）、抑郁（29.8%）、焦虑（28.9%）、注意力不集中（13.7%）、对大多数事情失去兴趣（13.1%）和哭喊（10.7%）[8]。由于雌激素水平降低引起的下丘脑体温调节异常反应，导致约53% 的更年期女性出现潮热。此外，约53% 的更年期患者也会抱怨出冷汗 [5]。所有这些症状都增加了将自身免疫性疾病误认为更年期的可能性，反之亦然。因此，可能很难鉴别这种症状是由正常更年期引起还是由自身免疫疾病导致。

3. 免疫学变化

更年期相关的雌激素下降会导致免疫系统发生一些变化。值得注意的是，促炎细胞因子（如IL-1、IL-6 及 TNF-α）的血清浓度增加，而抗炎细胞因子的血清浓度降低。这些细胞因子变化与一些自身免疫性疾病［如多发性硬化（multiple sclerosis，MS）］的报道相似 [9]，他们是通过表达在免疫活性细胞（如 T 和 B 淋巴细胞、巨噬细胞和树突细胞）上的雌激素受体（ERα 和 ERβ）介导 [10]。此外，CD4$^+$ 辅助性 T 细胞浓度降低，自然杀伤细胞活性降低，同时对促炎细胞因子的炎症反应增强。免疫系统的所有这些变化都会对整体炎症反应产生复杂的影响。辅助性 T 细胞水平的降低可能导致狼疮疾病活动度的降低，但会加重类风湿关节炎的疾病活动度。激素替代疗法可能会减轻其中一些免疫变化 [9, 10]。

三、卵巢早衰和自身免疫

自身免疫对卵巢早衰（premature ovarian insufficiency，POI）的确起到一定的作用。POI 被定义为 40 岁以下女性持续闭经 4 个月，其血清雌激素水平低和血清促性腺激素水平高，即至少两次检测下血清 FSH 水平 > 40U/L。因此，POI 的特征是闭经、无排卵和不孕及性激素缺乏 [11]。这种综合征一般影响约 0.3% 的女性，可由多种病因引起，如染色体畸变、遗传异常、代谢问题、环境问题、毒素暴露及感染和药物。然而，大量病例病因不明，可归类为特发性 POI。根据基于抗卵巢抗体、淋巴细胞性卵巢炎和其他自身免疫性疾病共存的估计，自身免疫性疾病占特发性 POI 病例的 4%～30% [12, 13]。

1. 抗卵巢抗体

自 1996 年 Vallotton 和 Forbes 首次发现抗卵巢抗体 [14] 以来，几位作者记录了 POI 女性患者血清中存在不同的自身抗体。这些自身抗体的存在与 POI 的风险增加有关。下面将概述与 POI 相关的几种不同自身抗体。

类固醇细胞抗体是针对产生类固醇的各种内分泌腺细胞（如肾上腺皮质、睾丸间质细胞、胎盘合体滋养细胞和卵巢膜细胞）的多克隆 IgG 免疫球蛋白。它们的主要抗原靶点包括 17α- 羟化酶、21- 羟化酶和细胞色素 P$_{450}$ 侧链裂解。类固醇细胞抗体存在于 60% 自身免疫性多腺体综合征 1 型、25%～40% 自身免疫性多腺体综合征 2 型，60%～87% 与 Addison 病相关的 POI 患者，以及 3%～10% 孤立性 POI 患者[13]。因此，虽然类固醇细胞抗体在合并 Addison 病的 POI 患者中常呈阳性，但在患有孤立性 POI 或除 Addison 病外的自身免疫性疾病患者中，类固醇细胞抗体常呈阴性。因此，类固醇细胞抗体的存在可以作为自身免疫 Addison 病[15]患者 POI 发生的标志物，而非孤立性 POI 或其他自身免疫性疾病患者。

评估特发性 POI 女性患者中抗促性腺激素抗体（如针对 FSH β 亚基的抗体）和抗促性腺激素受体抗体存在的研究得出了相互矛盾的结果。因此，它们的确切临床和诊断意义仍有待商榷[13]。

抗卵母细胞透明带（zona pellucida，ZP）抗体在 POI 患者的血清中的存在已有报道[16, 17]。ZP 的分子结构由几种糖蛋白组成，这些糖蛋白可以作为诱导抗体的强抗原。抗 ZP 抗体通过受损的卵母细胞和颗粒细胞间的相互关系发挥作用。然而，这些抗体的确切意义仍有待确定，未来的研究需要进一步阐明它们在女性 POI 中的作用[16, 17]。

抗卵母细胞细胞质成分的抗体在 POI 的女性患者中也有报道。靶点抗原包括胚胎所需的母体抗原（maternal antigen that embryo require，MATER）、乙醛脱氢酶 1A1（aldehyde dehydrogenase 1A1，ALDH1A1）、硒结合蛋白 1（selenium binding protein 1，SBP1）和热休克蛋白 90（Heat Shock Protein 90，HSP90）。然而，这些抗体也可以出现在健康女性及患有其他炎症、自身免疫性疾病和肿瘤疾病的女性血清中[3]。

抗卵巢抗体的总体发生率占 POI 女性患者的 3%～66%，差异很大。这与高假阳性结果（特异性差）和血清抗卵巢抗体滴度与疾病严重程度的相关性较差相结合，这使其诊断和预后的实用性受到质疑。因此，Khole[18]建议仅根据是否存在抗卵巢抗体来诊断自身免疫性 POI 是错误的。因此，目前没有有效的血清生物标志物来证实或排查自身免疫性 POI 的诊断。

2. POI 女性淋巴细胞性卵巢炎的组织学证据

从具有正常核型的女性 POI 卵巢活检中发现，约有 10% 显示卵巢以细胞（如巨噬细胞、自然杀伤细胞、B 淋巴细胞、T 淋巴细胞和浆细胞）形式浸润卵泡参与自身免疫[19]。值得注意的是，发育中卵泡的卵泡膜细胞有淋巴细胞浸润，而初级卵泡和原始卵泡呈矛刺状，无淋巴细胞浸润。自身免疫性卵巢炎通常存在于患有 Addison 病相关的 POI 的女性中，在 POI 中很少出现。虽然自身免疫性卵巢炎的晚期以卵泡耗竭为特征，但早期有许多正在发育的卵泡，这可能部分解释了免疫抑制治疗对其中一些患者的有益作用[20]。

自身免疫性卵巢炎的表现仍然存在争议。一些作者认为卵巢活检是证明自身免疫性卵巢炎的金标准[20]，他们认为血清激素谱和卵巢超声评估不足以支持诊断。同时自身免疫性卵巢炎晚期表现为卵泡耗竭，而卵巢活检可以通过显示发育中的卵泡作为治疗反应的标志物[20]。另外一些看法认为，卵巢活检成本高昂且是有创检查，而且活检可能无法代表整个卵巢的卵泡密度，他们建议使用无创检查（如卵巢超声检查和抗卵巢抗体）来诊断淋巴细胞性卵巢炎，抗卵巢抗体特别是类固醇细胞自身抗体通常在患有淋巴细胞性卵巢炎的女性中呈阳性[3, 21]，同时建议使用抗肾上腺皮质自身抗体作为 POI 女性是否存在淋巴细胞性卵巢炎的标志物[22]。

3. POI 女性中其他自身免疫性疾病的存在

据报道，POI 与许多特异性器官和全身性自身免疫性疾病有关，特别是与 25%～60% 甲状腺功能减退症、2.5% 糖尿病和 2.5%～20%Addison 病有关。总体而言，10%～55% POI 女性患者患有相关的自身免疫性疾病[18, 19]。10%～20% Addison 病女性会发展为 POI，这可能与常见的自身抗原诱发了针对肾上腺皮质和卵巢产生的类固醇细胞抗体所致。60%～70%Addison 病合并 POI 女性存在抗类固醇细胞抗体[3, 23]。事实上，抗 17α 羟化酶和细胞色素 P_{450} 侧链抗体可以预测 Addison 病女性患者发生 POI 的可能性，而抗 21 羟化酶的抗体可以预测患有 POI 女性患者发生 Addison 病的可能性。基于上述观察，谨慎筛查所有 POI 女性患者的肾上腺皮质功能障碍、甲状腺功能障碍和葡萄糖耐受不良[3, 23]。POI 发生率高的其他自身免疫性疾病，包括 1 型和 2 型自身免疫性多腺体综合征，抗类固醇细胞抗体（尤其是 17α 羟化酶和细胞色素 P_{450} 侧链自身抗体）是这类患者发生 POI 的标志物[3]。

不孕症的标准治疗在自身免疫性 POI 中可能会失败。人们普遍认为不孕症的治疗结果远不如自身免疫性卵巢炎的治疗那么令人印象深刻[24]。这一结论源于这样一个事实，即体外受精（in vitro fertilization，IVF）在存在抗卵巢抗体的情况下经常失败[16, 24, 25]。因此，Khole 建议对标准 IVF 方案反应不佳的女性筛查抗卵巢抗体[18]。其他专家[12, 26]建议将抗卵巢抗体谱作为所有不孕症患者的常规检查，以预测未来性腺功能衰竭的风险及在疾病早期取卵的机会。然而，在基于抗卵巢或其他自身抗体谱基础上制订 IVF 方案之前，需要进一步研究。

4. POI 的免疫抑制

尽管有足够的证据表明自身免疫在某些女性 POI 中存在作用，但免疫抑制治疗在这一特定女性群体常常无法产生良好的效果[19]。目前使用免疫抑制药治疗 POI 的建议是基于病例研究，并非基于良好的随机对照试验，在大多数情况下，对治疗的反应很差。

总而言之，充分的证据表明，至少在某些女性中，自身免疫确实在 POI 中起作用，但缺乏良好的对照研究。进一步阐明自身免疫性 POI 中抗卵巢抗体介导的卵巢损伤机制可能有助于更好地制订诊断和治疗方案。需要开发自身免疫性 POF 诊断的无创测试方法，以及寻找可预测免疫抑制药和其他治疗方式疗效的无创生物学标志物[3, 18, 19]。

环磷酰胺诱导的卵巢功能不全：环磷酰胺是自身免疫性疾病治疗中常用的一类药物，可能导致 POI。在 SLE 女性患者使用环磷酰胺发生 POI 风险率为 11%～59%。环磷酰胺诱导 POI 的主要决定因素包括年龄和累积剂量。环磷酰胺损害颗粒细胞，导致卵泡死亡，性腺类固醇的产生减少，进而导致或增加垂体促性腺激素的产生。升高的促性腺激素水平反过来又将未成熟的卵泡募集到成熟期，这些卵泡对环磷酰胺敏感，最终导致卵泡耗竭和 POI[27, 28]。环磷酰胺诱导 POI 的其他危险因素，包括病史较长、抗 Ro 和抗 U1RNP 抗体阳性。另一方面，携带细胞色素 P_{450}CYP2C19*2 等位基因的患者抵抗环磷酰胺诱导的 POI[29]。

四、更年期和自身免疫性疾病

更年期可以通过多种方式影响自身免疫性疾病。

其一，更年期本身对心血管、肌肉、骨骼、生殖泌尿系统和其他系统的影响会增加自身免疫性疾病对这些系统造成的损害，从而增加发病率和死亡率。

其二，性激素水平的改变可能引发或加重自身免疫性疾病。雌激素的增加通常具有免疫刺激效应，而雄激素和孕激素的增加通常会引起免疫抑制[30]。因此，更年期可能会影响宿主防御、免疫耐受和自身免疫的平衡[9]。

1. 系统性红斑狼疮

SLE 与年龄相关的发病率呈双峰分布，第一个高峰为 35—39 岁，第二个高峰为 55—59 岁。一般来说，绝经后 SLE 的疾病活动度较低，这是由于免疫刺激剂的雌激素减少。然而，之后的每一次恶化都会导致更大的伤害。与绝经前发病的 SLE 患者相比，绝经后发病的女性病程更隐匿，肾炎、颧部红斑、光过敏、关节炎、雷诺现象、皮肤血管炎和紫癜的发生率也较低，同时抗 dsDNA 和 Ro 抗体滴度较低，但浆膜炎和肺部受累的发生率却在绝经后发生 SLE 的女性中更高[31, 32]。

绝经前出现 SLE 的女性，在绝经后疾病活动度也可能会降低，表现为复发次数减少和最大疾病活动度降低。发病前接受过子宫切除术的 SLE 女性患者病情也往往较轻，较少出现肾炎，抗 dsDNA 抗体滴度较低，发病年龄偏晚。与未绝经女性相比，环磷酰胺诱导卵巢衰竭的 SLE 女性患者，病情复发次数减少，严重程度减轻[29]。但是，一些研究[33]也表明，与绝经前女性相比，绝经后女性 SLE 疾病活动度的降低可能与年龄和疾病持续时间有关，而与绝经本身无关。

SLE 中的激素替代治疗（hormone replacement therapy，HRT）：研究表明接受 HRT 的稳定期 SLE 女性患者疾病的复发有轻度至中度增加，这种影响是通过增加单核细胞上 Toll 样受体 3、7 和 9 来调节的[34]。此外，在一项护士健康研究中也发现绝经前使用 HRT 者患 SLE 的风险增加 2 倍[35]。但是，这项研究是在 HRT 使用比今天更普遍的过去进行的。

虽然绝经后女性 SLE 的疾病活动度降低，但总体疾病相关的损害更高，这反应在更高的损害累积上。Lumina 研究表明，与患有 SLE 的绝经前女性相比，患有 SLE 的绝经后女性的损害累积程度更高，动脉血管事件更多。多变量分析显示年龄和环磷酰胺的使用（而不是更年期）可以更好地预测损伤程度[35-37]。

总之，与绝经前 SLE 女性患者相比，绝经后 SLE 女性患者疾病活动度较低，总体损害累积较高。然而，这种差异是由于更年期本身还是由于更高的年龄或更长的疾病持续时间或治疗效果仍有待商榷。SLE 女性患者的 HRT 与轻度至中度复发风险的增加有关，但与重度复发风险无关。在为 SLE 女性患者开出 HRT 处方时，应仔细权衡这种风险与 HRT 对更年期症状和相关生活质量改善的可能益处。目前，缺乏良好的对照研究来明确抗心磷脂抗体或既往合并血栓史的 SLE 女性患者使用 HRT 的确切风险，尽管许多医生避免让这类患者接受 HRT 治疗。

2. 类风湿关节炎

与 SLE 类似，很难确定在绝经后女性 RA 病程变化是否与更年期本身有关，还是由于年龄较大、病程较长，或由于治疗 RA 本身的药物导致。无论如何，老年发病的 RA 特点是女性未占主导（60 岁以上发病的 RA 中男女比例达到 1∶1）、急性发作更常见、近端大关节受累更频繁、血沉较低、更多的全身表现、类风湿因子阴性及较差的功能预后[29]。

性激素会影响 RA 的疾病活动度和病程。血清高雌激素和孕激素水平似乎可以预防 RA，因为孕期大部分 RA 患者病情处于缓解期、妊娠时 RA 发病风险及哺乳时 RA 发生风险降低，而未生育、初潮过早和月经不规则时 RA 发生风险增加[38-41]。

绝经年龄与 RA 发病呈负相关。因此，与其他因素一样，如使用 HRT、多囊卵巢综合征和子宫内膜异位症，更年期提前增加新发 RA 的风险[42, 43]。关于绝经对病程的影响，与绝经前相比，绝经后有更高的关节损伤评分和更高的功能障碍，说明绝经本身就是造成差异的原因[44]。

关于 RA 中应用 HRT，女性健康倡议（Women's Health Initiative，WHI）[45] 评估了 HRT 在 RA 患者中使用风险（单独使用雌激素和结合雌激素和孕激素）。HRT 不影响 RA 的风险，并且仅与关节疼痛评分存在非显著改善的相关。然而，它确实可以防止 RA 女性患者骨密度下降[46, 47]。

3. 硬皮病

提前进入更年期确实在硬皮病的发病中起作用。硬皮病的主要病理包括血管损伤，而雌激素确实有益于血管系统。继发于更年期的雌激素缺乏被认为在增加硬皮病诱导的血管损伤中起作用。绝经后状态［单独或与 CREST 综合征（钙质沉着、雷诺现象、食道运动障碍、硬化症和毛细血管扩张）或 HLA-B35 单倍型结合］是硬皮病发生肺动脉高压（pulmonary arterial hypertension，PAH）最重要的危险因素之一，相对风险系数为 5.2。HRT 可以防止患有硬皮病的绝经后女性发生 PAH[48]。对绝经后 CREST 综合征的女性进行 7.5 年随访[49]，没有一位接受 HRT 的女性出现 PAH，而未接受 HRT 的女性 19.5% 出现 PAH。

4. 多发性硬化

更年期似乎对 MS 有一些影响。然而，更年期本身对这些影响的程度仍然未知。在 50 岁以后发病的女性中，疾病类型通常是原发性、进行性、进展更快、复发更少，脑磁共振成像中新的钆增强病变更少，涉及运动功能和协调的症状更常见，并且迅速进展为扩展的残疾严重程度量表（Expanded Disability Status Scale，EDSS）。在 MS 中没有使用 HRT 的相关数据。

5. 干燥综合征

虽然 SS 在绝经后几年是很常见的一类疾病，但更年期对 SS 的影响研究甚少。同样，也没有关于在 SS 中使用 HRT 的相关数据。

6. 巨细胞动脉炎

一项小型研究表明，提前绝经是发生巨细胞动脉炎的危险因素，这是一种常见于绝经后女性的血管炎疾病[50]。

五、结论

更年期可以通过不同方式与自身免疫性疾病相互作用。虽然自身免疫性疾病与更年期存在关联是毋庸置疑的，但在许多情况下，关于这种关联的数据往往不完整，甚至相互矛盾。未来需要进行更好的研究来评估更年期和 HRT 对自身免疫性疾病的影响，以进一步阐明自身免疫性疾病与更年期的复杂关系。

参 考 文 献

[1] Ahuja M (2016) Age of menopause and determinants of menopause age: a PAN India survey by IMS. J Midlife Health 7(3):126–131

[2] Bansal R, Aggarwal N (2019) Menopausal hot flashes: a concise review. J Midlife Health 10:6–13

[3] Sammaritano LR (2012) Menopause in women with autoimmune diseases. Autoimmun Rev 11:A430–A436

[4] Bultink IEM, Lems WF, Kostense PJ, Dijkmans BAC, Voskuyl AE (2005) Prevalence of and risk factors for low bone mineral density and vertebral fractures in patients with systemic lupus erythematosus. Arthritis Rheum 527:2044–2050

[5] Sharma S, Tandon VR, Mahajan A (2007) Menopausal symptoms in urban women. JK Sci 9(1):13–17

[6] Lund KJ (2008) Menopause and the menopausal transition. Med Clin North Am 92:1253–1271

[7] Lubo RA (2007) Menopause: endocrinology, consequences of estrogen deficiency, effects of hormone replacement therapy, treatment regimens. In: Katz VL, Lentz GM, Lobo RA, Gershenson DM (eds) Comprehensive gynecology, 5th edn. Mosby Elsevier, Philadelphia, PA, pp 1039–1071

[8] Stokes J III, Kannel WB, Wolf PA, Cupples LA, D'Agostino RB (1987) The relative importance of selected risk factors for various manifestations of cardiovascular disease among men and women from 35 to 64 years old: 30 years of follow-up in the Framingham Study. Circulation 75(6):V65–V73

[9] Desai MK, Brinton RZ (2019) Autoimmune diseases in women: endocrine transition and risk across the life span. Front Endocrinol 10:265

[10] Arteni A, Fabiani G, Marchesoni D (2014) Hormone replacement therapy and autoimmune diseases. Giorn It Ost Gin 36(2):322–327

[11] Ebrahimi M, Akbari Asbagh F (2011) Pathogenesis and causes of premature ovarian failure: an update. Int J Fertil Steril 5:54–65

[12] Forges T, Monnier-Barbarino P, Faure GC, Bene MC (2004) Autoimmunity and antigenic targets in ovarian pathology. Hum Reprod Update 10:163–175

[13] Ebrahimi M, Akbari Asbagh F (2015) The role of autoimmunity in premature ovarian failure. Iran J Reprod Med 13(8):461–472

[14] Vallotton MB, Forbes AP (1996) Antibodies to cytoplasm of ova. Lancet 2:264–265

[15] Reato G, Morlin L, Chen S, Furmaniak J, Smith BR, Masiero S et al (2011) Premature ovarian failure in patients with autoimmune Addison's disease: clinical, genetic, and immunological evaluation. J Clin Endocrinol Metab 96:1255–1261

[16] Takamizawa S, Shibahara H, Shibayama T, Suzuki M (2007) Detection of antizona pellucida antibodies in the sera from premature ovarian failure patients by a highly specific test. Fertil Steril 88:925–932

[17] Kinoshita A, Tanaka H, Komori S, Hasegawa A, Koyoma K (2006) Autoimmunity to zona pellucida possibly causes premature ovarian failure (POF). J Reprod Immunol 71:155

[18] Khole V (2010) Does ovarian autoimmunity play a role in the pathophysiology of premature ovarian insufficiency? J Midlife Health 1:9–13

[19] Lebovic DI, Naz R (2004) Premature ovarian failure: think "autoimmune disorder". Sex Reprod Menopause 2:230–233

[20] Massin N, Gougeon A, Meduri G, Thibaud E, Laborde K, Matuchansky C et al (2004) Significance of ovarian histology in the management of patients presenting a premature ovarian failure. Hum Reprod 19:2555–2560

[21] Lass A (2001) Assessment of ovarian reserve—is there a role for ovarian biopsy? Hum Reprod 16:1055–1057

[22] Bakalov VK, Anasti JN, Calis KA, Vanderhoof VH, Premkumar A, Chen S et al (2005) Autoimmune oophoritis as a mechanism of follicular dysfunction in women with 46, XX spontaneous premature ovarian failure. Fertil Steril 84:958–965

[23] Betterle C, Dal Pra C, Mantero F, Zanchetta R (2002) Autoimmune adrenal insufficiency and autoimmune polyendocrine syndromes: autoantibodies, autoantigens and their applicability in diagnosis and disease prediction. Endocr Rev 23:327–364

[24] Horejesi J, Martinek J, Novakova D, Madar J, Brandejska M (2000) Autoimmune antiovarian antibodies and their impact on the success of an IVF/ET program. Ann N Y Acad Sci 900:351–356

[25] Forges T, Monnier-Barbarino P, Guillet-May F, Faure GC, Bene MC (2006) Corticosteroids in patients with antiovarian antibodies undergoing in vitro fertilization: a

prospective pilot study. Eur J Clin Pharmacol 62:699–705

[26] Edassery SL, Shatavi SV, Kunkel JP, Ch H, Brucker C, Penumatsa K et al (2010) Autoantigens in ovarian autoimmunity associated with unexplained infertility and premature ovarian failure. Fertil Steril 94:2636–2641

[27] Mok CC, Lau CS, Wong RWS (1998) Risk factors for ovarian failure in patients with systemic lupus erythematosus receiving cyclophosphamide therapy. Arthritis Rheum 41(5):831–837

[28] Katsifis GE, Tzioufas AG (2004) Ovarian failure in systemic lupus erythematosus patients with pulsed intravenous cyclophosphamide. Lupus 13:673–678

[29] Ho CTK, Mok CC, Lau CS, Wong RWS (1998) Late onset systemic lupus erythematosus in southern Chinese. Ann Rheum Dis 57:437–440

[30] Cutolo M, Capelino S, Sulli A, Serioli B, Secchi M, Villaggio B et al (2006) Estrogens and autoimmune diseases. Ann N Y Acad Sci 1089:538–547

[31] Font J, Pallares L, Cervera R, Lopez-Soto A, Navarro M, Bosch X et al (1991) Systemic lupus onset in the elderly: clinical and immunological characteristics. Ann Rheum Dis 50:702–705

[32] Boddaert J, Huong DLT, Amoura Z, Wechsler B, Godeau P, Piette JC (2004) Late onset systemic lupus erythematosus: a personal series of 47 patients and pooled analysis of 714 cases in the literature. Medicine 83(6):348–359

[33] Urowitz MB, Ibanez D, Jerome D, Gladman DD (2006) The effect of menopause on disease activity in systemic lupus erythematosus. J Rheumatol 33:2192–2198

[34] Talsania M, Scofield RH (2017) Menopause and rheumatic disease. Rheum Dis Clin N Am 43(2):287–302

[35] Sanchez-Guerrero J, Liang MH, Karlson EW, Hunter DJ, Colditz GA (1995) Postmenopausal estrogen therapy and the risk for developing systemic lupus erythematosus. Ann Intern Med 122(6):430–433

[36] Fernandez M, Calvo-Alen J, Alarcon G, Roseman JM, Bastian HM, Fessler BJ et al (2005) Systemic lupus erythematosus in a multiethnic US cohort (LUMINA) XXI. Disease activity, damage accrual and vascular events in pre- and post-menopausal women. Arthritis Rheum 52(6):1655–1664

[37] Gonzalez LA, Pons-Estel GJ, Zhang JS, McGwin G, Roseman J, Reveille JD et al (2009) Effect of age, menopause and cyclophosphamide use on damage accrual in SLE patients from LUMINA, a multiethnic lupus cohort (LUMINA LXIII). Lupus 18:184–186

[38] Ostenson M, Aune B, Husby G (1983) Effect of pregnancy and hormonal changes on the activity of rheumatoid arthritis. Scand J Rheumatol 12(2):69–72

[39] Silman A, Kay A, Brennan P (1992) Timing of pregnancy in relation to the onset of rheumatoid arthritis. Arthritis Rheum 35(2):152–155

[40] Spector TD, Roman E, Silman AJ (1990) The pill, parity and rheumatoid arthritis. Arthritis Rheum 33(6):782–789

[41] Karlson EW, Mandl LA, Hankinson SE, Grodstein F (2004) Do breastfeeding and other reproductive factors influence future risk of rheumatoid arthritis: results from the Nurses' Health Study. Arthritis Rheum 50(11):3458–3467

[42] Merlino CJR, Criswell LA, Mikuls TR, Saag KG (2003) Estrogen and other female reproductive risk factors are not strongly associated with the development of rheumatoid arthritis in elderly women. Semin Arthritis Rheum 33(2):72–82

[43] Pikwer M, Bergstrom U, Nilsson J-A, Jacobsson L, Turesson C (2012) Early menopause is a independent predictor of rheumatoid arthritis. Ann Rheum Dis 71(3):378–381

[44] Kuiper SA, van Gestel AM, Swinkels HL, de Boo TM, da Silva JAP, van Riel PLCM (2001) Influence of sex, age, and menopausal status on the course of early rheumatoid arthritis. J Rheumatol 28:1809–1816

[45] Walitt B, Pettinger M, Weinstein A, Katz J, Torner J, Wasko MC, Howard BV (2008) Effects of postmenopausal hormone therapy on rheumatoid arthritis: the women's health initiative randomized controlled trials. Arthritis Rheum 59:302–310

[46] Bove R (2013) Autoimmune disease and reproductive aging. Clin Immunol 149(2):251–264

[47] Marder W, Vinet E, Somers EC (2015) Rheumatic autoimmune diseases in women and midlife health. Women's Midlife Health 1:11

[48] Scorza R, Caronni M, Bazzi S, Nador F, Beretta L, Antonioli R et al (2002) Post-menopause is the main risk factor for developing isolated pulmonary hypertension in systemic sclerosis. Ann N Y Acad Sci 966:238–246

[49] Beretta L, Caronni M, Origgi L, Ponti A, Santaniello A, Scorza R (2006) Hormone replacement therapy may prevent the development of isolated pulmonary hypertension in patients with systemic sclerosis and limited cutaneous involvement. Scand J Rheumatol 35(6):468–471

[50] Larsson K, Mellstrom D, Nordborg E, Oden A, Nordborg E (2006) Early menopause, low body mass index, and smoking are independent risk factors for developing giant cell arteritis. Ann Rheum Dis 65(4):529–532

第 26 章　纤维肌痛

Fibromyalgia

B. G. Dharmanand　著

赵　娟　译

摘　要

纤维肌痛（fibromyalgia，FM）是一种常见的肌肉骨骼疾病，主要影响女性。患病率随着年龄的增长而增加，在 60—79 岁年龄组中有 7% 的女性受影响。纤维肌痛的特点是广泛全身性疼痛、疲劳、睡眠障碍和多种躯体症状。抑郁和其他情绪障碍在 FM 患者中常见。目前还没有 FM 诊断的试验。甲状腺功能减退症是一种常见的疾病，具有 FM 的一些临床特征。FM 可以模拟风湿病，也可以与系统性红斑狼疮、类风湿关节炎和干燥综合征等风湿病共存。FM 的存在可能使 DAS28 等疾病活动量表的解释变得困难。遗传因素使人易患低痛阈疾病，包括压力在内的环境因素可促使 FM 的发生。患者教育是 FM 治疗的关键。分级增加运动量和认知行为疗法也是非常有用的治疗工具。非甾体抗炎药和类固醇类药物对 FM 通常无效。小剂量抗抑郁药（如阿米替林、度洛西汀）和抗癫痫药（如加巴喷丁和普瑞巴林）可以作用于疼痛中枢，可能在 FM 样疼痛和睡眠方面发挥作用。FM 与成功的妊娠可以共存，当 FM 得到很好的控制，患者不服用任何药物或最低剂量的药物（如三环类抗抑郁药，如阿米替林）时，可以考虑妊娠。FM 是最常见的好发于女性的非自身免疫性肌肉骨骼系统疾病。

关键词

纤维肌痛；慢性广泛性疼痛；中枢敏感性

　　纤维肌痛是一种以广泛疼痛和多种躯体症状为特征的慢性疾病。FM 在女性中更为常见，患病率为 3.4%～4.9%，男性为 0.5%～1.6% [1-3]。患病率随着年龄的增长而增加，在 60—79 岁女性中超过 7%[1]。虽然 FM 类疾病发生在老年人身上的可能性较小，但老年女性仍然会经历几十年前就开始的慢性广泛疼痛。FM 是风湿病诊所里最常诊断的疾病，高达 20%[4]。FM 也可以与许多风湿病共存，如 SS、SLE 和 RA[5]。

FM 可能存在于任何患者中，尤其是年轻女性，其表现为多部位疼痛（广泛疼痛）、全身疼痛、颈部疼痛、背痛，是以非皮肤病方式放射的疼痛。当患者出现主观多于客观的关节和（或）关节周围的肿胀、疲劳、睡眠障碍、头痛、肠易激和膀胱症状、感觉异常、脑雾和情绪低落等情感症状时，可能要怀疑 FM。FM 患者的症状可能多于体征。如果患者有多个症状（"太多症状"），就要怀疑 FM[6]。

一、临床特征

广泛的疼痛是 FM 最常见和最明显的症状。广泛疼痛定义为躯体两侧和腰的上下部都有的疼痛。疼痛通常发生在关节和关节周围。关节周围可能出现肿胀感。FM 还与多个躯体症状有关。疲劳是一种重要的症状。重要的是要排除其他常见的引起疲劳的原因，如贫血、甲状腺功能减退和抑郁症。头痛是另一种常见症状，通常为慢性紧张型头痛或偏头痛。一些患者有肠易激综合征和膀胱易激综合征的症状。非恢复性睡眠也很常见，要考虑这可能与 FM 共存的原发性睡眠障碍有关。抑郁症和其他情绪障碍也常见于 FM。FM 的大多数症状在一些疾病中都很常见，最基本和重要的是要寻找有警示信号的症状和体征，并排除一些内分泌紊乱的疾病，如甲状腺功能减退。一些药物也能引起广泛的疼痛，如他汀类药物。图 26-1 中推荐了一种评估患者广泛疼痛的方法。

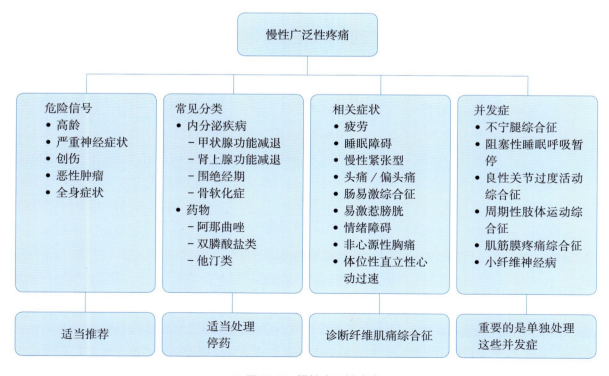

▲ 图 26-1 慢性广泛性疼痛

FM 在风湿病中的鉴别诊断是很重要的，反之亦然，因为这两种疾病在年轻女性中都很常见。识别风湿性疾病中的 FM 也很重要，以避免对症状和体征的误判。FM 为疼痛和全身症状提供了另一种解释，因此有助于解释疾病活动指标，如 DAS28，并避免了不必要的治疗，止痛药的选择也不同。与非甾体抗炎药或类固醇类药物相比，普瑞巴林等止痛药将是首选。可以考虑认知行为疗法等非药物治疗方法。在患者第一次就诊时最好将 FM 的临床筛查和压痛点检查作为常规检查的一部分。

对所有系统进行彻底的体格检查非常重要。这有助于排除其他疾病，也有助于与患者建立融洽的关系。患者除了有多个压痛点和广泛疼痛外，临床检查通常是正常的。

二、发病机制

FM 在家族中更常见。FM 患者一级亲属的患病率为 6.4%[7]。FM 患者的同胞发病率为 13.6%[8]。5-HTT 基因多态性和儿茶酚 –O– 甲基转移酶（*COMT*）基因变异是容易患 FM 的候选基因[9]。睡眠障碍被认为在发病机制中起重要作用。非快速动眼睡眠期（non rapid eye movement，NREM）中 α 波侵入在 FM 中常见[10]。患者抱怨睡眠不能恢复。在正常人的 NREM 睡眠中人为诱发 α 波侵入可以引起疼痛。感觉输入中枢增强或中枢敏感性是目前公认的疼痛放大机制。一项研究表明，与健康对照组相比，约 50% 的低刺激强度足以引起 FM 患者的疼痛反应[11]。这些研究表明，FM 患者表现出的疼痛敏感性增强与中枢神经系统对相对较低水平的感觉输入功能增强有关，这在正常对照组中不会产生疼痛。

环境因素可能导致遗传易感个体出现 FM。身体压力，如颈部损伤、需要高空活动的工作、手术和在战区工作可能会引发长期广泛的疼痛。心理压力（包括性虐待），也是环境触发因素之一。不良童年经历(adverse childhood experiences，ACE)可能是 FM 后期发展的一个重要因素[12]。

三、诊断

FM 是临床诊断。没有血液检测或影像学技术可以帮助诊断 FM。ACR 分类标准（1990）从未被承认是诊断标准[13]，但它也被广泛用于诊断。有压痛点客观证据的广泛疼痛有助于临床医生诊断 FM。新的 ACR 诊断标准（2010）取消了压痛点检查，依赖于患者报告的广泛疼痛指数（WPI）和症状严重程度量表[14]（图 26-2）。新标准的最新版本取消了医生对症状严重程度的评估，代之以三个由患者报告的症状组成的评估量表，因此是完全取决于患者主观报告症状[15]。患者不会被强制填写报告以满足诊断 FM。患者如出现至少 3 个月的全身弥漫性疼痛(慢性广泛性疼痛 CWP)，出现不同程度的疲劳、睡眠障碍、认知改变、情绪障碍和其他躯体症状，且症状无法由其他疾病解释时，可以诊断 FM[16]。

广泛疼痛指数（WPI） WPI 查看的部位 • 左侧肩胛带 • 右侧肩胛带 • 左侧上臂 • 右侧上臂 • 左侧下臂 • 右侧下臂 • 左侧臀部（臀大肌、粗隆部） • 右侧臀部（臀大肌、粗隆部） • 左腿大腿 • 右腿大腿 • 左侧小腿 • 右侧小腿 • 左侧颌部 • 右侧颌部 • 胸部 • 腹部 • 上背部 • 腰背部 • 颈部 总分 =	症状严重程度评分 • 疲劳 • 无恢复性睡眠 • 认知症状 对过去 1 周上述 3 种症状中的每一种症状的严重程度评分 0= 没问题 1= 轻微或轻微问题：通常为轻度或间歇性出现 2= 中度问题：相当大的问题，经常出现并且（或）维持在中等水平上 3= 严重问题：普遍的、持续性的、影响生活的 总体评价躯体症状，说明患者是否： 0= 无症状 1= 很少症状 2= 中等量症状 3= 大量症状 说明：SS 评分是上述 3 种症状（疲劳、无恢复性睡眠、认知症状）的严重程度得分，加上总体评价躯体症状严重程度得分的总和，最终得分为 0~12 分

▲ 图 26-2　2010 年 ACR 初步诊断标准

标准：如果满足以下 3 个条件，患者符合纤维肌痛诊断标准：①广泛疼痛指数（WPI）≥ 7 和症状严重程度（SS）量表评分≥ 5 或 WPI 为 3~6 和 SS 量表评分≥ 9；②症状持续在相同水平至少 3 个月；③患者没有其他可以解释疼痛的疾病

四、评估 CWP 患者时的检查

1. 血常规和外周血涂片。

2. 血沉和 C 反应蛋白。

3. 甲状腺功能检查。

4. 血糖。

5. 肝肾功能检查。

6. 骨代谢指标。

7. 25（OH）维生素 D_3。

上述检查不仅有助于鉴别诊断，也有助于 FM 患者的治疗方案制订。

五、治疗

教育

患者教育是复杂疾病（如 FM）管理的重要组成部分。在诊断上，一些人可能没有听说过

纤维肌痛，一些人可能从朋友和互联网上获得了某些信息，一些人可能被告知他们没有任何疾病，是心理问题所致，少数人会有以学术的方式研究这个问题。因此，启动教育课程的一个有效方式是询问患者对纤维肌痛的了解程度 [17]。

可与患者讨论以下内容 [18]。

(1) 解释什么是 FM，什么不是 FM。

(2) 用简单的语言解释中枢敏感和低痛阈的概念。

(3) 解释控制疾病的必要性（自我管理）。

(4) 去适应不良影响和加强锻炼。

(5) 当前药物治疗的部分疗效。

(6) 认知行为疗法（cognitive behavioral therapy，CBT）的概念。

(7) 尽管无法治愈，但稳定病情还是可以做到的。

六、非药物治疗

1. 锻炼

FM 患者锻炼和改善身体素质的目标是改善或维持总体健康、身体功能、情绪健康和控制 FM 的病情。疼痛和不适应是 FM 患者运动的潜在障碍。FM 患者可能更容易因肌肉缺血而产生运动性肌肉疼痛，并因运动一段时间后炎症细胞因子的分泌而产生运动后疲劳 [19]。以下是关于 FM 患者锻炼的重要提示。

- 在患者锻炼前，必须给予合理控制疼痛的治疗。
- 建议患者慢慢开始，循序渐进（开始步行持续 5min，每周增加 1～2min，慢慢达到每天 30～45min）。
- 步行、骑自行车和跳舞是患者常见的有氧运动。
- FM 患者进行温和的负重训练也是可以的，更是有益的。
- 体力活动项目还应包括伸展运动。
- 如果时间有限，他们可以通过日常活动进行锻炼（activities of daily living，ADL）（如爬楼梯、步行上班和工作期间步行）。
- 在日常生活活动中保存体力，以便能够进行锻炼。
- 改善体力活动和体能是 FM 患者治疗计划的重要策略之一。
- "无疼痛、无增益"对于刚开始运动的 FM 患者来说，是一个有用的建议，但如果疼痛持续超过 24～48h，他们必须降低运动强度。

2. 认知行为疗法

认知行为疗法（cognitive behavioral therapy，CBT）旨在让患有慢性疼痛的患者能够更好地治疗他们的症状，包括正规的减压技术，重点在于个人对慢性病的最佳自我管理。强有力的证据表明 CBT 可用于治疗纤维肌痛[20]。治疗后疼痛、睡眠、疲劳和与健康相关的生活质量均有所改善（health related quality of life，HRQOL）。此外，患者的情绪、自信心和求医行为也有所改善[20]。虽然短期结果是积极的，但效果往往在治疗 1 年后减弱。这强调了 FM 患者继续监测和随访的重要性。CBT 是一种技术，本质上是半指导性的，患者要与医生一起发挥积极作用。这有助于患者系统地了解有关疾病的认知或适应不良思想（对疾病的感知和信念），并帮助改变行为。它还涉及消极性。CBT 要求医生接受 CBT 技术培训，通常由临床心理学家进行培训。基本形式的 CBT 可以由临床医生进行，目前已经开发出了一个基于互联网的 CBT 类的程序[21]。CBT 在临床上可能并非完全有效，它对有情绪困扰、应对能力差的患者及一开始就相信治疗的患者有效。尽管缺乏证据，但 CBT 与药物和运动疗法相结合可能更有效。

3. 饮食

FM 患者没有标准饮食。最近的研究表明，限制饮食中的谷氨酸盐，尤其是味精，可能有助于减轻慢性疼痛患者的躯体症状及提高幸福感[22]。由于可参考数据有限，人们还无法就饮食在纤维肌痛中的作用得出明确结论，也无法提出具体的饮食治疗建议。更加严格的膳食干预治疗纤维肌痛的对照试验是必要的。一般建议均衡饮食，以避免任何微量营养素缺乏。

4. 药物

药物对缓解 FM 患者症状只有部分帮助。没有一个可以解决 FM 患者所有症状的药物。疼痛、睡眠障碍、抑郁和其他躯体症状可能需要不同种类的药物。由于大多数药物只对 1/3 的患者有效，给患者最好的药物是通过反复试验获得的。以下 3 项内容是根据临床领域试验使用的药物。

(1) 疼痛：①镇痛药，如对乙酰氨基酚；②非甾体抗炎药；③三环类抗抑郁药（tricyclic antidepressants，TCA），如阿米替林；④ 5- 羟色胺和去甲肾上腺素再摄取抑制药（SNRI），如度洛西汀和米尔纳西普兰；⑤加巴喷丁类药物，如普瑞巴林和加巴喷丁；⑥ α 受体拮抗药，如替扎尼丁；⑦肌肉松弛药，如环苯扎普利等；⑧曲马多。

(2) 睡眠障碍：①唑吡坦、氯硝西泮等催眠药；②三环类抗抑郁药（TCA）；③普瑞巴林。

(3) 抑郁症：①选择性 5- 羟色胺再提取抑制剂药（SSRI），如类氟西汀、艾司西酞普兰；② TCA；③ SNRI。

肠易激综合征、不宁腿综合征和偏头痛等并发症可能会对特定疗法有反应。上述一些药物似乎对一个以上的症状更有效。例如，TCA 可能有助于疼痛、睡眠和抑郁的改善。从小剂量开始，缓慢增加剂量可有更好的耐受性，如度洛西汀可在晚睡前以 20mg 剂量开始服用，并每 2 周增加一次剂量，一直达到最大剂量为 120mg 或耐受剂量。

七、纤维肌痛和妊娠

很少有证据表明 FM 可能会影响女性妊娠（生育能力不受影响）。此外，也没有证据表明 FM 对胎儿和母亲的妊娠结局有任何直接影响。只要这位女性没有因为 FM 而完全衰弱，就没有理由不考虑生孩子。主要关注的是在情感上、精神上和身体上准备好去面对妊娠带来的压力和生孩子相关的责任。一般建议患者当症状较轻时考虑妊娠。当 FM 的症状可以通过改变生活方式、锻炼和其他物理治疗来控制时，妊娠是合适的。FM 症状往往会随着妊娠而恶化，尤其是在孕晚期和分娩期，但这与激素水平变化无关[23]。妊娠结局不受纤维肌痛诊断的影响[24]。妊娠前的讨论应该是对有生育潜力的 FM 患者进行的常规环节。妊娠和哺乳期间，在治疗过程中应尽量使用非药物治疗，药物治疗可用于有更多症状和病情顽固的患者。FM 患者可能会因为疼痛和疲劳而在护理新生儿方面遇到困难[25]。

FM 中常用的药物可能不适合计划妊娠的患者，最好停止所有药物的使用。一般建议患者推迟妊娠，直到症状得到很好的控制并持续最少的药物治疗时。大多数抗抑郁药被 FDA 列为 C 类药物。一项前瞻性研究对比了服用抗抑郁药的患者和未服用抗抑郁药的患者，结果显示主要畸形发生率没有差异。因此，在与患者及其配偶讨论后，如果益处大于风险，可以使用阿米替林等药物[26]。没有关于妊娠期服用度洛西汀、普瑞巴林和米尔纳西普兰等新药的数据。因此，建议避免使用这些药物。

参 考 文 献

[1] Wolfe F, Ross K, Anderson J, Russell IJ (1995) Aspects of fibromyalgia in the general population: sex, pain threshold, and fibromyalgia symptoms. J Rheumatol 22(1):151–156

[2] White KP, Speechley M, Harth M, Ostbye T (1999) The London Fibromyalgia Epidemiology Study: comparing the demographic and clinical characteristics in 100 random community cases of fibromyalgia versus controls. J Rheumatol 26(7):1577–1585

[3] Jaime CB, Bernard B et al (2010) Prevalence of fibromyalgia: a survey in five European countries. Semin Arthritis Rheum 39(6):448–453

[4] Carol AL, Bruce CG (2010) Fibromyalgia. In: Anthony SF (ed) Harrison's rheumatology, 2nd edn. McGraw-Hill Medical, New York, pp 254–258

[5] Bennett RM (2009) Clinical manifestations and diagnosis of fibromyalgia. Rheum Dis Clin N Am 35:215–232

[6] Dharmanand BG (2014) In: Chandrashekara S (ed) Managing fibromyalgia. Question & answer. Chanre Healthcare & Research Pvt. Ltd., Bangalore

[7] Arnold LM, Hudson JI et al (2004) Family study of fibromyalgia. Arthritis Rheum 50(3):944–952

[8] Arnold LM, Fan J et al (2013) The fibromyalgia family study: a genome-wide linkage scan study. Arthritis Rheum 65(4):1122–1128

[9] Bradley LA (2009) Pathophysiology of fibromyalgia. Am J Med 122(12 Suppl):S22

[10] Roizenblatt S, Moldofsky H et al (2001) Alpha sleep characteristics in fibromyalgia. Arthritis Rheum 44: 222–230

[11] Gracely RH, Petzke F et al (2002) Functional magnetic resonance imaging evidence of augmented pain processing in fibromyalgia. Arthritis Rheum 46:1333–1343

[12] Low AL, Schweinhardt P (2012) Early life adversity as a risk factor for fibromyalgia in later life. Pain Res Treatm 2012:140832, 15 p

[13] Wolfe F, Smythe HA et al (1990) The American College of Rheumatology 1990 criteria for the classification of fibromyalgia: report of the Multicenter Criteria Committee. Arthritis Rheum 33:160–172

[14] Wolfe F, Clauw D, Fitzcharles MA, Goldenberg DL, Katz RS, Mease P et al (2010) The American College of Rheumatology preliminary diagnostic criteria for fibromyalgia and measurement of symptom severity. Arthritis Care Res 62:600–610

[15] Wolfe F, Clauw DJ, Fitzcharles MA et al (2011) Fibromyalgia criteria and severity scales for clinical

and epidemiological studies: a modification of the ACR Preliminary Diagnostic Criteria for Fibromyalgia. J Rheumatol 38:1113–1122

[16] Fitzcharles MA, Ste-Marie PA et al (2013) 2012 Canadian guidelines for the diagnosis and management of fibromyalgia syndrome. Pain Res Manag 18(3):119–126

[17] Bennett RM (2014) Guidelines for the successful management of fibromyalgia patients. Indian J Rheumatol 6(6):13–21

[18] Jones KD, Kindler LL et al (2012) Self-management in fibromyalgia. J Clin Rheumatol Musculoskel Med 3(1):59–68

[19] Jones KD, Liptan GL (2009) Exercise interventions in fibromyalgia: clinical applications from the evidence. Rheum Dis Clin N Am 35(2):373–391

[20] Bernardy K, Fuber N, Kollner V et al (2010) Efficacy of cognitive-behavioral therapies in fibromyalgia syndrome—a systematic review and meta-analysis of randomized controlled trials. J Rheumatol 37:1991–2005

[21] https://fibroguide.med.umich.edu/

[22] Holton KF, Taren DL et al (2012) The effect of dietary glutamate on fibromyalgia and irritable bowel symptoms. Clin Exp Rheumatol 30(6 Suppl 74):10–17

[23] Ostensen M, Rugelsjøen A, Wigers S (1997) The effect of reproductive events and alterations of sex hormone levels on the symptoms of fibromyalgia. Scand J Rheumatol 26:355–360

[24] Marcus DA, Deodhar A (2011) Fibromyalgia and pregnancy. In: Marcus DA, Deodhar A (eds) Fibromyalgia. Springer, New York, pp 215–235

[25] Schaefer KM (2004) Breastfeeding in chronic illness: the voices of women with fibromyalgia. Am J Matern Child Nurs 29(4):248–253

[26] Williams AS (2007) Antidepressants in pregnancy and breastfeeding. Aust Prescr 30:125–127